受験生の皆さんへ

過去の問題に取り組む目的は、(1)出題傾向(2)出題方式(3)難易度(4)合格点を知り、これからの受験勉強に役立てることにあります。出題傾向などがつかめれば目的は達成したことになりますが、それを一歩深く進めるのが、受験対策の極意です。

せっかく志望校の出題と取り組むのですから、本番に即した受験対策の場に活用すべきです。どうするのか。

第一は、実際の入試と同じ制限時間を設定して問題に取り組むこと。試験時間が六十分なら六十分以内で挑戦し、時間配分を感覚的に身に付ける訓練です。

二番目は、きっちりとした正答チェック。正解出来なかった問題は、正解できるまで、徹底的に攻略する心構えが必要です。間違えた場合は、単なるケアレスミスなのか、知識不足が原因のミスなのか、考え方が根本的に間違えていたためのミスなのか、きちんと確認して、必ず正解が書けるようにしておく。

正答が手元にある過去問題にチャレンジしながら、正解できなかった問題をほったらかしにする受験生もいます。そのような受験生に限って、他の問題集をやっても、間違いを放置したまま、次の問題、次の問題と単に消化することだけに走っているのではないかと思います。過去問題であれ問題集であれ、間違えた問題は、正解できるまで必ず何度も何度も繰り返しチャレンジする。これが必勝の受験勉強法なことをお忘れなく。

入試問題検討委員会

【本書の内容】

1. 本書は過去6年間の問題と解答を収録しています。薬学科(6 年制)の試験問題です。
2. 英語・数学・化学の問題と解答を収録しています。尚、大学当局より非公表の問題は掲載していません。
3. 当社の本書解説執筆陣は、現在直接受験生を教育指導している、すぐれた現場の先生方です。
4. 本書は問題の微細な誤りをなくすため、実物の入試問題を各大学より提供を受け、そのまま画像化して印刷しています。

尚、本書発行にご協力いただきました先生方に、この場を借り、感謝申し上げる次第です。

目　次

平成30年度

問　題　と　解　答

英 語

問題

30年度

A入試

I 次の英文を読んで，下の問いに答えなさい．【配点 40】

The Earth is losing its night-time darkness, at a huge cost to flora, fauna and human well-being, according to a new study.

LED lights were supposed to reduce light pollution and energy consumption. (1)But the cheaper efficiencies of LEDs have instead encouraged people to light up more areas than ever, increasing both the extent and the brightness of artificial light across the planet.

"Major arguments for transition to LEDs for outdoor lighting are cost savings and reductions in energy consumption," the study said. "These goals have been realized in many cities that have switched to LED street lights, and therefore, (あ) in observed... radiance likely indicate local energy savings.

"However, on the global (and often national) scale, these local decreases are outweighed by (い) in radiance in other areas, most likely because of additional lighting being installed. (2)This should not be surprising, because decreases in cost allow increased use of light in areas that were previously unlit, moderately lit, or lit only during the early evening hours. The "energy saving" effects of outdoor LED lighting for country-level energy budgets are therefore (う) than might be expected from the increase in luminous efficacy compared to older lamps."

(3)As well as failing to realize the cost and energy savings from the switch to LED, countries are also contributing to a growing level of light pollution. Studying satellite imagery from the Visible/Infrared Imager Radiometer Suite (VIIRS) on the NOAA satellite Suomi NPP, the researchers found that from 2012 to 2016, Earth's artificially lit outdoor area grew by 2.2% per year and continuously lit areas brightened at a rate of 2.2% a year.

Those numbers could actually be far (え) as well, as the satellite used in the study is not sensitive to the blue light wavelengths emitted by LED lights.

(https://www.forbes.com)

flora 植物相	fauna 動物相
well-being 健康	transition 移行
radiance 輝き	outweigh 上回る
luminous efficacy 発光効率	brighten 明るくなる

問1 下線部(1)を訳しなさい.

問2 下線部(2)を訳しなさい.

問3 下線部(3)を訳しなさい.

問4 (あ)～(え)に入るべき単語を下から選び, 記号で答えなさい.

(あ) ① consumption ② decreases ③ increases ④ pollution

(い) ① cost ② decreases ③ energy ④ increases

(う) ① darker ② larger ③ lighter ④ smaller

(え) ① brighter ② higher ③ lower ④ older

II 次の英文を読んで，下の問いに答えなさい．【配点 40】

Every year, about 300,000 people in the United States, and many more around the world, have their (1) <u>appendix</u> removed. The appendix is a thin tube, 5 to 10 centimeters long and only 7 millimeters in diameter. It is attached to the small intestine. For a long time scientists thought it was vestigial — that is, having no function. (2) <u>We can get along fine if we have our wisdom teeth removed, and so can we cope without an appendix.</u>

The idea, proposed (あ) Charles Darwin, was that millions of years ago when we had a more plant-based diet, the appendix was an organ that aided digestion. However, we now know that the appendix has an important role (い) maintaining our gut bacteria.

Our intestines are home (う) trillions of useful bacteria, which help in many functions, including digestion and the immune system. But when we are ill, for example if we have diarrhea, our gut bacteria get wiped out. The appendix, which is a reservoir of bacteria, then helps repopulate the bacteria in our guts.

If the entrance to the appendix becomes infected, the organ becomes inflamed and may need removing. If you have (3) <u>appendicitis</u>, you'll feel a dull pain, first in the center of the abdomen, then just above your right hip bone, where the appendix is located. Surgeons can remove your inflamed appendix and, after you recover (え) surgery you probably won't notice any difference. But as a source of bacteria, the appendix is thought to stimulate the immune system and help us defend (お) disease. A survey of hundreds of different mammals found that the appendix evolved many times, and has almost always been retained over evolutionary time, despite changes in diet. This supports the idea that the appendix, (4) <u>being from far vestigial</u>, has an important function. (*The Japan Times ST*)

diameter 直径	the small intestine 小腸
gut bacteria 腸内細菌	the immune system 免疫系
diarrhea 下痢	reservoir 貯蔵器
inflamed 炎症を起こした	abdomen 腹部
surgeon 外科医	evolve 進化する
mammal 哺乳動物	retain 保持する

問1 下線部(1)appendix とは，どのような形態のものか．第一段落を読んで日本語で説明しなさい．

問2 下線部(2)を訳しなさい．

問3 下線部(3)appendicitis の意味を答えなさい．

問4 下線部(4)を正しい語順に直しなさい．

問5 （ あ ）～（ お ）に入るべき単語を次の中から選び，記号で答えなさい．

(あ)	① as	② by	③ for	④ to
(い)	① as	② for	③ in	④ of
(う)	① at	② from	③ in	④ to
(え)	① against	② from	③ under	④ with
(お)	① against	② by	③ in	④ to

問6 第三段落を読んで、appendix の役割について日本語で説明しなさい．

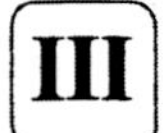

III 下線部(1), (2)の内容を英語で表現しなさい.【配点 20】

他人に対する思いやりには二種類ある.「自分がしてほしいことを他人にもする」という思いやりと,「自分がされたくないことは他人にはしない」という思いやりである. (1)ふたつとも, 他人の気持ちを想像して, その立場に配慮しようという心がけに基づいているが, 自分中心の日常生活では忘れがちである. しかし医療の場では, どちらも不可欠であり, ふたつの思いやりを状況に応じて組み合わせることによって, 患者中心のケアは実現する. (2)とりわけ前者の思いやりは, 患者の声に耳を傾けて, 苦痛に共感するだけでなく, 医療者から積極的に問いかけるなどして, 患者の生きる力を引き出すためにも重要である. 個々の現状を見極めて, 柔軟に対応する思いやりは, ロボットや人工知能ではなく, 人間にしかできない医療の原点である.

数 学

問題

30年度

A入試

I 次の問いに答えなさい． ［配点 35］

(1) xy 座標平面上に 3 点 P, Q, R がある．P の座標は $(1, 2)$ であり，Q の座標は $(3, 1)$ である．線分 PR を $1:4$ に内分する点が Q であるとき，R の座標を (A) に書きなさい．

(2) 有限集合 A, B に対して，A の要素の個数を a，B の要素の個数を b とする．また，$A \cap B$ の要素の個数を c，$A \cup B$ の要素の個数を d とする．命題「積 cd が 30 であるならば，和 $a+b$ は素数である」について，この命題の反例となる有限集合 A, B があるならば「反例あり」と，ないならば「反例なし」と (B) に書きなさい．

(3) 不等式 $30^{10} < 20^n < 10^{30}$ を満たす自然数 n は全部でいくつあるか．その個数を (C) に書きなさい．ただし，$\log_{10} 2 = 0.3010$, $\log_{10} 3 = 0.4771$ とする．

(4) p を実数の定数とする．$0 \leqq \theta \leqq \pi$ のとき，次の関数

$$f(\theta) = \sin 2\theta - 2p(\sin\theta + \cos\theta) + p^2 + 1$$

について考える．

(i) $t = \sin\theta + \cos\theta$ とする．$\sin 2\theta$ を t を用いた数式で表し，その数式を (D) に書きなさい．

(ii) 等式 $f(\theta) = 0$ を満たす θ が $0 \leqq \theta \leqq \pi$ の範囲に 2 つあるような p の範囲を (あ) で定めなさい．

II 次の問いに答えなさい. [配点 30]

(1) 複素数ωは等式$\omega^2-\omega+1=0$を満たしている.

(i) $\omega=a+bi$を満たす実数a,bについて, a^2+b^2の値を求め, その値を (E) に書きなさい. ただし, iは虚数単位とする.

(ii) $\omega^n(\omega+1)^n$ が正の実数となるような最小の自然数nの値を (F) に書きなさい.

(2) Oを原点とするxy座標平面上に放物線Cと2点P, Q及び3直線l_1, l_2, l_3がある. Cの方程式は

$$y=\frac{1}{8}x^2-16$$

である. PはC上の点であり, Pのx座標は1以上10以下である. l_1はPにおけるCの接線である. l_2はPを通りl_1と垂直である. Qはl_2とx軸との交点であり, l_3はQを通りl_1に平行である. Pのx座標をtとする.

(i) l_1の傾きをtを用いて表し, それを (G) に書きなさい.

(ii) Qのx座標をtを用いて表し, それを (H) に書きなさい.

(iii) tが$1 \leqq t \leqq 10$の範囲を変化するとき, l_3のy切片が取り得る最大の値を (I) に書きなさい.

III 次の問いに答えなさい. ［配点 35］

xy 座標平面上に放物線 C がある．C の方程式は $y=x(x+1)$ である．自然数 n に対して，C と直線 $y=nx+n$ で囲まれた図形の面積を S_n とする．また，数列 $\{a_n\}$ を

$$a_n = S_{n+1} - S_n - \frac{1}{6} \qquad (n=1,2,3,\cdots\cdots)$$

で定義する．

(1) C と直線 $y=x+1$ との 2 つの共有点のうち，x 座標が小さい方の点の y 座標を［(J)］に書きなさい．

(2) S_1 を求め，その値を［(K)］に書きなさい．

(3) 数列 $\{a_n\}$ の各項は整数であることを［(い)］で示しなさい．

(4) 数列 $\{b_n\}$ は等差数列であり，等式

$$a_n + n + d = \sum_{k=1}^{n} b_k \qquad (n=1,2,3,\cdots\cdots)$$

を満たしている．ただし，d は実数の定数である．

(i) $\{b_n\}$ の一般項を［(L)］に書きなさい．

(ii) d の値を定め，その値を［(M)］に書きなさい．

化 学

問題

30年度

A入試

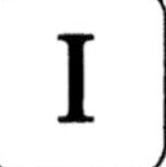 問 1 ～問 7 に答えなさい.【配点 52】

問 1　次の（1),（2）は，物質の分離・精製法についての記述である．下の A 群，B 群から最も関係が深いものをそれぞれ 1 つ選び，記号で答えなさい.

（1）温度による溶解度の違いを利用して，目的とする物質を精製する操作

（2）混合物が溶媒とともに吸着剤中を移動するとき，物質の吸着力の違いにより移動速度が異なることを利用して，混合物を各成分に分離する操作

〔A 群〕

a　クロマトグラフィー　　b　蒸留　　c　再結晶　　d　昇華法

〔B 群〕

（ア）複数の色素を含む黒インクをろ紙の表面につけ，ろ紙の一端をアルコールに浸すことにより，各色素をろ紙上の異なる位置に移動させた.

（イ）砂の混ざった塩化ナトリウム水溶液から，ろ紙を用いて砂を取り除いた.

（ウ）海水を加熱して沸騰させ，生じた蒸気を冷却することにより，純水を取り出した.

（エ）少量の塩化ナトリウムを含む硝酸カリウムを熱水に溶かし，その溶液を冷却することにより，硝酸カリウムを取り出した.

問2　次の（1），（2）は，それぞれ異なる元素について，その単体の同素体のうち 1 種類の性状についての記述である．その同素体の名称を a ～ i からそれぞれ 1 つ選び，記号で答えなさい．

（1）黄色塊状の無臭の固体で，水には溶けないが二硫化炭素には溶ける．120℃に熱して融解させたのち，冷却すると針状の別の同素体となる．

（2）暗所で青緑色に光るろう状の固体で，水には溶けないが二硫化炭素には溶ける．空気中で自然発火する．空気を遮断して 250℃に熱すると別の同素体となる．

a　黒鉛	b　黒リン	c　斜方硫黄
d　無定形炭素	e　黄リン	f　単斜硫黄
g　フラーレン	h　赤リン	i　ゴム状硫黄

問3 次の文章を読み，（1），（2）に答えなさい．

原子番号が同じで中性子の数が異なるため質量数の異なる原子どうしのことを，互いに [A] という．[A] の中には放射線を放って他の原子に変化するものがあり，これを [B] という．^{14}C は β 線を放出して ^{14}N に壊変する [B] であり，遺跡等の年代測定に用いられる．

（1）[A]，[B] に適切な語句を入れなさい．

（2）ある遺跡で見つかった木材中の ^{14}C 存在比は大気中の $\frac{1}{8}$ であった．この木材が伐採され枯れたのは今から何年前と考えられるか．有効数字 2 桁で答えなさい．ただし，大気中の ^{14}C 存在比は年代によらず一定とし，^{14}C の半減期は 5730 年とする．

問4 次の文章を読み，（1）～（3）に答えなさい．ただし，酢酸の電離定数を 1.8×10^{-5} mol/L とし，必要であれば，$\log_{10}2=0.30$，$\log_{10}3=0.48$ を用いなさい．

ある濃度の酢酸水溶液 10.0 mL を 0.20 mol/L の水酸化ナトリウム水溶液で中和滴定したところ，25.0 mL 加えたところで終点に達した．終点での水溶液は酢酸ナトリウムの水溶液と同等である．酢酸ナトリウムから生じる酢酸イオンは［ A ］するのでこの水溶液も［ B ］を示す．

（1）［ A ］，［ B ］にあてはまる適切な語句の組み合わせを，以下の（ア）～（カ）から選び，記号で答えなさい．

	A	B
(ア)	電離	弱い酸性
(イ)	加水分解	弱い塩基性
(ウ)	緩衝	中性
(エ)	電離	中性
(オ)	加水分解	弱い酸性
(カ)	緩衝	弱い塩基性

（2）はじめの酢酸水溶液のモル濃度〔mol/L〕を求め，有効数字 2 桁で答えなさい．

（3）はじめの酢酸水溶液の pH を求め，小数第 1 位まで答えなさい．

問5 次の文章を読み，（1），（2）に答えなさい．

核酸は，塩基，五炭糖（ペントース）およびリン酸からなる [ア] がリン酸エステル結合でつながった高分子化合物である．核酸の一種であるDNA は，二本の [ア] 鎖が相補的な塩基対の間に生じる水素結合で結ばれ， [イ] 構造と呼ばれる特徴的な構造をとっている．

（1） [ア] ， [イ] に適切な語句を入れなさい．

（2） DNA を構成する五炭糖の名称を答えなさい．

問6 次の文章を読み，（1），（2）に答えなさい．

イオン交換樹脂は，主にスチレンと *p*-ジビニルベンゼンの [ア] 重合体を母体としている．これにアルキルアンモニウム基を導入したものを [イ] イオン交換樹脂という．

構造式は以下の例にならって書きなさい．

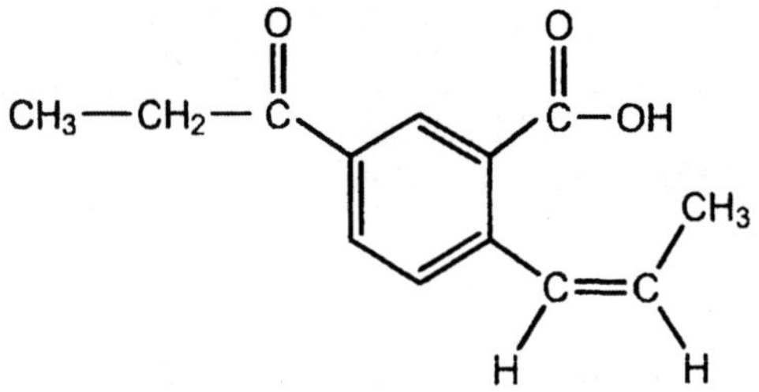

O　O
CH_3—CH_2—C　C—OH
CH_3
C=C
H　H

（1） [ア] ， [イ] にあてはまる適切なものを a〜e からそれぞれ 1 つ選び，記号で答えなさい．

a 陽　　b 陰　　c 縮合　　d 共　　e 開環

（2） *p*-ジビニルベンゼンの構造式を書きなさい．

問 7 窒素と水素の混合物を密閉容器に入れて反応させるとアンモニアが生成し，やがて反応は(1)式で示される平衡状態に達する．

$$N_2(\text{気}) + 3H_2(\text{気}) \rightleftarrows 2NH_3(\text{気}) \quad \cdots\cdots\cdots(1)$$

この反応の圧平衡定数 K_p は(2)式で表すことができる．ただし，p_{N_2}, p_{H_2}, p_{NH_3} は，平衡状態における窒素，水素，アンモニアそれぞれの分圧を表す．

$$K_p = \frac{(p_{NH_3})^2}{p_{N_2} \cdot (p_{H_2})^3} \quad \cdots\cdots\cdots(2)$$

窒素 2.0 mol と水素 6.0 mol の混合気体を密閉容器に入れ，温度一定で反応させたところ，平衡に達した．全圧は，混合気体の封入直後が 8.0×10^6 Pa で，平衡に達したときは 6.0×10^6 Pa であった．平衡時におけるアンモニアの分圧〔Pa〕と，圧平衡定数〔Pa^{-2}〕をそれぞれ求め，有効数字 2 桁で答えなさい．

II

下に示す水の状態図について，次の問に答えなさい．ただし，図の3本の曲線で分けられた領域I，II，IIIでは，水は気体，液体，固体のいずれかの状態で存在する．【配点 15】

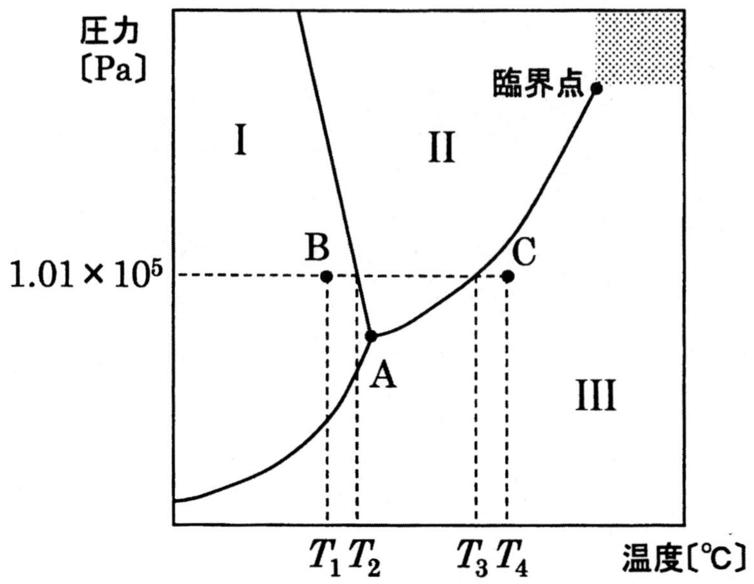

問1　点Aを何というか．また，点Aにおける圧力と温度で水はどのような状態にあるか，簡潔に説明しなさい．

問2　水の融点は，1.01×10^5 Pa のときに比べ，圧力を上昇させたとき，高くなるか，低くなるか，あるいは変わらないか，答えなさい．

問3　インスタントコーヒーはコーヒーの成分を水で抽出した液を凍結し，減圧下で水分を除いて製造される．この凍結下で水分を除く過程における水の状態変化を正しく表したものはどれか．①～⑧から選び，番号で答えなさい．

① I → II　　② I → III　　③ II → III
④ II → I　　⑤ III → I　　⑥ III → II
⑦ I → II → III　　⑧ III → II → I

問4 1.01×10^5 Pa のもと，一定量の水に単位時間当たり一定量の熱を与え続けると，その熱をすべて吸収して水が点 B から点 C の状態まで変化した．このときの水の温度変化を最も適切に表した図を①〜⑥から選び，番号で答えなさい．ただし，0℃での氷の融解熱を 6.0 kJ/mol，100℃での水の蒸発熱を 41 kJ/mol として考えなさい．

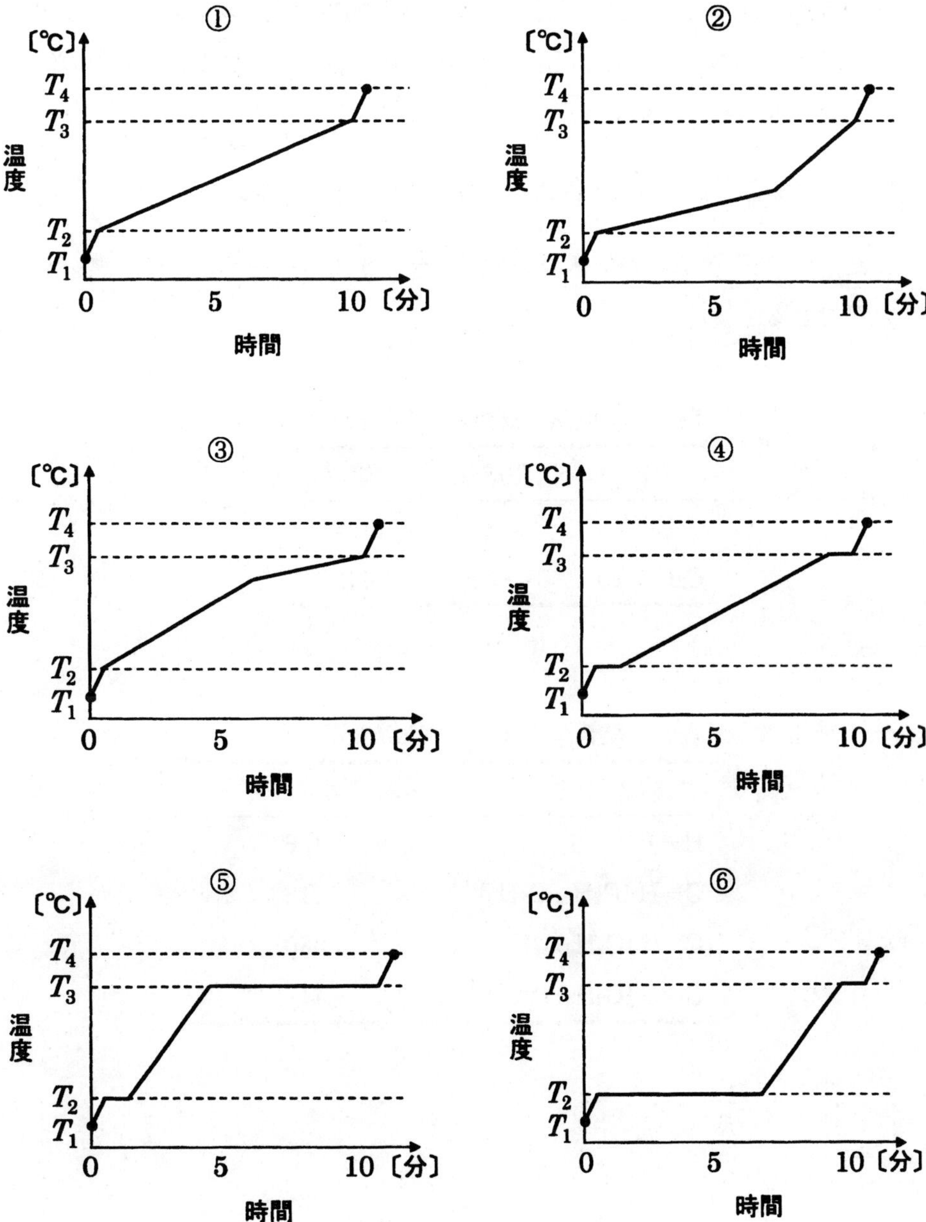

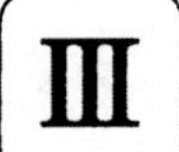

次の文章を読み，問に答えなさい.【配点 18】

反応熱は，反応の種類によりさまざまな名称で呼ばれる．溶質 1 mol を多量の溶媒に溶かしたときに発生または吸収する熱量は ［　　］ 熱と呼ばれ，広い意味での反応熱に含まれる.

化学反応に伴う反応熱は，反応に関係する各物質の生成熱がわかれば，求めることができる．例えば，次の反応の反応熱 Q_1〔kJ〕は，**表 1** の生成熱の値を用いることで求めることができる.

$$C_2H_4(気) + H_2(気) = C_2H_6(気) + Q_1\ kJ$$

また，反応物と生成物が気体の場合，結合エネルギーをもとに反応熱を求めることができる.

表 1　生成熱と燃焼熱〔kJ/mol〕

物質	生成熱	燃焼熱
C_2H_6(気)	84	1562
C_2H_4(気)	−52	1412

表 2　結合エネルギー〔kJ/mol〕

結合（分子）	結合エネルギー
H−H	436
C−H (C_2H_4, C_2H_6)	416
C−C (C_2H_6)	330
C=C (C_2H_4)	Q_2

問 1 [　　] に適切な語句を入れなさい.

問 2 文章中の Q_1 の値を求め整数で答えなさい.

問 3 **表 2** の Q_2 の値を求め整数で答えなさい.

問 4 合計 1.00 mol のエタンとエチレンのみからなる混合気体を完全燃焼させると 1502 kJ の発熱があった. 混合気体中のエタンの物質量は何 mol か, 有効数字 2 桁で答えなさい. また, 完全燃焼により消費された酸素の物質量は何 mol か, 有効数字 2 桁で答えなさい.

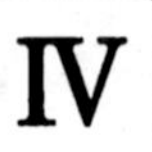

次の文章を読み，問に答えなさい．ただし，原子量は Ni = 59, Cu = 64, Ag = 108, ファラデー定数は 9.65×10^4 C/mol とする．また，流れた電流のすべてが電気分解に使われたものとし，陽極の組成は電気分解中，変化しないものとする．【配点 15】

ニッケルと銀を不純物として含む銅板がある．下図のようにこの不純物を含む銅板 20.0 g を陽極に，純銅板を陰極に用いて，十分量の硫酸酸性の硫酸銅 (II) 水溶液中，低電圧で 9.65 A の電流を 40 分間流したところ，陰極上に純銅が析出した．一方，陽極の銅板の質量は 12.0 g となり，下の方に 0.40 g の不溶物が沈殿した．

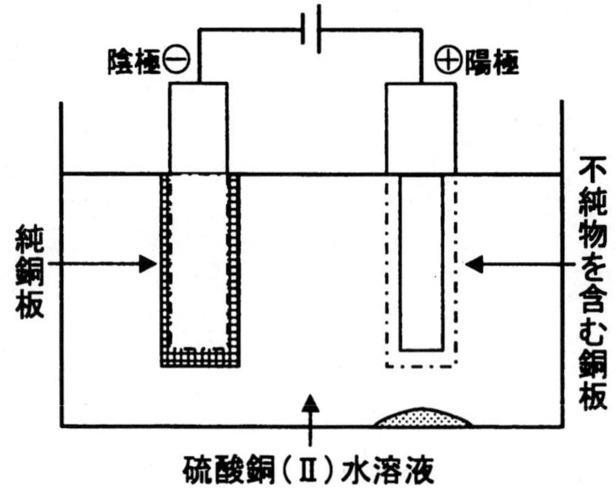

問1　陽極の下に沈殿している不溶物は何か，化学式で答えなさい．

問2　この電気分解で流れた電子の物質量は何 mol か，有効数字 2 桁で答えなさい．

問3　陰極上に析出した純銅は何 g か，有効数字 2 桁で答えなさい．

問4　陽極に含まれている不純物のうち，銅板から溶け出し溶液中に溶解している物質は何 g か，有効数字 2 桁で答えなさい．

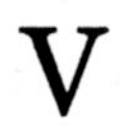

下表は気体①～⑤それぞれの性状と製造法に関するものである．ただし，一部は空欄（a～d）になっている．この表について，問に答えなさい．【配点 25】

気体	色	におい	実験室での製造法	工業的製造法
①	無色	無臭	亜鉛に希硫酸を加える	c
②	無色	無臭	亜硝酸アンモニウムを気体②と水に熱分解する	d
③	a	刺激臭	酸化マンガン(Ⅳ)に濃塩酸を加え加熱する	食塩水を電気分解する
④	無色	刺激臭	亜硫酸水素ナトリウムに希硫酸を加える	黄鉄鉱(FeS_2)を空気中で燃焼させる
⑤	無色	b	硫化鉄に希硫酸を加える	硫黄に水素を添加し熱をかけて反応させる

問 1　空欄 **a**～**d** に適切な色，におい，製造法を入れなさい.

問 2　表に示した気体③の実験室での製造法を化学反応式で示しなさい.

問 3　表に示した気体④の実験室での製造法を化学反応式で示しなさい.

問 4　実験室で発生させた気体⑤の捕集法を示した図として適切なものを **ア**～**ウ**から選び，記号で答えなさい.

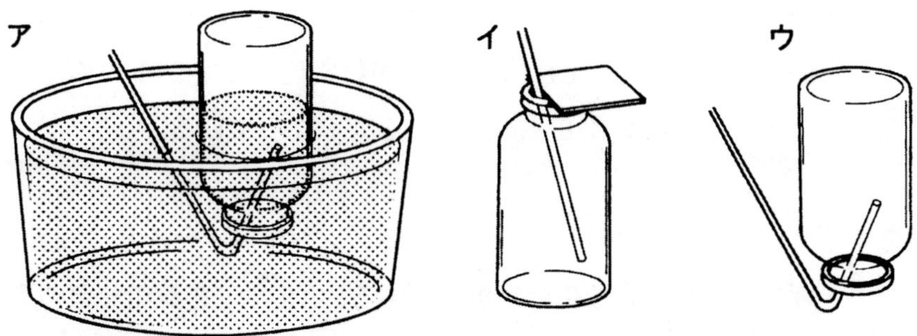

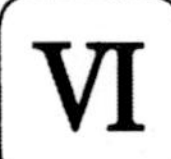

次の文章を読み，問に答えなさい.【配点 25】

試料Xは，化合物A，B，Cが等しい物質量で混合されたものである．A，B，Cはいずれも二重結合を一つのみ含むアルケンで，互いに構造異性体の関係にある．この試料Xに対し，以下に示す**実験1**および**2**を行った．ただし，各反応は過不足なく進行したものとする．また，Aには立体異性体が存在する．化合物A～Cは互いに反応しないものとする．

実験1　試料Xに対し，ニッケル触媒を用いて水素を反応させた．その結果，C_4H_{10}の分子式をもつ化合物DとEが物質量として2:1の割合で生成した．ただし，EはCから生成したことがわかっている．

実験2　下に示すようにアルケンに低温でオゾンを作用させると，一般にオゾニドと呼ばれる不安定な化合物が生成する．オゾニドを亜鉛などの還元剤とともに加水分解するとケトンまたはアルデヒドが生成する．この一連の反応をオゾン分解という．今，試料Xをオゾン分解すると4種類の化合物が物質量として2:2:1:1の割合で得られた．

$$(R_1)(R_2)C{=}C(R_3)(R_4) \xrightarrow[\text{酸化}]{O_3} \text{オゾニド} \xrightarrow[\text{加水分解}]{Zn} (R_1)(R_2)C{=}O + O{=}C(R_3)(R_4)$$

R_1～R_4は，アルキル基または水素原子とする．

構造式は以下の例にならって書きなさい．

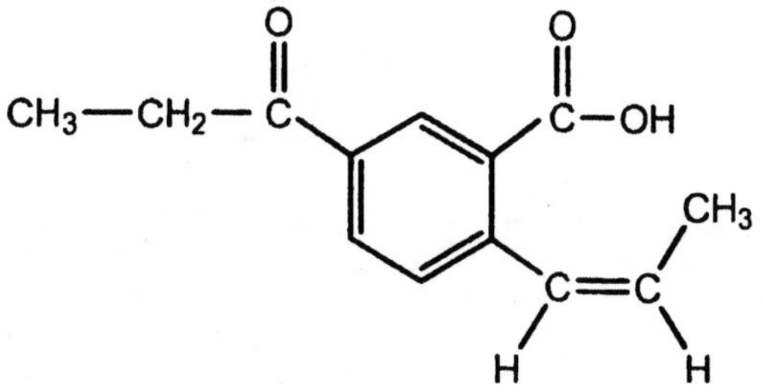

O　　　　O
CH_3—CH_2—C　　C—OH
CH_3
C=C
H　　H

問1　**実験1**において生成した化合物D，Eの名称をそれぞれ答えなさい．

問2　化合物B，Cの構造式をそれぞれ書きなさい．

問3　**実験2**において生成した4種類の化合物のうち，生成量の少ない2種類の化合物の構造式をそれぞれ書きなさい．

問4　**実験2**において生成した4種類の化合物のうち，生成量の多い2種類の化合物を区別する方法はいろいろ考えられる．それらのうち，どちらか一方のみで起こる呈色反応あるいは検出反応の名称を1つ答えなさい．

英 語

問題

30年度

B入試

I 次の英文を読んで，下の問いに答えなさい．【配点 30】

One of the pleasures of university life is taking part in student clubs. Most campuses provide a variety of associations that can enrich the social and educational experience of students. (1) <u>Joining a club allows you to pursue your interests, widen your horizons, develop new skills and make new friends.</u>

In Japan, university clubs can be divided into three main types: (a) clubs like baseball, kendo and tennis; (b) clubs such as music, drama and art; and (c) clubs such as astronomy, history and law. Most universities also have student councils and campus newspapers.

Universities overseas have all these and more. Often, you find many clubs related to politics, religion, identity and community service.

Some clubs support political parties, like the Young Republicans in the U.S. Others address human rights, like Amnesty International. Yet others provide support for students of faith, including Muslims, Jews and Christians.

(d) clubs bring together students from specific racial, ethnic or social groups. These include associations for black students, Asian students and students who identify as LGBT. Community (e) clubs enable students to contribute to society through teaching refugees, helping disabled children or working on environmental issues.

While I was at college, I joined the Student Counseling Club. This provided (f) to students with academic, personal or financial problems. There were 50 of us in the club. To prepare for our work, we underwent special training from professional social workers and crisis counselors.

Our work consisted of staffing the Student Counseling Desk and answering calls to our Crisis Hotline. Running the desk was fairly easy. This usually involved solving minor problems and giving directions to lost students.

Answering the hotline was much more stressful, especially late at night. (2) <u>Once the phone rang, you never knew who might be calling or what problems they faced. You had to be ready for anything!</u>

(*The Japan Times ST*)

astronomy 天文学
ethnic 民族の
LGBT 性的少数者 (lesbian, gay, bisexual, and transgender の略)
disabled 身体障がいのある

問1 下線部(1)を訳しなさい.

問2 下線部(2)を訳しなさい.

問3 (a)~(e)に入るべき単語を下から選び, 記号で答えなさい.

① academic	② culture	③ dining
④ identity	⑤ service	⑥ sports

問4 (f)に入るべき語句を下から選び, 記号で答えなさい.

① advice and support	② chance and purpose
③ intelligence and method	④ passion and revenge

II 次の英文の意味が通るように，空所にそれぞれ適語を選び，記号で答えなさい．【配点 20】

1. The company invested $200,000 in an advertising (　　　　　) to promote their new product.

① agriculture　② campaign
③ laboratory　④ religion

2. To avoid (　　　　　), please write the students' names clearly on all the uniforms.

① confession　② confidence
③ confusion　④ control

3. My parents make a lot of (　　　　　) at online stores abroad using credit cards.

① budgets　② functions
③ means　④ purchases

4. A cup of tea and a piece of toast with strawberry jam are part of her morning (　　　　　).

① heritage　② medicine
③ rituals　④ wages

5. This hotel has its own swimming pool and leisure (　　　　　) and the staff is very friendly and helpful.

① enthusiasm　② facilities
③ insurances　④ substances

6. Many studies have ( ) that passive smoking is more harmful than active smoking.

① concluded ② excluded
③ included ④ precluded

7. Madagascar is ( ) in the Western Indian Ocean, and it takes more than 24 hours to fly to the island from Japan.

① banned ② delivered
③ located ④ overcame

8. The old man often ( ) the times when there was no electricity or paved roads in his village.

① accounts ② envies
③ recalls ④ warns

9. The hotel shuttle service ( ) guests to and from the international airport.

① departs ② immigrates
③ promotes ④ transports

10. Being away from home has made me ( ) my family and friends more than ever.

① appreciate ② occupy
③ pray ④ suspend

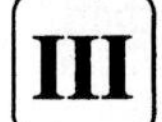

下線部に文法的誤りがあるものがそれぞれひとつ含まれている．該当するものを選び，記号で答えなさい．【配点 10】

1. 1) Less plants 2) grow in the 3) poor soils 4) under the trees.

2. Helium 1) is a colorless, 2) tasteless element often 3) uses to 4) blow up balloons.

3. The new law 1) will go into 2) effect 3) in January 1 4) in 2019.

4. There are 1) many different 2) kind of 3) trees around the world. Some 4) are very common in many different countries.

5. I 1) have visited 2) Niagara Falls last weekend 3) for the first time 4) in ten years.

IV 次の英文の意味が通るように，空所にそれぞれ適語を選び，記号で答えなさい．ただし，同じものは使用できません．【配点 20】

1. Natasha gave me 500 dollars (　　　) exchange for the painting.

2. We regard the safety of our passengers and crews (　　　) the highest priority.

3. Don't tell a lie to cover (　　　) your mistake.

4. You may be able to get your anger (　　　) control by breathing deeply.

5. Mark withdrew 100, 000 yen (　　　) his bank account to buy a new computer.

6. Last weekend my brother was occupied (　　　) writing a report for his project.

7. I foolishly wasted my precious free time (　　　) a stupid movie last night.

8. After aiming (　　　) the target, relax your fingers to release the arrow.

9. (　　　) my knowledge, he owns two houses and he may own an apartment building in NY.

10. The annual report was more than 100 pages long, so it took a lot of time to go (　　　) it.

(ア) as	(イ) at	(ウ) from	(エ) in	(オ) on
(カ) through	(キ) to	(ク) under	(ケ) up	(コ) with

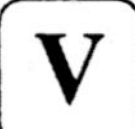 **下線部（1），（2），（3）の内容を英語で表現しなさい．【配点 20】**

(1) ある朝，駅へ行く途中，どこかでコーヒー豆が焙煎されているのに気づいた．えも言われぬ香りが漂ってくる．すると，ある記憶が蘇った．

洛中は「天からの手紙」に包まれていた．わたしは新雪を踏み締め，学生街の喫茶店に向かっていた．(2) その頃，マスターがブレンドするコーヒーを求めて，その店に足しげく通っていたものだ．わたしは明かりを落とした空間で，熱々の卵焼きを挟み込んだミックスサンドと，いつものブレンドを味わっている．(3) ガラス越しに見える小さな庭には，いつのまにか，また「天からの手紙」が届き始めていた．

数 学

問題

30年度

B入試

I 次の問いに答えなさい. ［配点 35］

(1) GOUKAKU の 7 文字をすべて使って文字列を作るとき，何通りの文字列が作れるか．その総数を (A) に書きなさい．

(2) 等式 $\dfrac{x+a}{x^2-1} = \dfrac{b}{x+1} + \dfrac{2}{x-1}$ が x についての恒等式となるように定数 a, b の値を定め，a の値を (B) に，b の値を (C) に書きなさい．

(3) p, q は実数の定数であり，次の 2 つの等式

$$\int_0^2 (px+q)\,dx = 8, \quad \int_0^3 (px+q)^2\,dx = 36$$

を満たしている．このとき，$2p^2+pq$ の値を求め，その値を (D) に書きなさい．

(4) 下記の条件を満たす自然数 n は全部でいくつあるか．その個数を (あ) で求めなさい．

条件「xy 座標平面において，不等式 $x^2+y^2+7x+5y+19-2n<0$ の表す領域 D は，円の内部であり，その円の半径は 4 以上である．さらに，D は点 $(1,1)$ を含まない.」

II 次の問いに答えなさい. ［配点 30］

(1) p を実数とし，x についての 3 次関数

$$f(x) = (x-1)^2(2x-3p+4)$$

を考える.

(i) $f(x)$ の $x = p-1$ における微分係数は p の値によらない定数である. その定数の値を [(E)] に書きなさい.

(ii) $f(x)$ が $x = 1$ で極値をとらないような p の値を求め，その値を [(F)] に書きなさい.

(2) $\{a_n\}$, $\{b_n\}$ はともに正の実数の数列であり，自然数 n に対して，次の等式を満たしている：

$$n + \log_2 a_n = \log_2 n, \qquad b_n + \sum_{k=1}^{n} a_k = 2$$

(i) a_1 を求め，その値を [(G)] に書きなさい.

(ii) b_2 を求め，その値を [(H)] に書きなさい.

(iii) 不等式 $a_n + b_n < \dfrac{1}{4}$ を満たす最小の自然数 n を求め，その値を [(I)] に書きなさい.

III 次の問いに答えなさい. [配点 35]

Oを原点とする座標平面上の放物線 $y = x^2 + 2x - 1$ を C とする.

(1) この座標平面上に3点P, Q, Rがある. Pは C の頂点であり, QとRはそれぞれ C と x 軸との共有点である. ただし, Qの x 座標はRの x 座標より大きいとする.

(i) Pの座標を (J) に書きなさい.

(ii) Qの座標を (K) に書きなさい.

(iii) △PQRに対して, 内角∠Pの大きさを α とし, 内角∠Qの大きさを β とする. $\sin\alpha$ と $\cos\beta$ の間の関係で正しいものを下のア～ウのうちから選び, その記号を (L) に書きなさい.

ア : $\dfrac{\cos\beta}{\sin\alpha} < \dfrac{2}{3}$　　イ : $\dfrac{\cos\beta}{\sin\alpha} = \dfrac{2}{3}$　　ウ : $\dfrac{\cos\beta}{\sin\alpha} > \dfrac{2}{3}$

(2) この座標平面上にOを通る直線 l がある. ただし, l は y 軸とは異なる. C と l との2つの共有点をS, Tとし, 線分STの中点をMとする. Mの座標を (x, y) で表す.

(i) l の傾きが実数の範囲を変化するとき, x と y の関係式を求め, その関係式を (M) に書きなさい.

(ii) l の傾きを実数 t で表す. t が $-1 \leqq t \leqq 3$ の範囲を変化するときのMの軌跡を (N) に図示しなさい.

化 学

問題

30年度

B入試

I

問1～問8に答えなさい.【配点 43】

問1 下図は元素の周期表の第5周期までの概略図である.（1),（2）に答えなさい.

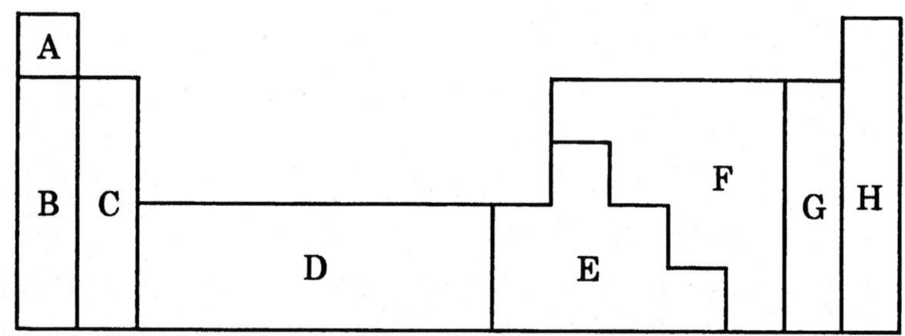

（1）遷移元素に当てはまる領域を，図のA～Hからすべて選び，記号で答えなさい.

（2）図の領域Gに属する元素と水素それぞれ1原子からなる分子のうち，沸点が最も低いものは何か，化学式で答えなさい.

問2 我が国の研究グループが発見した113番の元素が周期表に加わり，2016年に名称が決定した. その元素を次の(ア)～(エ)から選び，記号で答えなさい.

（ア）ニホニウム　（イ）モスコビウム　（ウ）テネシン
（エ）オガネソン

問3 次のコロイド溶液に関する記述（1），（2）と最も関係の深いものをそれぞれ①〜③から１つ選び，番号で答えなさい．

（1）水酸化鉄(Ⅲ)のコロイド溶液に少量の Na_2SO_4 を加えると沈殿する．

① 塩析　　② 凝析　　③ 透析

（2）セッケンなどの界面活性剤をある濃度以上で水に溶かしたとき，それらが多数集まって形成するコロイド

① 分散コロイド　　② 分子コロイド　　③ 会合コロイド

問4 下図は，メタン，水素，二酸化炭素について，温度 273 K で圧力を変化させたときの圧力と $\frac{pV}{nRT}$ の関係を示している．A，B，C は，メタン，水素，二酸化炭素のどれか．それぞれ化学式で答えなさい．

ただし，p は圧力〔Pa〕，V は気体の体積〔L〕，n は気体の物質量〔mol〕，R は気体定数〔Pa·L/(mol·K)〕，T は絶対温度〔K〕を表す．

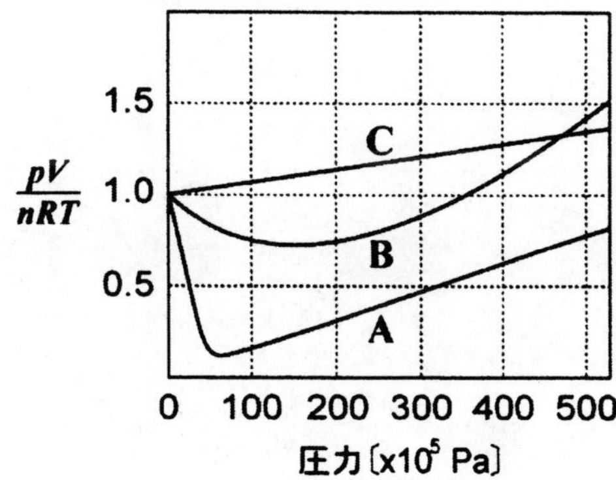

問５ 次の文章を読み（１）～（３）に答えなさい．

硫酸銅(Ⅱ)水溶液に塩基を少量加えると，①青白色の沈殿が生じる．この液を加熱すると ②黒色の沈殿に変わる．また，青白色の沈殿が生じた液に過剰のアンモニア水を加えると沈殿が溶解し，③深青色の溶液となる．

（１）下線部①の青白色の沈殿は何か，化学式で答えなさい．

（２）下線部②の黒色の沈殿は何か，化学式で答えなさい．

（３）下線部③の深青色を示すイオンは何か，イオン式で答えなさい．

問６ （１），（２）の pH を求め，小数第１位まで答えなさい．ただし，アンモニアの電離定数を 2.0×10^{-5} mol/L，強酸および強塩基の電離度を 1.0，水のイオン積を 1.0×10^{-14} $(mol/L)^2$ とし，必要なら $\log_{10}2=0.30$ を用いなさい．

（１）0.20 mol/L アンモニア水

（２）0.20 mol/L アンモニア水 10.0 mL に 0.10 mol/L 塩酸 40.0 mL を加え，よく混合した溶液

問 7 次の文章を読み，下表を参考に（1），（2）に答えなさい．

水 300 g を用いて調製した 40℃の飽和硝酸カリウム水溶液がある．この水溶液を加熱して水を 175 g 蒸発させたのち，20℃まで冷やすと結晶が析出した．

表 温度と硝酸カリウムの溶解度

温度〔℃〕	20	40	60	80
溶解度〔g／水 100 g〕	32	64	109	169

（1）調製した飽和硝酸カリウム水溶液に溶解している硝酸カリウムの質量〔g〕を求め，整数で答えなさい．

（2）析出した結晶の質量〔g〕を求め，整数で答えなさい．

問 8 次の文章を読み（1），（2）に答えなさい．

アニリンに無水酢酸を作用させるとアセチル化されて ア を生成する．また，アニリンの希塩酸溶液を氷冷しながら，亜硝酸ナトリウム水溶液を加えると イ が得られる． イ の水溶液を温めると ウ を発生してフェノールを生じる．

構造式は以下の例にならって書きなさい．

O O
CH_3—CH_2—C C—OH
CH_3
C=C
H H

（1） ア ， ウ に適切な物質名を入れなさい．

（2） イ の構造式を書きなさい．

Ⅱ 次の文章を読み，問に答えなさい．【配点 14】

過マンガン酸カリウムは，水に溶けて過マンガン酸イオンを生じる．過マンガン酸イオンは硫酸酸性条件では，強い酸化剤として働き，マンガン原子の酸化数は［ 1 ］から［ 2 ］に変化する．一方，中性または塩基性条件でも酸化剤として働くが，マンガン原子の酸化数は［ 1 ］から［ 3 ］までしか変化せず，沈殿が生じる．

硫酸酸性条件での過マンガン酸カリウム水溶液を用いた滴定実験の例を以下に示した．

実験

未知濃度の過酸化水素水を純水で 10 倍に希釈した液 10.0 mL をコニカルビーカーにとり，希硫酸と純水を加えた．この溶液を 0.020 mol/L の過マンガン酸カリウム水溶液で滴定したところ，15.0 mL 加えたところで終点に達した．

問 1 ［ 1 ］～［ 3 ］に適切な酸化数を入れなさい．

問 2 下線部の沈殿の色は何色か，①～④から 1 つ選び番号で答えなさい．

① 黒色　　② 白色　　③ 緑色　　④ 赤紫色

問 3 滴定時に，過マンガン酸カリウムとの反応で起こる過酸化水素の化学変化を，電子 e^- を含むイオン反応式で示しなさい．

問 4 希釈する前の過酸化水素水の濃度〔mol/L〕を求め，有効数字 2 桁で答えなさい．

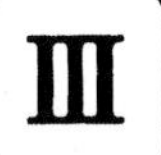

次の文章を読み，問に答えなさい．なお，解答の際，酢酸，エタノール，酢酸エチル，水のモル濃度をそれぞれ[CH_3COOH]，[C_2H_5OH]，[$CH_3COOC_2H_5$]，[H_2O]と表しなさい．【配点 10】

酢酸とエタノールから酢酸エチルと水が生成する反応は可逆反応であり，反応開始後，ある時間経過すると平衡状態に達する．このエステル化反応の平衡定数を 25℃および 35℃で測定したところ，それぞれ 4.0，3.7 であった．

問 1　この反応の濃度平衡定数を表す式を，各成分のモル濃度を用いて書きなさい．

問 2　この温度範囲において，このエステル化反応は発熱反応か，吸熱反応か，どちらか答えなさい．また，その理由を簡潔に述べなさい．

問 3　体積一定の容器に，酢酸とエタノールをそれぞれ 2.0 mol ずつ加え，さらに少量の濃硫酸を加えた後，容器内を 25℃に保ったところやがて平衡状態に達した．

平衡状態における酢酸エチルの物質量〔mol〕を求め，有効数字 2 桁で答えなさい．

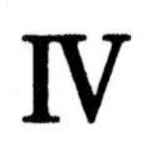 次の文章を読み，問に答えなさい.【配点 16】

重金属には毒性の強いものが多く，過去には大規模な健康被害をひきおこしたこともあった．薬学を学ぶ者は，そのような金属やそのイオンの性状や性質，健康への影響等を十分に理解しておく必要がある．

水銀は体温計に用いられたり，①他の金属との合金として歯科領域で用いられたりしていただけでなく，工業的にも水銀やその化合物がよく用いられていた．しかし，それらの廃棄物から生じた有機水銀が「水俣（みなまた）病」と呼ばれる健康被害をもたらした．その後も国内外で同様の事例が報告された．それらを背景として，昨年の 8 月に，水銀の採掘や水銀・水銀化合物を用いた製品の製造，輸出入等を規制する国際条約である「水銀に関する水俣条約」が発効した．

②カドミウムは酸性下で二価のイオンとなるため，土壌が酸性となりやすい我が国では汚染された土壌中のカドミウムが農作物に吸収され濃縮されやすい．「イタイイタイ病」といわれる公害病は，カドミウムを蓄積したコメの摂取が主な原因と考えられている．

また，③ある酸化数のクロムを含む化合物も強い毒性を示す．鉛も毒性が強いが，④水にほとんど溶けないため，以前は上水道管として用いられてきた．しかし，水道水にわずかに溶け出した鉛イオンによる健康被害が懸念されるため，現在，その交換が進められている．

問 1　水銀，カドミウム，クロム，鉛のうち，遷移元素を 1 つ選び，元素記号で答えなさい．

問 2　下線部①の水銀が他の金属を溶かして生じる合金を一般に何と呼ぶか，名称を答えなさい．

問3 下線部②のカドミウムの二価イオンを含む水溶液に硫化水素を通じたときに生じる沈殿の色は何色か，(a)～(d)から1つ選び記号で答えなさい．

(a) 黒色　(b) 白色　(c) 黄色　(d) 淡桃色

問4 下線部③の酸化数をもつクロムの化合物として，クロム原子と酸素原子のみを含む多原子イオンとカリウムイオンからなる塩がよく知られている．この塩を水に溶かしたとき，液性によりクロムは異なる構造の多原子イオンとなる．また，その色も異なる．酸性側で存在する多原子イオンをイオン式で示すとともにその色を答えなさい．

問5 下線部④のように鉛は水だけでなく，多くの酸にも溶けにくいが，一部の酸には溶解する．鉛が比較的よく溶解する酸を(a)～(c)からすべて選び，記号で答えなさい．

(a) 塩酸　(b) 硝酸　(c) 希硫酸

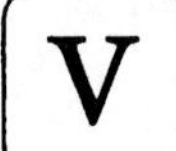

次に示す単糖 A, B およびアミノ酸 C, D について，問に答えなさい．
【配点 17】

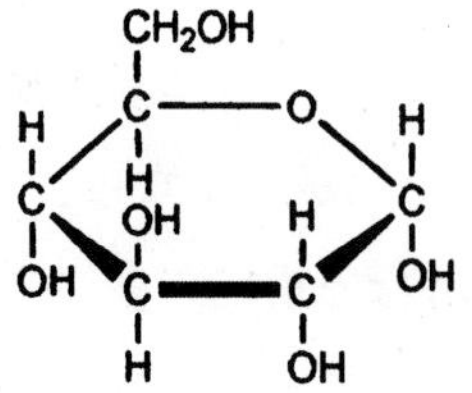

A 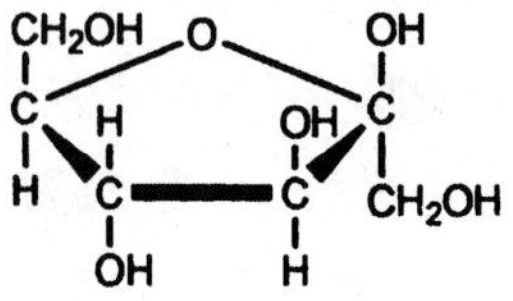　　B

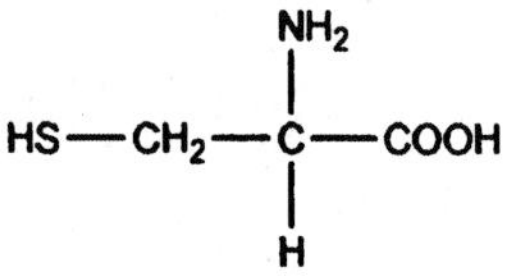

C 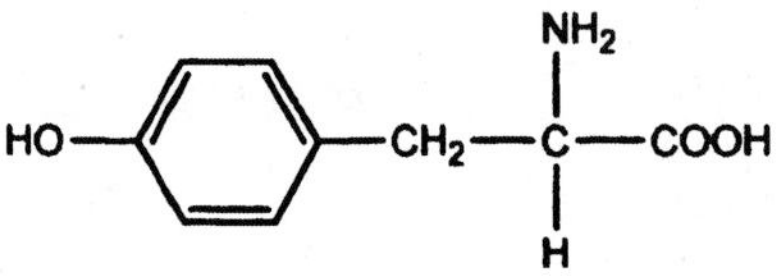　　D

問 1　単糖 A の名称を α 型あるいは β 型を含めて答えなさい．

問 2　単糖類は水に溶解すると，その一部は鎖状構造をとる．単糖 B が水溶液中でとる鎖状構造の構造式を上図を参考にして書きなさい．ただし，不斉炭素原子による立体異性体は考慮しなくてよい．

問 3　2つのアミノ酸 C の－SH 部分どうしから形成される共有結合は，タンパク質の三次構造形成に重要な役割をもっている．この共有結合を特に何と呼ぶか，名称を答えなさい．

問4 アミノ酸 C を構成アミノ酸として含むタンパク質の水溶液に水酸化ナトリウム水溶液を加えて熱した後，酢酸鉛(II)水溶液を加えると黒色沈殿を生じる．この黒色沈殿の化学式を書きなさい．

問5 アミノ酸 D を構成アミノ酸として含むタンパク質の水溶液に濃硝酸を加えて熱すると黄色を呈し，さらにアンモニア水などを加えて塩基性にすると橙黄色となる．この呈色反応の名称を答えなさい．

問6 アミノ酸 C とある α-アミノ酸を縮合させてジペプチドをつくった．このジペプチドの分子量は 192 であった．この α-アミノ酸の構造式を左図を参考にして書き，さらに名称を答えなさい．ただし，原子量は C = 12, H =1, N = 14, O = 16, S = 32 とする．

英 語

解答

30年度

一般入試A

I

〔解答〕

問1 しかし、それどころか、LEDのより安価な効率は、人々にこれまで以上に多くの地域を照らすように促し、地球全体の人工光の広がりと明るさの両方を増大した。

問2 これは驚くべきことではない。なぜなら、以前は照明がなかったか、控え目な照明だったか、あるいは夕方のみ照明されていた地域が、コスト削減のおかげで照明の使用を増やせるようになるからだ。

問3 LEDへの切り替えによるコストとエネルギーの節約が実現できていないことに加えて、各国はさらに、光害レベルの上昇ももたらしている。

問4 (あ) ② (い) ④ (う) ④ (え) ②

〔語句〕

flora：植物相(特定の地域に生息する植物の全種類)
fauna：動物相(特定の地域に生息する動物の全種類)
LED = light-emitting diode 発光ダイオード
light pollution：光害
instead：それどころか、そうではなくて
argument：論拠、議論
radiance：放射輝度
indicate ～：～を示唆する
be outweighed by ～：～が(主語を)上回る
energy saving：省エネ
efficacy：効率、有効性
fail to V：～しない
satellite：人工衛星
imagery：画像
NOAA = National Oceanic and Atmospheric Administration (米国海洋大気庁)
infrared：赤外線
imager：撮影装置
radiometer：放射測定計
sensitive to ～：～を感知する
light wavelength：光波長
emit ～:(光・煙などを)発する

〔出題者が求めたポイント〕

問1 encourage + O + to V「Oが～するように促す」。increasing は分詞構文。

問2 S + allow + O「SのおかげでOが可能になる」。

問3 as well as ～「～に加えて」。contribute to ～「～をもたらす」。

問4 (あ)：LED照明への切り替えによるエネルギー消費の削減の話題を受けて、② decrease が正解。

(い)：LED照明への切り替えによる省エネ効果よりも、照明対象範囲が広がったことによるエネルギーの消費の増加の方が上回っていることが述べられているので、④ increase が正解。

(う)：そのために、国家の歳出でみると、旧来の照明と比較した省エネ効果は予想より小さいと述べられているので、④ smaller が正解。

(え)：衛星がとらえる画像は青色を感知しないので、照明されている部分を示す数値はもっと高い可能性があると述べられているので、② higher が正解。

〔全訳〕

新しい研究によると、植物相、動物相および人間の幸福の多くを犠牲にして、地球は夜間の暗闇を失いつつある。

LED照明は、光害とエネルギー消費を削減するはずだった。しかし、それどころか、LEDのより安価な効率は、人々にこれまで以上に多くの地域を照らすように促し、地球全体の人工光の広がりと明るさの両方を増大した。

「屋外照明用LEDへの移行を支持する主な論拠は、コスト削減とエネルギー消費の削減である」と研究は述べた。「これらの目標は、LED街路灯に切り替えた多くの都市において達成された。それゆえ、観測された放射輝度の減少は、局地的な省エネを示唆していると思われる」。

しかし、地球(そしてしばしば国家)規模では、これら局地的な減少よりも、他の地域における放射輝度の増加の方が上回る。おそらくは、さらなる照明が増設されるからだ。これは驚くべきことではない。なぜなら、以前は照明がなかったか、控え目な照明だったか、あるいは夕方のみ照明されていた地域が、コスト削減のおかげで照明の使用を増やせるようになるからだ。したがって、国家レベルのエネルギー予算に対する屋外LED照明の「省エネ」効果は、旧来の照明器具と比較したLEDの発光効率の増加から予想されるよりは小さい。

LEDへの切り替えによるコストとエネルギーの節約が実現できていないことに加えて、各国はさらに、光害レベルの上昇ももたらしている。研究者らは、米国海洋大気庁のスオミ極軌道衛星に搭載された可視赤外イメージャ/放射計スイート(VIIRS)がとらえた衛星画像を解析し、2012年から2016年にかけて、地球の人工的に照らされた屋外面積は、年2.2%増加しており、継続的に照らされた地域は、年2.2%の率で明るくなっていることを発見した。

これらの数値は、実際にはさらに高い可能性もある。なぜなら、この研究で使用された衛星は、LED照明が発する青色光波長を感知しないからだ。

II

〔解答〕

問1 長さは5～10センチ、直径は7ミリの細い管状で、小腸に付随する。

問2 親知らずを抜いてもらうと調子よくやっていけるように、我々はまた虫垂がなくてもやっていける。
問3 虫垂炎
問4 far from being vestigial
問5 (あ) ② (い) ④ (う) ④
(え) ② (お) ①
問6 虫垂はバクテリアの貯蔵器官であり、病気で腸内バクテリアが除去された後、腸内にバクテリアが再生息するのを助ける。

〔全訳〕

毎年、米国で約30万人、また世界全体ではさらに多くの人々が虫垂を切除している。虫垂は細い管で、長さは5～10センチ、直径はわずか7ミリしかない。それは小腸に付随している。長い間科学者は、虫垂は痕跡、つまり機能を持たないものと考えていた。親知らずを抜いてもらうと調子よくやっていけるように、我々はまた虫垂がなくてもやっていける。

チャールズ・ダーウインによって提唱された考えは、我々が植物を主にした食生活を送っていた数百万年前には、虫垂は消化を助ける器官だったというものだ。しかし我々は今日、虫垂が腸内バクテリアを維持するという重要な役割を持っていることを知っている。

我々の小腸は何兆もの有益なバクテリアの住みかであり、それは消化や免疫系を含む、多くの機能に役立っている。しかし、我々が病気になると―例えば下痢になると―我々の腸内バクテリアは除去される。このとき、バクテリアの貯蔵器官である虫垂が、腸内にバクテリアが再生息するのを助ける。

虫垂の入り口が感染すると、この器官は炎症を起こし、除去する必要が生じることもある。もしあなたが虫垂炎になると、鈍い痛みを感じるだろう。最初に腹部の真ん中に、次に、虫垂が位置する右腰骨のすぐ上に。外科医は炎症を起こした虫垂を切除することができるし、手術から回復した後、おそらくあなたは何の変化も気づかないだろう。しかし、バクテリアの生息場所として、虫垂は免疫系を刺激し、我々を病気から守る手助けをする。何百もの様々な哺乳動物の研究によれば、虫垂は何度も進化したが、食生活の変化にもかかわらず、進化の期間を通してほぼ常に保たれてきた。このことは、虫垂が痕跡であるどころか、重要な機能を持つという考えを支持している。

〔語句〕

appendix：虫垂
have ＋ O ＋ Vp.p.：～してもらう
be attached to ～：～に付属している
vestigial：痕跡
plant-based diet：植物中心の食事
aid digestion：消化を助ける
trillions of ～：何兆もの～
infected：感染した
inflamed：赤くはれた、炎症をおこした
appendicitis：虫垂炎
surgery：手術

〔出題者が求めたポイント〕

問1 第1段落第2、3文をまとめる。
問2 get along fine「調子よくやっていく」。so ＋疑問文語順は、「～もまた」の意味になる。cope without ～「～なしでうまく対処する」。
問3 前後から推測可能。
問4 far from being ～「～どころではない」。強い否定。
問5 (あ) proposed by Charles Darwin「チャールズ・ダーウインによって提唱された」。
(い) an important role of maintaining our gut bacteria「腸内バクテリアを維持するという重要な役割」。同格の of。
(う) home to ～「～の住みか」。
(え) recover from ～「～から回復する」。
(お) defend against ～「～に対して防御する」。
問6 第3段落第2、3文をまとめる。

Ⅲ

〔解答例〕

(1) Both of these considerations to others are based on the mental attitude to understand their situations, but this tends to be forgotten in our self-centered daily lives.
(2) Especially, the former type of consideration is important so as to encourage the patients' will to live not only by hearing what they have to say and empathizing with their pains, but also by actively talking to them from the side of medical staff.

一般入試B

I

〔解答〕

問1　大学のクラブ活動に参加することによって、自分の興味を追求したり、視野を広げたり、新しい技能を上達させたり、さらには新しい友人を得たりすることに可能となる。

問2　いったん電話が鳴ると、誰がかけてきているのか、またかけてくる人がどんな問題に直面しているのかは全くわからなかった。スタッフはいかなる事態にも対応できるように心の準備ができている必要があった。

問3　(a)⑥　(b)②　(c)①　(d)④　(e)⑤

問4　①

〔出題者が求めたポイント〕

日本と外国の大学のクラブ活動を比較しながら、社会に貢献する大学の自治的活動のあり方について考察する文章を読み、文脈に即して内容を理解する。

〔語句・正解へのヒント〕

pursue：(目的などを)追求する、求める
horizon：(知識、経験などの)範囲
address：(仕事・問題などに)取り組む
human rights：人権
bring＋O＋together：(人・ものを)呼び(寄せ)集める、まとめる
identify as ～：自分を～と見なす
contribute to ～：～に貢献する
environmental issue：環境問題
undergo：①(変化などを)経験する　②(治療などを)受ける
consist of ～：～からなる
staff：～の職員として勤める
once：いったん～すると

問1　文の主語は人でないので、allowは「許可する、許す」→「主語のおかげで、目的語の内容が可能になる」というように訳す。

問2　onceは接続詞。

〔全訳〕

大学生活の楽しみのひとつは、学生のクラブ活動に参加することである。たいていの大学は、学生の社会的また教育的な経験を豊かにするさまざまな種類の団体を用意している。大学のクラブ活動に参加することにより自分の興味を追求したり視野を広げたり、新しい技能を上達させたり、さらには新しい友人を得たりすることが可能になる。

日本では、大学のクラブは3つの主な型に分けられる。ひとつは野球、剣道、テニスのようなスポーツクラブである。二つ目は音楽、演劇、美術のような文化クラブである。そうして三つ目は、天文学、歴史、法律のような学術的なクラブである。また、たいていの大学は学生委員会があり大学新聞を発行している。

外国の大学にはこれらのすべてがあり、さらにそのほかのものがある。多くの大学では、しばしば政治、宗教、自己探求、地域奉仕に関連したクラブもあることがわかる。

アメリカには「ヤング共和党」のような政党を支持するクラブをもつ大学もあれば、アムネスティインターナショナルのような人権に取り組むクラブもある。さらに、イスラム教徒、ユダヤ教徒、キリスト教徒を含む、信仰をもった生徒をサポートをするクラブもある。自己探求クラブはある人種、民族、または社会的なグループに属する学生をまとめる。これらの自己探求クラブには、黒人の学生、アジア系の学生、自分を性的少数者であると認識している学生のための組織団体も含まれる。地域奉仕クラブは、学生が難民に勉強を教えたり、身体に障がいがある子どもを助けたり、環境問題に取り組むことによって学生が社会に貢献することを可能にする。

私は大学生のときに、学生委員会のクラブに入った。この活動は、学業上、個人的、経済的な問題をかかえた生徒に対して助言やサポートを提供した。クラブのメンバーは50名であった。活動の準備として、われわれメンバーは、専門職のソーシャルワーカーや危機対応カウンセラーから研修を受けた。

我々の仕事の内容は、学生相談デスクのスタッフとして働き、「危機ホットライン」にかかってきた電話を受けることからなっていた。事務方の運営はかなり容易であった。たいがいは小さな問題を解決したり、方向を見失っている学生に指針を示したりすることであった。

ホットラインに対応することは、より一層、特に夜間の遅い時間では、ストレスが多かった。いったん電話が鳴ると、誰がかけてきているのか、またかけてくる人がどんな問題に直面しているのかは全くわからなかった。スタッフはいかなる事態にも対応できるように心の準備ができている必要があった。

II

〔解答〕

1．②　2．③　3．④　4．③　5．②
6．①　7．③　8．③　9．④　10．①

〔完成英文訳〕

1．その会社は、新しい製品の販売促進のための宣伝活動に20万ドルを投資した。

2．混乱を避けるために、生徒の制服にはすべてはっきりと名前を書いてください。

3．両親は、クレジットカードを使って、海外のネットの店舗から多くの買い物をしている。

4．紅茶といちごジャムのトーストは彼女の朝の日課の一部である。
ritual：①儀式　②儀式のように決まって行う日常の行為。

5．このホテルはプールとレジャー施設を保有し、職員は親切で頼りになる。

6．多くの研究の結果、受動喫煙は能動喫煙よりも害があることが結論づけられている。

7．マダガスカルは、西インド洋に位置し、日本からその島へは飛行機で 24 時間かかる。
8．その老人は、自分の村に電気や舗装道路がなかったころをよく思い起こす。
9．ホテルのシャトルサービスは、国際空港への送迎のために宿泊客を運ぶ。
10. 家を離れているので、私は家族や友人のありがたみをより一層感じている。

Ⅲ

〔解答〕

1．1)　2．3)　3．3)　4．2)　5．1)

〔完成英文訳〕

1．Less → Fewer
plants が可算名詞なので、few の比較級がくる。
木の下のやせた土地には、草は育ちにくい。

2．uses → used
過去分詞の形容詞用法なので、過去分詞形が用いられる。
ヘリウムは、無色、無臭の元素で気球をふくらませるためによく使われる。

3．in → on
日付の前置詞は on。
この新しい法律は 2019 年 1 月 1 日に施行する。

4．kind → kinds
many を受けて、kind は複数形となる
世界には多くの種類の木がある。中には、異なった多くの国でとてもよくみられるものもある。

5．have visited → visited
last weekend のように、過去の一時点を表す副詞句は、現在完了形とともに用いない。
私は、先週、10 年ぶりにナイアガラの滝を訪れた。

Ⅳ

〔解答〕

1．(エ)　2．(ア)　3．(ケ)　4．(ク)　5．(ウ)
6．(コ)　7．(オ)　8．(イ)　9．(キ)　10．(カ)

〔完成英文和訳〕

1．in exchange for ～：～と交換に
ナターシャは、その絵と交換に私に 500 ドルをくれた。

2．regard A as B：A を B とみなす
我々は、乗客と乗務員の安全を最優先に考えている。

3．cover up ～：(失敗などを)隠す
ミスを隠すために嘘をついてはいけない。

4．under control：(怒りなどが)抑えられて
深呼吸をすることによって怒りが抑えられることがある。

5．withdraw ... from ～：～から…を引き出す
マークはコンピューターを買うために、銀行(口座)から 10 万円をおろした。

6．be occupied with ～：～に専念している、～で忙しい
先週、私の兄(弟)は、自分が関わるプロジェクトのための報告書を書くのに忙しかった。

7．waste ～ on ...：…に～を浪費する、無駄にする
私は愚かにも昨晩くだらない映画に貴重な自由時間を無駄にした。

8．aim at ～：～をねらう
的をねらい、指をリラックスさせて矢を放ちなさい。

9．to my knowledge：私の知る限り
私の知る限りでは、彼は家を 2 件所有し、ニューヨークにアパート 1 棟も所有しているかもしれない。

10. go through ～：～を読む。通読する
年次報告は 100 ページ以上の長さだったので、通読するのにとても時間がかかった。

Ⅴ

〔解答例〕

(1)　One morning on my way to the train station, I noticed coffee beans being roasted somewhere .

(2)　Those days I frequently visited the coffee shop for the manager's special blend.

(3)　Without my knowing, "Letters from heaven" began to arrive again onto the small garden I saw through the window.

数 学

解答

30年度

一般入試A

I

〔解答〕

(1) (A) (11, −3)

(2) (B) 反例なし

(3) (C) 12 個

(4) (i)(D) t^2-1

(ii) $1 \leqq p < \sqrt{2}$

〔出題者が求めたポイント〕

(1) 内分点の座標

Rの座標を文字で置いて立式する。

(2) 集合と論理

和集合の要素の個数から a, b, c, d の関係式を立て，命題の真偽を考える。

(3) 常用対数

常用対数をとって考える。

(4) 三角関数

(i) 条件式を 2 乗して考える。

(ii) $t=\sin\theta+\cos\theta$ の範囲と θ と t の対応関係に注意して，$f(\theta)$ を t の式で表し，方程式の解の個数を考える。

〔解答のプロセス〕

(1) Rの座標を$(s,\ t)$とおくと

$$\frac{4\cdot 1+1\cdot s}{1+4}=3,\quad \frac{4\cdot 2+1\cdot t}{1+4}=1$$

よって，$s=11$，$t=-3$

したがって，Rの座標は(11, −3) …(A)

(2) 反例なし …(B)

(証明)

$d=a+b-c$ より $c+d=a+b$ $(c \leqq d)$

$cd=30$ のとき，$c \leqq d$ より

$(c,\ d)=(1,\ 30),\ (2,\ 15),\ (3,\ 10),\ (5,\ 6)$

このとき，

$a+b=c+d=31,\ 17,\ 13,\ 11$

よって，与命題は真である。

(3) $30^{10}<20^n<10^{30}$ より

$$\log_{10}30^{10}<\log_{10}20^n<\log_{10}10^{30}$$
$$10\log_{10}(3\cdot 10)<n\log_{10}(2\cdot 10)<30\log_{10}10$$
$$10(\log_{10}3+\log_{10}10)<n(\log_{10}2+\log_{10}10)<30\cdot 1$$
$$10(0.4771+1)<n(0.3010+1)<30$$
$$14.771<n\times 1.301<30$$
$$\frac{14.771}{1.301}<n<\frac{30}{1.301}$$
$$11.3\cdots<n<23.0\cdots$$

これを満たす自然数 n は 12 個 …(C)

(4)(i) $t=\sin\theta+\cos\theta$ より

$$\begin{aligned} t^2&=(\sin\theta+\cos\theta)^2\\ &=\sin^2\theta+2\sin\theta\cos\theta+\cos^2\theta\\ &=1+\sin 2\theta \end{aligned}$$

よって，$\sin 2\theta=t^2-1$ …(D)

(ii)(あ)
$$\begin{aligned} f(\theta)&=\sin 2\theta-2p(\sin\theta+\cos\theta)+p^2+1\\ &=(t^2-1)-2pt+p^2+1\\ &=t^2-2pt+p^2\\ &=(t-p)^2 \end{aligned}$$

ここで，$t=\sin\theta+\cos\theta=\sqrt{2}\sin\left(\theta+\dfrac{\pi}{4}\right)$

$0 \leqq \theta \leqq \pi$ より $\dfrac{\pi}{4} \leqq \theta+\dfrac{\pi}{4} \leqq \dfrac{5}{4}\pi$ だから

$$-\frac{1}{\sqrt{2}} \leqq \sin\left(\theta+\frac{\pi}{4}\right) \leqq 1$$

よって，$-1 \leqq \sqrt{2}\sin\left(\theta+\dfrac{\pi}{4}\right) \leqq \sqrt{2}$

すなわち，$-1 \leqq t \leqq \sqrt{2}$ で，

$t=\sqrt{2}\sin\left(\theta+\dfrac{\pi}{4}\right)$ を満たす θ は，

$1 \leqq t < \sqrt{2}$ のとき 2 個

$-1 \leqq t < 1$，$t=\sqrt{2}$ のとき 1 個

$t<-1$，$\sqrt{2}<t$ のとき 0 個

$f(\theta)=0$ より，

$(t-p)^2=0$

これを解くと，$t=p$

よって，求める p の範囲は，

$1 \leqq p < \sqrt{2}$

II

〔解答〕

(1) (i)(E) 1

(ii)(F) 4

(2) (i)(G) $\dfrac{1}{4}t$

(ii)(H) $\dfrac{1}{32}t^3-3t$

(iii)(I) 18

〔出題者が求めたポイント〕

(1) 複素数と方程式

(i) 方程式を解いて，値を求める。

(ii) $\omega^2=\omega-1$ を用いて次数を下げて考える。

(2) 微分法

(i) 微分係数は接線の傾きを表す。

(ii) 法線の方程式

(iii) 置き換えまたは微分により最大値を求める。

〔解答のプロセス〕

(1)(i) $\omega^2-\omega+1=0$ より

$$\omega=\frac{1\pm\sqrt{3}i}{2}$$

よって，$a=\dfrac{1}{2}$，$b=\pm\dfrac{\sqrt{3}}{2}$

したがって，$a^2+b^2=\left(\dfrac{1}{2}\right)^2+\left(\pm\dfrac{\sqrt{3}}{2}\right)^2=1$ …(E)

(ii) $\omega^n(\omega+1)^n=\{\omega(\omega+1)\}^n$

$$=(\omega^2+\omega)^n$$
$$=\{(\omega-1)+\omega\}^n$$
$$=(2\omega-1)^n$$
$$=\left(2\cdot\frac{1\pm\sqrt{3}i}{2}-1\right)^n$$
$$=(\pm\sqrt{3}i)^n$$

これが正の実数となるような最小の自然数 n の値は

$n=4$ …(F)

(2) $C:y=\frac{1}{8}x^2-16$

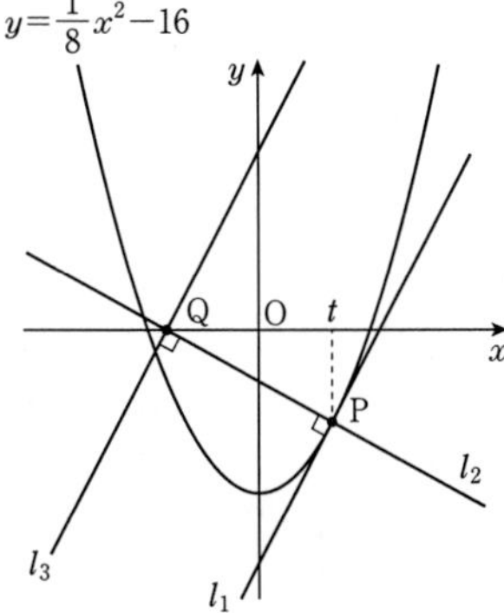

(i) $f(x)=\frac{1}{8}x^2-16$ とおくと $f'(x)=\frac{1}{4}x$

よって，l_1 の傾きは $f'(t)=\frac{1}{4}t$ …(G)

(ii) l_2 の方程式は

$$y-\left(\frac{1}{8}t^2-16\right)=-\frac{4}{t}(x-t)$$

すなわち，

$$y=-\frac{4}{t}x+\frac{1}{8}t^2-12$$

$-\frac{4}{t}x+\frac{1}{8}t^2-12=0$ とすると，

$$x=\frac{1}{32}t^3-3t$$

よって，Q の x 座標は $\frac{1}{32}t^3-3t$ …(H)

(iii) l_3 の方程式は

$$y=\frac{1}{4}t\left\{x-\left(\frac{1}{32}t^3-3t\right)\right\}$$

すなわち，

$$y=\frac{1}{4}tx-\frac{1}{128}t^4+\frac{3}{4}t^2$$

l_3 の y 切片を $g(t)$ とすると，

$$g(t)=-\frac{1}{128}t^4+\frac{3}{4}t^2$$
$$=-\frac{1}{128}(t^2-48)^2+18 \quad (1\leqq t\leqq 10)$$

よって，l_3 の y 切片の取り得る最大の値は 18 …(I)

III

〔解答〕

(1) (J) 0

(2) (K) $\frac{4}{3}$

(3) 解答のプロセス参照

(4) (i)(L) $n+2$

(ii)(M) -1

〔出題者が求めたポイント〕

(1) 図形と方程式

放物線と直線の共有点の座標

(2) 定積分

放物線と直線で囲まれた部分の面積

(3) 定積分・数列

S_n，S_{n+1} を n の式で表すことができれば，a_n を n の式で表すことができる。

(4) 数列

等差数列の和

初項と公差を用意して，和を n で表し，係数比較

〔解答のプロセス〕

(1) $C:y=x(x+1)$

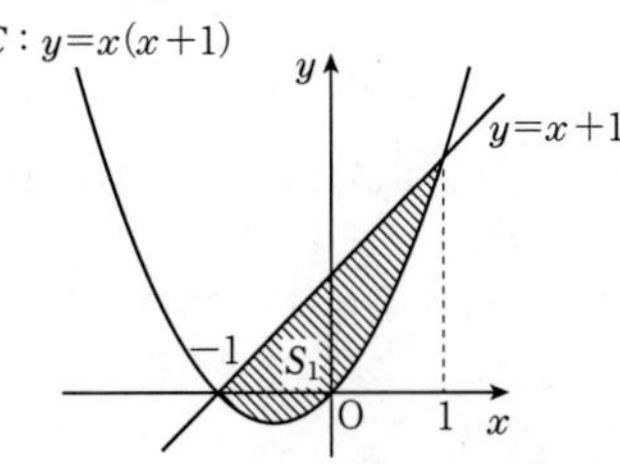

$y=x(x+1)$ と $y=x+1$ を連立して

$x(x+1)=x+1$

$(x+1)(x-1)=0$

これを解くと，$x=-1,\ 1$

$x=-1$ のとき $y=0$

よって，C と直線 $y=x+1$ との2つの共有点のうち，x 座標が小さい方の点の y 座標は 0 …(J)

(2) $S_1=\int_{-1}^{1}\{(x+1)-x(x+1)\}dx$

$$=\int_{-1}^{1}\{-(x+1)(x-1)\}dx$$
$$=\frac{1}{6}\{1-(-1)\}^3$$
$$=\frac{4}{3} \quad \cdots(K)$$

(3)(い) $C:y=x(x+1)$

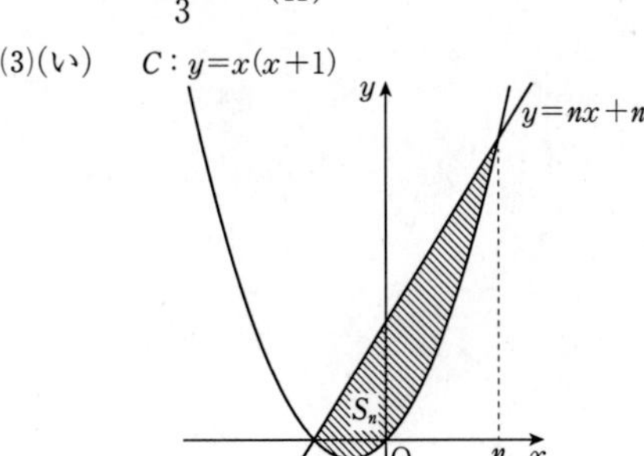

$y=x(x+1)$ と $y=nx+n$ を連立して

$$x(x+1)=nx+n$$
$$(x+1)(x-n)=0$$

これを解くと $x=-1,\ n$

よって,

$$S_n=\int_{-1}^{n}\{nx+n-x(x+1)\}dx$$
$$=\int_{-1}^{n}\{-(x+1)(x-n)\}dx$$
$$=\frac{1}{6}\{n-(-1)\}^3=\frac{1}{6}(n+1)^3$$

したがって,

$$S_{n+1}=\frac{1}{6}(n+2)^3$$

ゆえに,

$$a_n=S_{n+1}-S_n-\frac{1}{6}$$
$$=\frac{1}{6}(n+2)^3-\frac{1}{6}(n+1)^3-\frac{1}{6}$$
$$=\frac{1}{6}(3n^2+9n+6)$$
$$=\frac{1}{2}(n+1)(n+2)$$

ここで, $(n+1)(n+2)$ は連続 2 整数の積だから 2 の倍数。

よって, 数列 $\{a_n\}$ の各項は整数である。

(4) $b_n=p+(n-1)q$ とおくと

$a_n+n+d=\sum_{k=1}^{n}b_k$ より

$$\frac{1}{2}(n+1)(n+2)+n+d=\frac{1}{2}n\{2p+(n-1)q\}$$
$$\frac{1}{2}n^2+\frac{5}{2}n+1+d=\frac{1}{2}qn^2+\frac{1}{2}(2p-q)n$$

よって,

$$\begin{cases}\frac{1}{2}=\frac{1}{2}q\\ \frac{5}{2}=\frac{1}{2}(2p-q)\\ 1+d=0\end{cases}$$

したがって, $p=3,\ q=1,\ d=-1$ …(M)

ゆえに, 数列 $\{b_n\}$ の一般項は

$$b_n=3+(n-1)\cdot 1=n+2 \quad \cdots(\mathrm{L})$$

一般入試 B

I

〔解答〕

(1) (A) 1260通り

(2) (B) 3

(C) −1

(3) (D) −4

(4) 8個

〔出題者が求めたポイント〕

(1) 場合の数

同じものを含む順列

(2) 方程式・式と証明

恒等式の未定係数の決定

係数比較法または数値代入法で処理する。

(3) 定積分

条件式を組合わせて，$2p^2+pq$ の値を求める。

(4) 領域

円の中心と半径に着目して，

$4 \leqq$ (円の半径) $\leqq$ (円の中心と点(1, 1)の距離)

から，n の個数を求める。

〔解答のプロセス〕

(1) 文字列の総数は

$$\frac{7!}{2!2!}=1260(\text{通り}) \quad \cdots(\text{A})$$

(2) $\dfrac{x+a}{x^2-1}=\dfrac{b}{x+1}+\dfrac{2}{x-1}$ ……①より

$x+a=b(x-1)+2(x+1)$

$x+a=(b+2)x+(-b+2)$

①が x についての恒等式となる条件は

$\begin{cases}1=b+2\\ a=-b+2\end{cases}$ よって，$\begin{cases}a=3 & \cdots(\text{B})\\ b=-1 & \cdots(\text{C})\end{cases}$

(3) $\displaystyle\int_0^2 (px+q)dx=8$ より

$$\left[\frac{1}{2}px^2+qx\right]_0^2=8$$

よって，$2p+2q=8$

すなわち，$p+q=4$ ……②

$\displaystyle\int_0^3 (px+q)^2dx=36$ より

$$\left[\frac{1}{3}p^2x^3+pqx^2+q^2x\right]_0^3=36$$

よって，$9p^2+9pq+3q^2=36$

すなわち，$3p^2+3pq+q^2=12$ ……③

②より，$(p+q)^2=4^2$

すなわち，$p^2+2pq+q^2=16$ ……④

③−④より，$2p^2+pq=-4$ …(D)

(4)(あ) $x^2+y^2+7x+5y+19-2n<0$ より

$$\left(x+\frac{7}{2}\right)^2+\left(y+\frac{5}{2}\right)^2<2n-\frac{1}{2}$$

よって，領域 D は点 $\left(-\dfrac{7}{2},\ -\dfrac{5}{2}\right)$ を中心とする半径 $\sqrt{2n-\dfrac{1}{2}}$ の円の内部である。

したがって，求める条件は

$$4 \leqq \sqrt{2n-\frac{1}{2}} \leqq \sqrt{\left(1+\frac{7}{2}\right)^2+\left(1+\frac{5}{2}\right)^2}$$

$$16 \leqq 2n-\frac{1}{2} \leqq \frac{65}{2}$$

$$\frac{33}{4} \leqq n \leqq \frac{33}{2}$$

これを満たす自然数 n は

$n=9,\ 10,\ 11,\ 12,\ 13,\ 14,\ 15,\ 16$ の8個

II

〔解答〕

(1) (i)(E) 0

(ii)(F) 2

(2) (i)(G) $\dfrac{1}{2}$

(ii)(H) 1

(iii)(I) 6

〔出題者が求めたポイント〕

(1) 微分法

(i) 微分係数

(ii) 3次関数が極値をもたない条件

$f(x)$ が $x=1$ で極値をとらない条件は，$f'(x)$ の符号が $x=1$ の前後で変わらないこと。

(2) 数列

(i) a_n を求めて，$n=1$ を代入して a_1 を求めると良い。

最初に $n=1$ を代入して，a_1 を求めても良い。

(ii) b_n を求めて，$n=2$ を代入して b_2 を求める。

最初に $n=2$ を代入して，b_2 を求めても良い。

$\displaystyle\sum_{k=1}^{n} a_k$ は(等差数列)×(等比数列)型の和なので，公比をかけて・ずらして・差をとることで求めます。

(iii) n に自然数を順に代入して，条件を満たす自然数を見つける。

〔解答のプロセス〕

(1)(i) $f(x)=(x-1)^2(2x-3p+4)$

$=2x^3-3px^2+6(p-1)x-3p+4$

$f'(x)=6x^2-6px+6(p-1)$

よって，$f(x)$ の $x=p-1$ における微分係数 $f'(p-1)$ は

$f'(p-1)=6(p-1)^2-6p(p-1)+6(p-1)$

$=0$ …(E)

(ii) $f(x)$ が $x=1$ で極値をとらない条件は，$f'(x)$ の符号が $x=1$ の前後で変わらないことである。

ここで，

$f'(x)=6(x-1)\{x-(p-1)\}$

であるから，求める条件は

$p-1=1$ よって，$p=2$ …(F)

(2)(i) $n+\log_2 a_n=\log_2 n$ より

$$\log_2 a_n=\log_2 n-n=\log_2\frac{n}{2^n}$$

よって，$a_n=\dfrac{n}{2^n}$

したがって，$a_1=\dfrac{1}{2}$ …(G)

(ii) $b_n+\sum_{k=1}^{n}a_k=2$ より $b_n=2-\sum_{k=1}^{n}a_k$

$S_n=\sum_{k=1}^{n}a_k$ とおくと，

$$S_n=\frac{1}{2}+\frac{2}{2^2}+\frac{3}{2^3}+\cdots+\frac{n}{2^n} \quad \cdots\cdots①$$

$$\frac{1}{2}S_n=\frac{1}{2^2}+\frac{2}{2^3}+\cdots+\frac{n-1}{2^n}+\frac{n}{2^{n+1}} \quad \cdots\cdots②$$

①－②より

$$\frac{1}{2}S_n=\frac{1}{2}+\frac{1}{2^2}+\frac{1}{2^3}+\cdots+\frac{1}{2^n}-\frac{n}{2^{n+1}}$$

$$=\frac{\frac{1}{2}\left\{1-\left(\frac{1}{2}\right)^n\right\}}{1-\frac{1}{2}}-\frac{n}{2^{n+1}}$$

$$=1-\frac{n+2}{2^{n+1}}$$

よって，$S_n=2-\dfrac{n+2}{2^n}$

したがって，

$$b_n=2-S_n=2-\left(2-\frac{n+2}{2^n}\right)=\frac{n+2}{2^n}$$

ゆえに，$b_2=\dfrac{2+2}{2^2}=1$ …(H)

(iii) $a_n+b_n=\dfrac{n}{2^n}+\dfrac{n+2}{2^n}=\dfrac{n+1}{2^{n-1}}$

$a_n+b_n<\dfrac{1}{4}$ とすると，

$$\frac{n+1}{2^{n-1}}<\frac{1}{4}$$

よって，$n+1<2^{n-3}$

これを満たす最小の自然数 n は $n=6$ …(I)

III

〔解答〕

(1) (i)(J) $(-1,\ -2)$

(ii)(K) $(-1+\sqrt{2},\ 0)$

(iii)(L) ア

(2) (i)(M) $y=2x^2+2x$

(ii)(N) 解答のプロセス参照

〔出題者が求めたポイント〕

(1) (i) 放物線の頂点の座標

(ii) 放物線と x 軸の共有点の座標

(iii) 三角比

△PQR が二等辺三角形であることに着目して，$\sin\alpha$，$\cos\beta$ の値を求めて，$\dfrac{\cos\beta}{\sin\alpha}$ の値を考える。

(2) (i) 軌跡

中点 M の座標を直線 l の傾き t を用いて表し，t を消去して x と y の関係式を求める。中点の x 座標は解と係数の関係を用いて求めると良い。

(ii) 軌跡

t と x の範囲に注意する。

$-1\leqq t\leqq 3$ のとき $-\dfrac{3}{2}\leqq x\leqq\dfrac{1}{2}$ だから，この範囲で図示する。

〔解答のプロセス〕

(1) $C: y=x^2+2x-1$ より

$y=(x+1)^2-2$

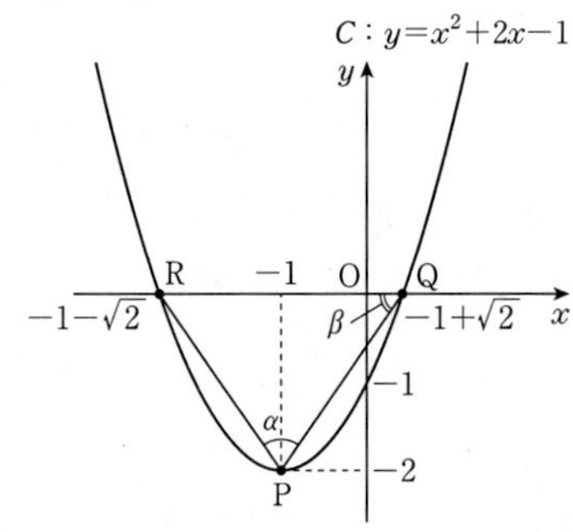

(i) C の頂点 P の座標は $(-1,\ -2)$ …(J)

(ii) $x^2+2x-1=0$ を解くと $x=-1\pm\sqrt{2}$

よって，Q の座標は $(-1+\sqrt{2},\ 0)$ …(K)

(iii) 線分 QR の中点を H とする。

$$\sin\beta=\frac{\text{PH}}{\text{PQ}}=\frac{2}{\sqrt{6}}=\frac{\sqrt{6}}{3}$$

$$\cos\beta=\frac{\text{QH}}{\text{PQ}}=\frac{\sqrt{2}}{\sqrt{6}}=\frac{\sqrt{3}}{3}$$

△PQR について，正弦定理より

$$\frac{\text{QR}}{\sin\alpha}=\frac{\text{PR}}{\sin\beta}$$

よって，$\sin\alpha=\dfrac{\text{QR}}{\text{PR}}\sin\beta=\dfrac{2\sqrt{2}}{\sqrt{6}}\times\dfrac{\sqrt{6}}{3}=\dfrac{2\sqrt{2}}{3}$

したがって，$\dfrac{\cos\beta}{\sin\alpha}=\dfrac{\sqrt{3}}{3}\div\dfrac{2\sqrt{2}}{3}=\dfrac{\sqrt{6}}{4}$

ここで，

$$\frac{2}{3}-\frac{\sqrt{6}}{4}=\frac{1}{12}(8-3\sqrt{6})$$

$$=\frac{1}{12}(\sqrt{64}-\sqrt{54})>0$$

であるから，$\dfrac{\sqrt{6}}{4}<\dfrac{2}{3}$

ゆえに ア：$\dfrac{\cos\beta}{\sin\alpha}<\dfrac{2}{3}$ …(L)

(2)

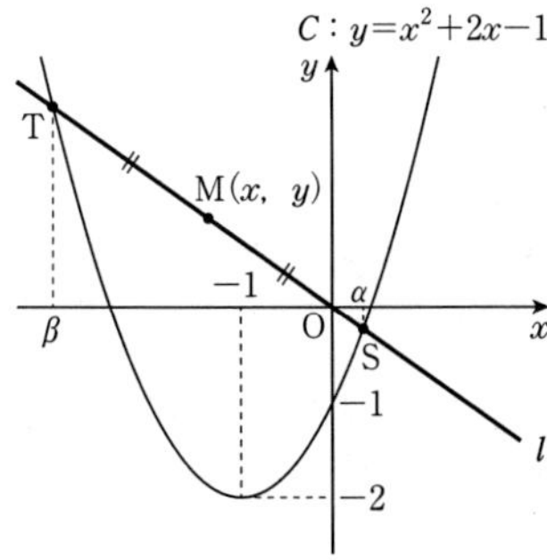

(i) l の傾きを t とおくと，l の方程式は $y=tx$ と表せる。

$y=x^2+2x-1$ と $y=tx$ を連立して

$$x^2+2x-1=tx$$

$$x^2+(2-t)x-1=0 \quad \cdots\cdots ①$$

x についての 2 次方程式①の異なる 2 つの実数解を α，β とすると，解と係数の関係から

$$\alpha+\beta=t-2$$

よって，M の x 座標は

$$x=\frac{\alpha+\beta}{2}=\frac{t-2}{2} \quad \cdots\cdots ②$$

M の y 座標は

$$y=tx=\frac{t(t-2)}{2} \quad \cdots\cdots ③$$

②より，$t=2x+2$

これを③に代入して

$$y=\frac{(2x+2)(2x+2-2)}{2}$$

したがって，求める x と y の関係式は

$$y=2x^2+2x \quad \cdots(\mathrm{M})$$

(ii) $-1\leqq t\leqq 3$ のとき $-\frac{3}{2}\leqq\frac{t-2}{2}\leqq\frac{1}{2}$ より

$$-\frac{3}{2}\leqq x\leqq\frac{1}{2}$$

よって，求める M の軌跡は

放物線 $y=2x^2+2x$ の $-\frac{3}{2}\leqq x\leqq\frac{1}{2}$ の部分で図は以下のようになる。

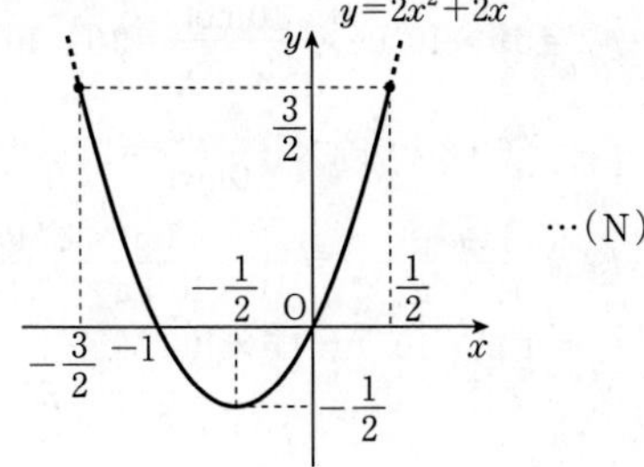

…(N)

化 学

解答 30年度

一般入試A

Ⅰ

〔解答〕

問 1 (1) c,(エ) (2) a,(ア) 問 2 (1) c (2) e

問 3 (1)Ａ同位体 Ｂ放射性同位体 (2) 1.7×10^4 年前

問 4 (1)(イ) (2) 5.0×10^{-1} mol/L (3) 2.5

問 5 (1)ア ヌクレオチド イ 二重らせん

(2)デオキシリボース

問 6 (1)ア d イ b (2) $H_2C=CH-C_6H_4-CH=CH_2$(p-ジビニルベンゼン)

問 7 アンモニアの分圧：2.0×10^6 Pa

圧平衡定数：$1.5\times10^{-13}\,Pa^{-2}$

〔出題者が求めたポイント〕

全範囲小問集

〔解答のプロセス〕

問 1 (1)固体の混合物に用いる。

(2)分留が用いられない液体の混合物に用いる。

問 2 (1)黄色の固体 → 硫黄とわかる。常温では斜方硫黄，やや高温では単斜硫黄が安定である。

(2)空気中でりん光を発し，自然発火する → 黄リンとわかる。空気を断って熱すると赤褐色の赤リンになる。

問 3 (1) ^{14}C は放射性同位体で，中性子が陽子と電子に壊れ電子が飛び出してくるのが β 線である。陽子が 1 個増えるので C が N になるが，陽子(1 増)と中性子(1 減)の数の和(質量数)は変わらない。

(2) $\dfrac{1}{8}=\left(\dfrac{1}{2}\right)^3$ であるから，半減期が 3 回過ぎたことになるので，木が枯れてからの年代は

5730 年 $\times3=17190\fallingdotseq1.7\times10^4$ 年

問 4 (1) $CH_3COOH+NaOH\longrightarrow CH_3COONa+H_2O$

CH_3COONa は水中で CH_3COO^- と Na^+ に電離するが，CH_3COO^- は弱酸由来の陰イオンで H_2O から H^+ を受け取り，OH^- を残す(加水分解)ので水溶液は弱塩基性を示す。

$$CH_3COO^- + H_2O \longrightarrow CH_3COOH + OH^-$$

(2)中和の関係 酸の物質量×価数＝塩基の物質量×価数 より

$$x\,[\text{mol/L}]\times\frac{10.0}{1000}\,\text{L}\times1=0.20\,\text{mol/L}\times\frac{25.0}{1000}\,\text{L}\times1$$

$$x=0.50\,[\text{mol/L}]$$

(3)近似式 $[H^+]=\sqrt{K_a c}$ より

$$[H^+]=\sqrt{1.8\times10^{-5}\,\text{mol/L}\times0.50\,\text{mol/L}}=3.0\times10^{-3}\,\text{mol/L}$$

$$\text{pH}=-\log_{10}(3.0\times10^{-3})=3-0.48=2.52\fallingdotseq2.5$$

問 5 塩基，五炭糖，リン酸がこの順に結合したものをヌクレオチドといい，多数のヌクレオチド同士が糖の部分とリン酸部分でエステル結合をつくって結合したヌクレオチド鎖(ポリヌクレオチド)が核酸である。

核酸には DNA と RNA があり，五炭糖は DNA ではデオキシリボース (分子式 $C_5H_{10}O_4$)，RNA ではリボース ($C_5H_{10}O_5$) である。また塩基はアデニン，グアニン，シトシンは共通で，他の 1 つは DNA ではチミン，RNA ではウラシルである。DNA では 2 本のポリヌクレオチド鎖がアデニンとチミン，グアニンとシトシンの部分で水素結合をつくって結合し，二重らせん構造をつくっているが，RNA は 1 本鎖である。

問 6 スチレン $C_6H_5-CH=CH_2$ と p-ジビニルベンゼン

$CH_2=CH-C_6H_4-CH=CH_2$ の共重合体にスルホ基

$-SO_3H$ を導入したものは溶液中の陽イオンと H^+ を交換し(陽イオン交換樹脂)，アルキルアンモニウム基 $-N^+(CH_3)_3OH^-$ を導入したものは溶液中の陰イオンと OH^- を交換(陰イオン交換樹脂)するので，水の精製に利用されている。

問 7 窒素と水素計 8.0 mol のときの圧力が 8.0×10^6 Pa なので，平衡時の全圧 6.0×10^6 Pa のときの気体の全量は 6.0 mol である。NH_3 が x〔mol〕生じたとすると

	N_2	+	$3H_2$	⟶	$2NH_3$	
反応前	2.0		6.0		0	mol
変化量	$-\frac{1}{2}x$		$-\frac{3}{2}x$		$+x$	〔mol〕
反応後	$2.0-\frac{1}{2}x$		$6.0-\frac{3}{2}x$		x	〔mol〕

$$\left(2.0-\frac{1}{2}x\right)+\left(6.0-\frac{3}{2}x\right)+x=6.0\,[\text{mol}]$$

$$x=2.0\,[\text{mol}]$$

よって N_2 : 1.0 mol，H_2 : 3.0 mol，NH_3 : 2.0 mol の混合物である。分圧＝全圧×モル分率 より，各気体の分圧 p_{N_2}，p_{H_2}，p_{NH_3} は

$$p_{N_2}=6.0\times10^6\,\text{Pa}\times\frac{1.0\,\text{mol}}{6.0\,\text{mol}}=1.0\times10^6\,\text{Pa}$$

$$p_{H_2}=6.0\times10^6\,\text{Pa}\times\frac{3.0\,\text{mol}}{6.0\,\text{mol}}=3.0\times10^6\,\text{Pa}$$

$$p_{NH_3}=6.0\times10^6\,\text{Pa}\times\frac{2.0\,\text{mol}}{6.0\,\text{mol}}=2.0\times10^6\,\text{Pa}$$

$$K_P=\frac{(p_{NH_3})^2}{p_{N_2}\cdot(p_{H_2})^3}=\frac{(2.0\times10^6\,\text{Pa})^2}{1.0\times10^6\,\text{Pa}\times(3.0\times10^6\,\text{Pa})^3}=1.48\times10^{-13}\fallingdotseq1.5\times10^{-13}\,\text{Pa}^{-2}$$

Ⅱ

〔解答〕

問 1 三重点 固体，液体，気体，の 3 つの状態の水が混在している状態

問 2 低くなる 問 3 ② 問 4 ⑤

〔出題者が求めたポイント〕

水の三態とその変化

〔解答のプロセス〕

問1　氷を熱すると水，水蒸気と変化するから，領域Ⅰでは水は固体，領域Ⅱでは液体，領域Ⅲでは気体の状態になっており，ⅠとⅡ，ⅠとⅢ，ⅡとⅢの境界線上の温度，圧力では固体と液体，固体と気体，液体と気体が安定に共存し，点Aの温度，圧力では固体，液体，気体の3つが共存している。

問2　ⅠとⅡの境界線は固体と液体が移り替る圧力と温度(融点)を表しており，この曲線が左上りであるから，圧力を高くすると融点が低くなるとわかる。なお一般の多くの物質ではこの曲線は右上がりになっていて圧力が高くなると融点は高くなる。

問3　凍結した状態(固体)を減圧して水を気体として除く(昇華)ので，Ⅰ→Ⅲの変化になる。

問4　図の点Bは固体で，液体を経て点Cの気体になるので，$T_1 \to T_2$ で氷の温度上昇，T_2 で融解，$T_2 \to T_3$ で水の温度上昇，T_3 で沸騰，$T_3 \to T_4$ で水蒸気の温度上昇が起こる。融解と沸騰の間は加えた熱量は状態変化に用いられるので，一定温度を保つ時間は融解熱と蒸発熱の比になる。よって図⑤が該当する。

Ⅲ

〔解答〕

問1 溶解　問2 136(kJ)　問3 590(kJ/mol)

問4 エタン：0.60mol，酸素：3.3mol

〔出題者が求めたポイント〕

熱化学

〔解答のプロセス〕

問2　生成物の生成熱の総和－反応物の生成熱の総和＝反応熱　の関係より

$$Q_1〔\text{kJ}〕= 84\,\text{kJ/mol} \times 1\,\text{mol} - ((-52\,\text{kJ/mol}) \times 1\,\text{mol} + 0) = 136\,\text{kJ}$$

問3　生成物の結合エネルギーの総和－反応物の結合エネルギーの総和＝反応熱　の関係より，問2の生成熱を表す式について

$$\underset{\text{C-C}}{330\,\text{kJ/mol}} \times 1\,\text{mol} + \underset{\text{C-H}}{416\,\text{kJ/mol}} \times 6\,\text{mol} - (\underset{\text{C=C}}{x〔\text{kJ/mol}〕} \times 1\,\text{mol} + \underset{\text{C-H}}{416\,\text{kJ/mol}} \times 4\,\text{mol} + \underset{\text{H-H}}{436\,\text{kJ/mol}} \times 1\,\text{mol}) = 136\,\text{kJ}$$

$$x = 590〔\text{kJ/mol}〕$$

問4　エタンを x〔mol〕とするとエチレンは$(1.00-x)$〔mol〕であるから，発熱量について

$$1562\,\text{kJ/mol} \times x〔\text{mol}〕+ 1412\,\text{kJ/mol} \times (1.00-x)〔\text{mol}〕= 1502\,\text{kJ}$$

$$x = 0.60〔\text{mol}〕$$

燃焼反応は

$2C_2H_6 + 7O_2 \longrightarrow 4CO_2 + 6H_2O$

$C_2H_4 + 3O_2 \longrightarrow 2CO_2 + 2H_2O$

エチレンは　$1.00-0.60=0.40\,\text{mol}$　であるから必要な酸素は

$$0.60\,\text{mol} \times \frac{7}{2} + 0.40\,\text{mol} \times 3 = 3.3\,\text{mol}$$

Ⅳ

〔解答〕

問1 Ag　問2 0.24mol　問3 7.7g　問4 0.94g

〔出題者が求めたポイント〕

粗銅の電気分解

〔解答のプロセス〕

問1　銅よりイオン化傾向の小さい銀が沈殿する。

問2　$\dfrac{9.65\,\text{A} \times 60 \times 40\,\text{s}}{9.65 \times 10^4\,\text{C/mol}} = 0.24\,\text{mol}$

問3　$Cu^{2+} + 2e^- \longrightarrow Cu$

e^- 2molが流れるとCu 1molが析出するから，設問で析出したCuは0.12mol

$64\,\text{g/mol} \times 0.12\,\text{mol} = 7.68 \fallingdotseq 7.7\,\text{g}$

問4　銅板中のNiは陽極で溶けるが，Cuよりイオン化傾向が大きいので陰極では析出しない。

陽極の反応は　$Cu \longrightarrow Cu^{2+} + 2e^-$

$Ni \longrightarrow Ni^{2+} + 2e^-$

溶解したCuを x〔mol〕，Niを y〔mol〕とすると，電子について　$2x + 2y = 0.24\,\text{mol}$　……①

減少した銅板は　$20.0-12.0=8.0\,\text{g}$　で，そのうちAgが0.40gであるから，溶解したCuとNiは

$64x + 59y = 8.0 - 0.40 = 7.60\,\text{g}$　……②

①，②より　$x = 0.104$〔mol〕　$y = 0.016$〔mol〕

溶解しているNiは

$59\,\text{g/mol} \times 0.016\,\text{mol} = 0.944 \fallingdotseq 0.94\,\text{g}$

Ⅴ

〔解答〕

問1 a 黄緑色　b 腐卵臭

c 石油や天然ガスに高温の水蒸気を反応させる。

d 液体空気を分留する。

問2 $MnO_2 + 4HCl \longrightarrow MnCl_2 + 2H_2O + Cl_2$

問3 $NaHSO_3 + H_2SO_4 \longrightarrow NaHSO_4 + H_2O + SO_2$

問4 イ

〔出題者が求めたポイント〕

気体の性状と製造法

〔解答のプロセス〕

表に示された気体の性状，製造法により，気体①はH_2，②はN_2，③はCl_2，④はSO_2，⑤はH_2Sとわかる。

① H_2 ㊮ $Zn + H_2SO_4 \longrightarrow ZnSO_4 + H_2$

㊀ 炭化水素と熱水蒸気の反応でつくる

$CH_4 + H_2O \longrightarrow CO + 3H_2$

水の電気分解でもよい。　$2H_2O \longrightarrow 2H_2 + O_2$

② N_2 ㊮ $NH_4NO_2 \longrightarrow N_2 + 2H_2O$

㊀ O_2とともに液体空気の分留でつくる。沸点は

N_2：－196℃，O_2：－183℃

③ Cl_2 有色の気体は黄緑色の Cl_2，赤褐色の NO_2 が重要

㊫ HCl を MnO_2，さらし粉，$KMnO_4$ で酸化する。

㊀ 食塩水の電気分解で，陽極に発生。

$2NaCl + 2H_2O \longrightarrow Cl_2 + 2NaOH + H_2$

④ SO_2 ㊫ 亜硫酸塩(弱酸の塩)＋強酸の反応

㊀ $4FeS_2 + 11O_2 \longrightarrow 2Fe_2O_3 + 8SO_2$

⑤ H_2S 独特の臭(腐卵臭)をもつ。

㊫ FeS(弱酸の塩)$+ H_2SO_4 \longrightarrow FeSO_4 + H_2S$

㊀ $S + H_2 \longrightarrow H_2S$

問4 H_2S は水に溶け，空気より重いので下方置換で捕集する。

Ⅵ

〔解答〕

問1 D：ブタン　E：2−メチルプロパン(イソブタン)

問2 B：$CH_2=CH-CH_2-CH_3$　C：$CH_2=C(CH_3)_2$（C に CH_3 が2つ結合）

問3 $CH_3-CH_2-C(=O)-H$　$CH_3-C(=O)-CH_3$

問4 ヨードホルム反応

〔出題者が求めたポイント〕

有機物の構造推定

〔解答のプロセス〕

実験1で水素付加により分子式 C_4H_{10} のアルカンが生じるから A，B，C は炭素数4のアルケンで，次の3種類。

(ア) C=C−C−C　(イ) C−C=C−C　(ウ) C=C(−C)−C

このうち A には立体異性体(幾何異性体)があるので(イ)(2−ブテン)である。

水素付加で，(ア)と(イ)⟶(カ) C−C−C−C(D, ブタン)

(ウ)⟶(キ) C−C(−C)−C (E, 2−メチルプロパン)

A，B，C は等物質量なので，(カ)と(キ)の物質量の比は 2：1 となる。よって B は(ア) 1−ブテン，C は(ウ) 2−メチルプロペンとなり，題意の E は C から生成と合致する

実験2　オゾン分解の反応は次の通り

(ア) C=C−C−C ⟶ (サ) HCHO，(シ) CH_3CH_2CHO

(イ) C−C=C−C ⟶ (ス) $CH_3CHO \times 2$

(ウ) C=C(−C)−C ⟶ (サ) HCHO，(セ) CH_3COCH_3

生成物のうち(サ)，(シ)，(ス)，(セ)の物質量の比は 2：1：2：1 であるから，問3の生成量の少ない化合物は(シ)プロピオンアルデヒドと(セ)アセトン　問4の生成量の多い化合物は(サ)ホルムアルデヒドと(ス)アセトアルデヒドである。

問4　HCHO，CH_3CHO はともにアルデヒドであるから，銀鏡反応やフェーリング液の還元では区別できない。アセトアルデヒドには CH_3CO- 構造があるのでヨードホルム反応陽性で，ヨウ素と水酸化ナトリウムを作用すると，特異臭をもつヨードホルム CHI_3 の黄色結晶が析出する。

$$CH_3CHO + 3I_2 + 4NaOH \longrightarrow CHI_3 + HCOONa + 3NaI + 3H_2O$$

一般入試B

I

〔解答〕

問1(1) D (2) HCl 問2(ア) 問3(1)② (2)③

問4 A：CO_2 B：CH_4 C：H_2

問5(1) $Cu(OH)_2$ (2) CuO (3) $[Cu(NH_3)_4]^{2+}$

問6(1) 11.3 (2) 1.4 問7(1) 192g (2) 152g

問8(1)㋐アセトアニリド ㋑窒素

(2)$[C_6H_5-N\equiv N]^+Cl^-$

〔出題者が求めたポイント〕

全範囲小問集

〔解答のプロセス〕

問1 (1)遷移元素は3～11族元素で，図の領域Dに位置している。

(2)領域Gの元素はハロゲン元素で，水素化合物は順にHF，HCl，HBr，HIである。一般に同族元素の同形の化合物では，原子番号の大きい元素の化合物の方がファンデルワールス力が強く沸点は高いが，HFでは分子間に水素結合が生じているため分子間力が強く，沸点は異常に高い(20℃)，そのためハロゲン化水素の沸点はHClが最も低い(－85℃)。

問2 (ア)ニホニウム $_{113}Nh$ は日本に因んで名付けられた元素である。 (イ)モスコビウム $_{115}Mc$ はロシアの地名のモスクワ，(ウ)テネシン $_{117}Ts$ はアメリカの地名のテネシー，(エ)オガネソン $_{118}Og$ はロシアの物理学者オルガネシアンに因んで名付けられた元素である。

問3 (1)水酸化鉄(Ⅲ)のコロイドは疎水コロイドで，疎水コロイドが少量の電解質により電荷を失って沈殿する現象を凝析という。

(2)セッケンは小さな分子であるが，水溶液中では多数集まってコロイドになっている。このようなコロイドを会合コロイドという。

問4 実在気体では，分子の大きさ，分子間力の影響で $\frac{pV}{nRT}$ の値は一定にならない。分子間力の影響で分子同士が引き合うのでVの値は理想気体より小さくなり，曲線A,Bのように下に凹むようになる。また分子の体積が邪魔になりVの値は理想気体より大きくなり，曲線Cのように右上がりになる。H_2は分子間力が小さい無極性分子なのでCのように分子間力の影響はあまり見られない。CH_4やCO_2は原子番号の大きい元素を含むので圧力があまり大きくないときは分子間力の影響が見られる。このときOの方がHより原子番号が大きく，C–Oの結合の方がC–H結合より結合の極性が大きいためCO_2の方が分子間力の影響が大きい。よって曲線AはCO_2，BはCH_4を表している。

問5 (1) $Cu^{2+}+2OH^- \longrightarrow Cu(OH)_2$ (青白色)

(2) $Cu(OH)_2 \longrightarrow CuO$ (黒色) $+H_2O$

(3) $Cu(OH)_2+4NH_3 \longrightarrow [Cu(NH_3)_4]^{2+}$ (深青色) $+2OH^-$

問6 (1)近似式 $[OH^-]=\sqrt{K_bc}$ より

$$[OH^-]=\sqrt{2.0\times10^{-5}mol/L\times0.20mol/L}=2.0\times10^{-3}mol/L$$

$$[H^+]=\frac{K_w}{[OH^-]}=\frac{1.0\times10^{-14}mol^2/L^2}{2.0\times10^{-3}mol/L}=\frac{10^{-11}}{2.0}mol/L$$

$$pH=-\log_{10}\frac{10^{-11}}{2.0}=11+\log_{10}2.0=11.3$$

(2) NH_3：$0.20mol/L\times10.0\times10^{-3}L=2.0\times10^{-3}mol$

HCl：$0.10mol/L\times40.0\times10^{-3}L=4.0\times10^{-3}mol$

混合液はHCl 2.0×10^{-3}mol と NH_4Cl 2.0×10^{-3}mol を含むが，HClは強酸であるからNH_4ClのpHへの影響は考えなくてよい。よって

$$[HCl]=[H^+]=\frac{2.0\times10^{-3}mol}{(10.0+40.0)\times10^{-3}L}=4.0\times10^{-2}mol/L$$

$$pH=-\log_{10}(4.0\times10^{-2})=2-2\log_{10}2.0=1.4$$

問7 (1)水100gに硝酸カリウムは64g溶けるから

$$64g\times\frac{300g}{100g}=192g$$

(2)水175gが蒸発するから，残っている水は125g。この水に20℃で溶ける硝酸カリウムは

$$32g\times\frac{125g}{100g}=40g$$

よって 192g－40g＝152g の結晶が析出する。

問8 $C_6H_5-NH_2$ ＋ $(CH_3CO)_2O$

$\xrightarrow{アセチル化}$ $C_6H_5-NHCOCH_3$ (㋐) ＋ CH_3COOH
アセトアニリド

$C_6H_5-NH_2+NaNO_2+2HCl$

$\xrightarrow{ジアゾ化}$ $[C_6H_5-N\equiv N]^+Cl^-$ (㋑) ＋ NaCl ＋ $2H_2O$
塩化ベンゼンジアゾニウム

$[C_6H_5-N\equiv N]^+Cl^-+H_2O$

$\longrightarrow$ C_6H_5-OH ＋ N_2 (㋒) ＋ HCl
フェノール 窒素

II

〔解答〕

問1 [1] ＋7 [2] ＋2 [3] ＋4 問2 ①

問3 $H_2O_2 \longrightarrow O_2+2H^++2e^-$ 問4 0.75mol/L

〔出題者が求めたポイント〕

酸化還元滴定

〔解答のプロセス〕

問1 $KMnO_4$ の反応は

酸性では $MnO_4^-+8H^++5e^- \longrightarrow Mn^{2+}+4H_2O$ …①

中性・塩基性では

$MnO_4^-+2H_2O+3e^- \longrightarrow MnO_2+4OH^-$

Mnの酸化数は

MnO_4^-：$x+(-2)\times4=-1$　　$x=+7$

Mn^{2+}：単原子イオンであるから＋2

MnO_2：$x+(-2)\times2=0$　　$x=+4$

問2　沈殿はMnO_2である。

問3，4　H_2O_2は酸化剤にも還元剤にもなるが，強い酸化剤である$KMnO_4$に対しては還元剤として働く。

$$H_2O_2 \longrightarrow O_2+2H^++2e^- \quad \cdots②$$

①×2＋②×5　より

$$2MnO_4^-+6H^++5H_2O_2 \longrightarrow 2Mn^{2+}+5O_2+8H_2O$$

$KMnO_4$とH_2O_2は物質量の比2：5で反応する。

最初のH_2O_2の濃度をx〔mol/L〕とすると，滴定時の濃度は$x/10$〔mol/L〕であるから

$$0.020\,\text{mol/L}\times\frac{15.0}{1000}\,\text{L} : \frac{x}{10}\,\text{〔mol/L〕}\times\frac{10.0}{1000}\,\text{L} = 2:5$$

$$x=0.75\,\text{〔mol/L〕}$$

Ⅲ

〔解答〕

問1 $\dfrac{[CH_3COOC_2H_5][H_2O]}{[CH_3COOH][C_2H_5OH]}$

問2 発熱反応　　［理由］ルシャトリエの原理より温度が高いと平衡は吸熱方向へ移動する。平衡定数の値より温度が高いと平衡は逆反応の方向へ移動しているから，正反応(エステル化反応)は発熱反応である。

問3 1.3mol

〔出題者が求めたポイント〕

エステル化の平衡

〔解答のプロセス〕

問1　エステル化の反応は

$$CH_3COOH+C_2H_5OH \rightleftarrows CH_3COOC_2H_5+H_2O$$

$$\text{平衡定数}K=\frac{\text{生成物の濃度積}}{\text{反応物の濃度積}}=\frac{[CH_3COOC_2H_5][H_2O]}{[CH_3COOH][C_2H_5OH]}$$

問2　温度が高いとKの値が小さい＝$CH_3COOC_2H_5$，H_2Oの量が少なくCH_3COOH，C_2H_5OHの量が多い＝平衡は左に移動した　とわかる。

問3　$CH_3COOC_2H_5$がx〔mol〕生じたときH_2Oもx〔mol〕生じ，CH_3COOH，C_2H_5OHはx〔mol〕反応してそれぞれ$(2.0-x)$〔mol〕になっているから，容器の容積をV〔L〕とすると

$$K=\frac{\dfrac{x}{V}\text{〔mol/L〕}\times\dfrac{x}{V}\text{〔mol/L〕}}{\dfrac{2.0-x}{V}\text{〔mol/L〕}\times\dfrac{2.0-x}{V}\text{〔mol/L〕}}=4.0$$

$$x=\pm2.0(2.0-x)$$

$$x=4/3\,\text{〔mol〕},\ 4\,\text{〔mol〕}$$

$0<x<2.0$　であるから

$$x=4/3=1.33\fallingdotseq1.3\,\text{〔mol〕}$$

Ⅳ

〔解答〕

問1 Cr　　問2 アマルガム　　問3 c

問4 $Cr_2O_7^{2-}$，橙赤色　　問5 b

〔出題者が求めたポイント〕

重金属元素

〔解答のプロセス〕

問1　Hgは12族元素，Cdは12族元素，Crは6族元素，Pbは14族元素。遷移元素は3～11族元素である。

問2　水銀の単体は液体で，他の金属を溶かす。この合金をアマルガムという。

問3　$Cd^{2+}+H_2S \longrightarrow CdS(\text{黄})+2H^+$

問4　クロムの酸素酸イオンには，酸化数＋6の二クロム酸イオン$Cr_2O_7^{2-}$とクロム酸イオンCrO_4^{2-}があり，酸性では$Cr_2O_7^{2-}$，塩基性ではCrO_4^{2-}となる。

$$\underset{\text{黄色}}{2CrO_4^{2-}}+2H^+ \longrightarrow \underset{\text{橙赤色}}{Cr_2O_7^{2-}}+H_2O$$

$$Cr_2O_7^{2-}+2OH^- \longrightarrow \underset{\text{黄色}}{2CrO_4^{2-}}+H_2O$$

問5　$PbCl_2$や$PbSO_4$は水に溶けないので，塩酸や希硫酸に鉛を入れても表面が$PbCl_2$，$PbSO_4$で被われてしまって溶けないが，$Pb(NO_3)_2$は水溶性なので鉛は硝酸に溶ける。

$$Pb+4HNO_3 \longrightarrow Pb(NO_3)_2+2H_2O+2NO_2$$

Ⅴ

〔解答〕

問1 α-グルコース

問2
```
           H    H    OH
           |    |    |
HO-CH2-C---C---C---C-CH2-OH
           |    |    |    ‖
          OH   OH    H    O
```

問3 ジスルフィド結合　　問4 PbS

問5 キサントプロテイン反応

問6
```
        NH2
        |
  CH3-C-COOH   アラニン
        |
        H
```

〔出題者が求めたポイント〕

単糖，アミノ酸

〔解答のプロセス〕

問1

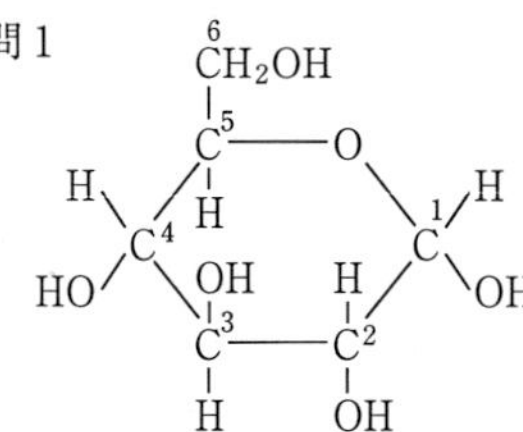

環に対してC^1のOHがC^6H_2OHと反対側にあるのでα-グルコースである。C^1のOHがC^6H_2OHが同じ側にあるとβ-グルコースである。

問 2

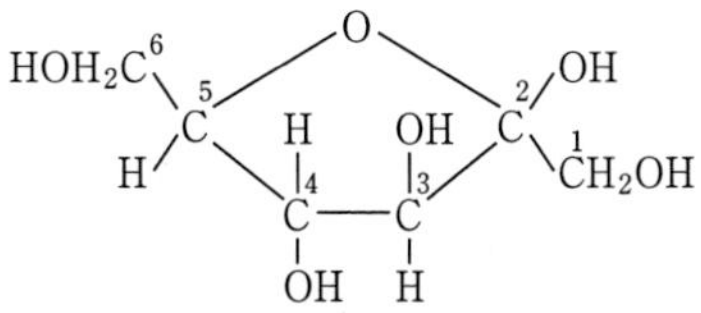

```
                      O
HOH2C6          /          \
      \ 5                     2/OH
       C      H      OH      C
   H /   \    |4     |3    /  \1
              C —— C          CH2OH
              |      |
              OH     H
```

フルクトースの鎖状構造では C^2 と環の O との結合が切れ $-\underset{\overset{\|}{O}}{C^2}-C^1H_2OH$ となっている。このケトン基のように隣の C 原子に −H と −OH がついている場合は還元性を示すので，フルクトースは還元性を示す。

問 3　アミノ酸の −SH 部分 2 個が酸化されて生じた −S−S− 結合をジスルフィド結合という。

　−SH ＋ HS−　⟶　−S−S−

問 4　S 原子を含むアミノ酸やタンパク質を NaOH 水溶液と熱すると S 原子は S^{2-} となり，次に加えた鉛(Ⅱ)イオンと反応して PbS の黒色沈殿となる。

問 5　記述の変化はアミノ酸やタンパク質中のベンゼン環のニトロ化によるもので，キサントプロテイン反応という。

問 6　アミノ酸 C(システイン)の分子量は 121。ある α−アミノ酸を $RCH(NH_2)COOH$ とすると分子量は $(x+74)$ である。アミノ酸 2 分子からジペプチドが生じるとき H_2O 1 分子がとれるから，ジペプチドの分子量について

$121+(x+74)-18=192 \qquad x=15$

　R の式量が 15 であるから，$R=CH_3$

設問のアミノ酸は $CH_3CH(NH_2)COOH$ で，アラニンである。

大阪薬科大学

英語
解答用紙

受験番号					

氏名	

A2018

I

問1	※
問2	※
問3	※

問4	(あ)	(い)	(う)	(え)

II

問1	※
問2	※
問3	
問4	※

問5	(あ)	(い)	(う)	(え)	(お)

問6	※

III

(1)	※
(2)	※

※

この解答用紙は 163%に拡大すると、ほぼ実物大になります

数 学 解答用紙

<table>
<tr><td>受験
番号</td><td></td><td></td><td></td><td></td><td></td><td>氏名</td><td></td></tr>
</table>

A2018

I

(A)	(B)	(C)	(D)

(あ)

※

※

II

(E)	(F)

(G)	(H)	(I)

III

(J)	(K)	(L)	(M)

(い)

※

※

※

※

※

この解答用紙は 163%に拡大すると、ほぼ実物大になります。

理科（化学）解答用紙

受験番号		氏名		A2018

選択科目
化学 生物

選択した科目を○で囲みなさい

I

問1	(1)A　B　,	(2)A　B　,	
問2	(1)	(2)	
問3	(1)A	(1)B	(2)　年前
問4	(1)	(2)　mol/L	(3)
問5	(1)ア	(1)イ	(2)
問6	(1)ア / (1)イ	(2)	
問7	アンモニアの分圧　Pa	圧平衡定数　Pa^{-2}	

※

※

II

問1	名称	説明
問2		
問3		
問4		

※

III

問1		
問2		
問3		
問4	エタンの物質量　mol	酸素の物質量　mol

※

IV

問1	
問2	mol
問3	g
問4	g

※

V

問1	a	b
	c	
	d	
問2		
問3		
問4		

※

VI

問1	D	E
問2	B	C
問3		
問4		

※

※

この解答用紙は163%に拡大すると、ほぼ実物大になります

大阪薬科大学

英語
解答用紙

受験番号					

氏名	

B2018

I

問1					
問2					
問3	(a)	(b)	(c)	(d)	(e)
問4	(f)				

※ ※ ※

II

1	2	3	4	5	6	7	8	9	10

III

1	2	3	4	5

※

IV

1	2	3	4	5	6	7	8	9	10

V

(1)	※
(2)	※
(3)	※

※

この解答用紙は 163%に拡大すると、ほぼ実物大になります。

数 学 解答用紙

受験番号						氏名	

B2018

I

(A)	(B)	(C)	(D)	※
(あ)				※ ※

II

(E)	(F)		※
(G)	(H)	(I)	※

III

(J)	(N)	※
(K)		※
(L)		
(M)		※

この解答用紙は 163％に拡大すると、ほぼ実物大になります

理科(化学)
解答用紙

受験番号		氏名	

B2018

選択科目
化学 生物

選択した科目を○で囲みなさい

I

問1	(1)	(2)
問2		
問3	(1)	(2)
問4	A	B	C
問5	(1)	(2)	(3)
問6	(1)	(2)
問7	(1) g	(2) g
問8	(1)ア / (1)ウ	(2)イ

※

II

問1	1	2	3	問2	
問3					
問4	mol/L				

※

III

問1		問2	
問3	mol		

※

IV

問1		問2		問3	
問4	イオン式	色		問5	

※

V

問1		問2	
問3			
問4			
問5			
問6	構造式	名称	

※

※

この解答用紙は163%に拡大すると、ほぼ実物大になります。

平成29年度

問　題　と　解　答

英 語

問題

29年度

A入試

I 次の英文を読んで，下の問いに答えなさい．【配点 40】

The international community must cooperate to prevent the spread of infection of the Zika virus.

The World Health Organization (WHO) has declared (ア) " a public health emergency of international concern" over the mosquito-transmitted virus. The WHO is urging nations to keep greater watch on the threat and contain the hazard.

Brazil's first case of a Zika virus infection was confirmed in May last year. The epidemic has spread to more than 20 nations and regions worldwide, mainly in Central and South America. According (あ) an estimate by the world health body, up to 4 million people have been infected with the virus in the region.

In most cases, the symptoms of Zika virus infection are limited to such minor complaints (い) fever and headache. However, there are concerns that if pregnant women are infected with the virus, there is a greater possibility that their newborn babies would have (イ) microcephaly -- a condition in which a baby is born with an abnormally small head and brain, resulting in retardation in cerebral development.

The Zika virus threat is sparking widening social unrest in Latin American countries. In Brazil, about 1.5 million people are believed to have been infected with the virus, (う) reported cases of microcephalic newborns totaling about 4,000.

.... (中略) ....

(ウ) Most of the regions struck by the spreading epidemic are hot and humid, and their urban areas are densely populated. These places have poor sanitation, making them hotbeds of rapid mosquito reproduction. There are many areas whose medical standards are not adequate.

The WHO has recommended the use of mosquito nets and repellent spray as preventive measures. The U.N. health body has also called (え) international cooperation in diagnosing and treating cases of infection. (エ) A serious lesson should be learned from the fact that Ebola hemorrhagic fever, which first erupted in West Africa, later spread to Europe and the United States, due to delays in aid from other nations.

We believe Japan should proactively contribute to the fight (お) the Zika virus epidemic through such measures as the development of a vaccine.

(*The Yomiuri Shimbun*, Feb. 3, 2016)

hazard　危険要素
retardation　遅滞
humid　湿気の多い
repellent spray　スプレー式防虫剤
proactively　率先して
epidemic　伝染病
cerebral　脳の
sanitation　衛生設備
diagnose　診断する

問1　**(ア)**の内容を表現しているものをA～Dより選び記号で答えなさい.

A. 国際的な企業による公衆衛生上の緊急対応
B. 世界でよく知られた公衆衛生上の健康被害
C. 国際的に懸念される公衆衛生上の緊急事態
D. 国際的な公衆衛生上の利害関係の調整

問2　**(イ)** microcephaly とは何か, 日本語で説明しなさい.

問3　下線部 **(ウ)** を訳しなさい.

問4　下線部 **(エ)** を訳しなさい.

問5　**(あ)** ～ **(お)** に入れるべき適切な単語を下から記号で答えなさい.

(あ)	① as	② in	③ to	④ with
(い)	① as	② for	③ on	④ through
(う)	① in	② on	③ to	④ with
(え)	① against	② for	③ on	④ through
(お)	① against	② in	③ to	④ with

II 次の英文を読んで，下の問いに答えなさい．【配点 40】

It's not easy to be cheerful in a cold, hard world. <u>(1) It hurts when others criticize our looks or behavior. Harsh words and negative comments can lead to depression and a loss of self-esteem.</u> What can we do to make the world a happier place?

One way to bring sunshine into people's lives is through compliments. A compliment is an expression of (2). Complimenting people shows that we're thinking of them, respect them and wish them well.

How do you compliment people? It's easy! First, open your eyes, look around and become aware of others. Is your colleague wearing a nice tie? Did your classmate get a haircut? Has your friend bought a new purse? Try to notice how people look, what they do and how they act.

Next, verbalize your feelings. If someone looks nice, say <u>(3) so</u>. If they're good at something, tell them. True compliments come from the heart, not like shallow flattery meant to manipulate others.

The most common ways to compliment people are to praise their appearance (" A "), comment on their belongings (" B ") or admire their skills (" C "). People may blush but they'll feel happy inside. Everyone likes to be complimented!

<u>(4) Learning to compliment people is one important skill. Accepting compliments gracefully is another.</u> What should you do when someone compliments you? There are several ways to respond.

If someone says, "I like your shoes," say "Thanks!" If they say, "That's a nice pen," just reply, "Do you think so?" If they say, "You're a great soccer player!" tell them, " D "

There's a famous story about compliments called Love and the Cabbie by the American humorist Art Buchwald. The story takes place in New York, a city famous for its grumpy neighbors and rude citizens.

A guy decides to fight this negativity by complimenting 10 different people each day. Every time he takes a taxi, he compliments the driver ("You're very skillful!"). Whenever he passes a building site, he praises the construction workers ("　　E　　"). By giving compliments each day, he aims to make people happy, boost morale and make his hometown a better place.

(http://st.japantimes.co.jp/essay/?p=ey20160205)

shallow 浅はかな
manipulate 操る
boost morale 士気を高める
flattery お世辞
grumpy 気難しい

問1 下線部 (1) を訳しなさい.

問2 (2) に入るべき適切な語句を次の中から選び, 記号で答えなさい.

① balance or difference

② evidence or success

③ praise or admiration

④ service or meaning

問3 下線部 (3) so について, その内容を英語で具体的に表現しなさい.

問4 下線部 (4) を訳しなさい.

問5 A ～ E に入るべき適切な表現を次の中から選び, 記号で答えなさい.

① I like your hairstyle!

② That's a great job you're doing!

③ That's a nice handbag you have!

④ That's nice of you to say so.

⑤ You really speak English well!

Ⅲ 下線部(1), (2)の内容を英語で表現しなさい.【配点 20】

「見ざる，聞かざる，言わざる」ということわざがある．自分に都合の悪いことや他人の欠点などを，見ない，聞かない，言わないほうが良いという意味で使われることが多い．（1）<u>けれども医療の場では，患者の様子をよく観察して，苦しみの声に耳を傾けなければ真実は明らかにならない.</u>（2）<u>人間の弱い面や汚い部分から目をそらさないで，患者を支えることが，医療人には求められる</u>．事実を見て，聞き，生きる喜びを伝えることが医療の本質と言えるだろう．

数 学

問題

29年度

A入試

I 次の問いに答えなさい. [配点 35]

(1) i を虚数単位とする. 等式 $(2+9i)(a+bi)=\dfrac{1+ai}{-i}$ を満たす実数 a, b を求め, a の値を (A) に, b の値を (B) に書きなさい.

(2) $\sqrt{4n^2+29}$ が自然数となるような自然数 n の値を (C) に書きなさい.

(3) m を整数とする. 次の 4 個の値

$$-2,\quad 1,\quad 2,\quad m$$

の標準偏差が $\dfrac{5}{2}$ となるような m の値を (D) に書きなさい.

(4) $0 \leqq \theta < 2\pi$ のとき, 関数

$$y=\sqrt{2}\sin\left(\theta+\frac{\pi}{4}\right)+2\cos\left(\theta+\frac{\pi}{3}\right)-\sqrt{3}\cos\left(\theta+\frac{\pi}{2}\right)$$

の最大値を (あ) で求めなさい.

II 次の問いに答えなさい. ［配点 35］

(1) O を原点とする座標空間に 2 点 $A(0,-3,3)$, $B(-3,0,3)$ がある.

(i) $\triangle OAB$ の重心を G とする. ベクトル $\overrightarrow{AG}$ の大きさを求め, その値を (E) に書きなさい.

(ii) 次の条件を満たす点 C の座標を (F) に書きなさい.

条件 :「3 点 O, A, B の定める平面上に点 C があり, さらに, ベクトル $\overrightarrow{OC}$ と 2 つのベクトル $\overrightarrow{OA}$, $\overrightarrow{OB}$ とのそれぞれの内積は $\overrightarrow{OC}\cdot\overrightarrow{OA}=15$, $\overrightarrow{OC}\cdot\overrightarrow{OB}=3$ である.」

(2) 次のように定められた数列 $\{p_n\}$ を考える. 自然数 n について, $(n+1)$ 個のさいころを同時に投げるとき, $(n+1)$ 個とも同じ目が出る確率を p_n とする. ただし, どのさいころも 1 から 6 までの目が同様に確からしく出るとする.

(i) p_1 を求め, その値を (G) に書きなさい.

(ii) 数列 $\{p_n\}$ の一般項を (H) に書きなさい.

(iii) 数列 $\{q_n\}$ は, 自然数 n に対し,

$$10^{q_n}=\left(\frac{1}{p_n}\right)^n$$

を満たす. このとき, 不等式

$$2m(m+1)<\sum_{k=1}^{m}q_k$$

を満たす最小の自然数 m の値を (い) で求めなさい. ただし, $\log_{10}2=0.3010$, $\log_{10}3=0.4771$ とする.

III 次の問いに答えなさい． ［配点 30］

t を正の実数とする．O を原点をする xy 座標平面上に 2 つの放物線 C_1, C_2 と 2 つの直線 l_1, l_2 がある．C_1 の軸は y 軸であり，C_1 は O と点 $\mathrm{P}(t, t^2)$ の 2 点を通る．l_1 は C_1 上の P における接線である．l_2 は P で l_1 と垂直に交わる．C_1 を x 軸に関して対称移動し，さらに平行移動した放物線が C_2 であり，C_2 も P を通る．また，C_2 上の P における接線は l_2 と一致する．

(1) C_1 の方程式を［(I)］に書きなさい．

(2) l_2 の傾きを t を用いて表し，それを［(J)］に書きなさい．

(3) C_2 と y 軸の共有点の座標を［(K)］に書きなさい．

(4) C_2 と x 軸との異なる 2 つの共有点を Q, R とし，線分 QR の長さの 2 乗が $4(t^2+1)$ と等しくなるような t の値を t_0 とする．

(i) t_0 の値を［(う)］で求めなさい．

(ii) $t = t_0$ のとき，C_1 と l_2 で囲まれた部分の面積を求め，その値を［(L)］に書きなさい．

化 学

問題

29年度

A入試

I 問1～問8に答えなさい．【配点 60】

問1 元素の周期表の第3周期に属する原子のうち，（1）～（3）に該当するものを元素記号で答えなさい．

（1）第一イオン化エネルギーが最も大きい原子

（2）電子親和力が最も大きい原子

（3）原子の大きさが最も小さい原子

問2 （1），（2）の現象に最も関係が深い法則を次の①～⑤からそれぞれ選び，記号で答えなさい．

（1）少しへこんだピンポン球を熱い湯の中に入れると，もとに戻った．

（2）炭酸飲料の容器の栓を開けると，泡が出てきた．

① ファラデーの法則　② ボイルの法則　③ シャルルの法則
④ ドルトンの分圧の法則　⑤ ヘンリーの法則

問3 次の文章中の［ア］に適切な化学式を，［イ］に適切な語句を入れなさい．

ヒトの血液には二酸化炭素が溶けており，血液中では次のような電離平衡が成り立っている．

$$CO_2 + H_2O \rightleftarrows H^+ + HCO_3^-$$

例えば，外部から H^+ が血液中に入ると［ア］が H^+ を消費し，血液の pH の変化を抑える．このような［イ］作用により，血液の pH は常に約 7.4 に保たれている．

問4 （1）～（3）に答えなさい．

（1）次の酸化物のうち，水に溶けてオキソ酸を生じるものをすべて選び，記号で答えなさい．

㋐ Al_2O_3　　㋑ CaO　　㋒ NO_2　　㋓ ZnO

（2）次のオキソ酸を酸として強いものから順に並べ，記号で答えなさい．

㋐ $HClO_3$　　㋑ $HClO_4$　　㋒ HClO　　㋓ $HClO_2$

（3）十酸化四リンが水に溶けてオキソ酸が生じる反応を化学反応式で示しなさい．

問5 （1），（2）に答えなさい．

（1）0.050 mol/L のギ酸水溶液の pH を求め，小数第 1 位まで答えなさい．ただし，ギ酸の電離定数は 1.8×10^{-4} mol/L とし，必要なら，$\log_{10} 2 = 0.30$，$\log_{10} 3 = 0.48$ を用いなさい．

（2）濃度がわからない水酸化ナトリウム水溶液 10.0 mL に 0.10 mol/L の塩酸 8.0 mL を加えた混合液 18.0 mL の pH は 12.0 であった．もとの水酸化ナトリウム水溶液の濃度（mol/L）を求め，有効数字 2 桁で答えなさい．ただし，強酸，強塩基の電離度は 1.0，水のイオン積は 1.0×10^{-14} $(mol/L)^2$ とする．

問6 次の文章中の [ア] ～ [エ] に適切な数字あるいは化合物の名称を入れなさい.

分子式 C_3H_8O で表される化合物の構造異性体は全部で [ア] 種類存在する. その構造異性体のうち, 濃硫酸を加え加熱すると, 分子内で脱水反応が起こるものは [イ] 種類あり, いずれの場合も同一化合物 [ウ] を生成する. また, その [ア] 種類の構造異性体のうち, 単体のナトリウムと反応しない化合物は [エ] である.

問7 次の文章を読み, (1) ～ (3) に答えなさい. ただし, 構造式は例にならって書きなさい.

生体のタンパク質やペプチドを構成する主要なα－アミノ酸は20種類ある. それらのうち, ①<u>不斉炭素原子をもたないα－アミノ酸</u>2分子と②<u>分子式 $C_3H_7NO_3$ で表され, 第一級アルコールを有するα－アミノ酸</u>がペプチド結合を介して縮合した鎖状のトリペプチドAがある.

(1) 下線部①のアミノ酸の名称を答えなさい.

(2) 下線部②のアミノ酸の構造式を書きなさい. ただし立体異性体は考慮しなくてよい.

(3) トリペプチドAとして考えられる構造は全部で何種類あるか, その数を答えなさい. ただし立体異性体は考慮しなくてよい.

(例)

CH3-CH-CH2 / OH ; C(=O)-OH ; HO ; C=C ; H ; CH3 ; H

問8 次の文章を読み，（1），（2）に答えなさい．ただし，気体はすべて理想気体とし，窒素は液体のエタノールに溶けず，液体のエタノールの体積は無視できるものとする．

温度 320 K で，シリンダー内に窒素を入れると圧力が 5.0×10^4 Pa となった．ここに少量のエタノールを加え，シリンダーの容積と温度を保ったまま十分な時間を経過させたところ，一部のエタノールは液体のままであった．エタノールの蒸気圧曲線は下図のとおりである．

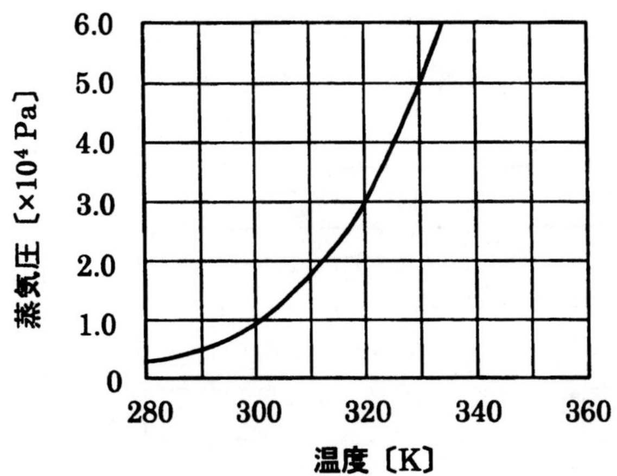

（1）シリンダー内のエタノールの分圧(Pa)を有効数字２桁で答えなさい．

（2）シリンダー内の全圧(Pa)を有効数字２桁で答えなさい．

II

次の文章を読み，問に答えなさい．【配点 24】

①Ag^{+}，Ba^{2+}，Cu^{2+}，Fe^{3+}，K^{+}，Pb^{2+}を含む水溶液に塩酸を加え，ろ過して沈殿 A とろ液 B に分離した．②沈殿 A に熱湯を加え，ろ過して沈殿 C とろ液 D に分離した．ろ液 B にアンモニア水を液が弱塩基性を示すまで加え，ろ過して沈殿 E とろ液 F に分離した．③沈殿 E に過剰のアンモニア水を加え，ろ過して沈殿 G とろ液 H に分離した．ろ液 F に炭酸ナトリウム水溶液を加え，ろ過して沈殿 I とろ液 J に分離した．

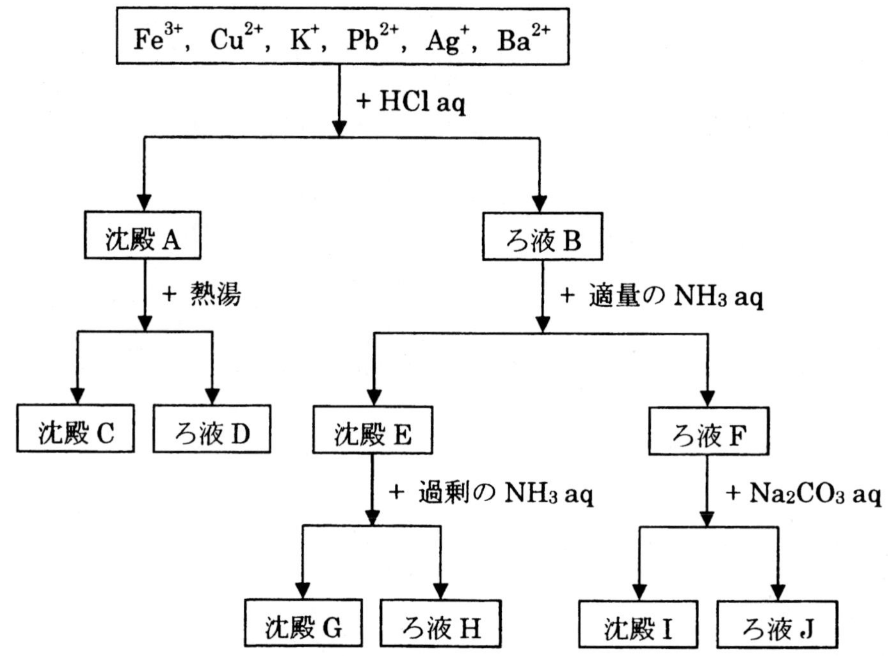

問1 下線部①のイオンのうち，原子量の最も大きな金属元素のイオンはどれか．そのイオンをイオン式で答えなさい．

問2 下線部②の操作において，熱湯に溶解した沈殿 A 中の化合物は何か，化学式で答えなさい．

問3 下線部③の操作において，沈殿 E から生じ，ろ液 H に含まれている陽イオンは何か，イオン式で答えなさい．

問4 沈殿 C，I はそれぞれ何か，化学式で答えなさい．

問5 この実験で，もし，最初の 6 種類のイオンを含む水溶液に Al^{3+} も含まれていた場合，Al^{3+} は最初の 6 種類のうちの 1 種類と一緒に，沈殿 C，G，I，ろ液 D，H，J のいずれかに移ってくる．（1），（2）に答えなさい．

（1）Al^{3+} は C，G，I，D，H，J のいずれに移ってくるか，記号で答えなさい．

（2）この同じところに移ってくる 2 種類の沈殿同士あるいはイオン同士をさらに分離するための方法を 1 つ挙げ，その原理を簡潔に説明しなさい．

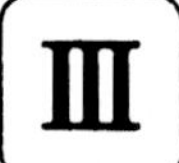

次の文章を読み，問に答えなさい.【配点 17】

オキシドールは過酸化水素を成分とする医療用の消毒薬である. このオキシドール中の過酸化水素の濃度を求めるために，次の操作を行った. ただし，オキシドールは過酸化水素と水のみを含むものとする.

操作： オキシドール 10.0 mL を正確に量りとり，純水を加えて全量を 200 mL とした. この水溶液 20.0 mL を正確に量りとり，約 50 mL の純水を加えた. さらに①過剰のヨウ化カリウムの硫酸酸性水溶液を加え，ヨウ素を遊離させた. これを 0.100 mol/L のチオ硫酸ナトリウム水溶液で滴定したところ 18.6 mL で②終点に達した.

問1 下線部①で起こる過酸化水素の変化を電子 e^- を含むイオン反応式で示しなさい.

問2 下線部②の終点は，コニカルビーカー内の溶液が青色から無色に変化したことにより判断した. このとき用いた指示薬は何か答えなさい.

問3 下線部①で遊離したヨウ素の物質量(mol)を求め，有効数字２桁で答えなさい. ただし，ヨウ素とチオ硫酸ナトリウムは次のとおり反応する.

$$I_2 + 2Na_2S_2O_3 \longrightarrow 2NaI + Na_2S_4O_6$$

問4 オキシドール中の過酸化水素のモル濃度(mol/L)を求め，有効数字２桁で答えなさい.

問5 オキシドール中の過酸化水素の質量パーセント濃度(%)を求め，有効数字２桁で答えなさい. ただし，オキシドールの密度を 1.0 g/cm³，過酸化水素の分子量を 34 とする.

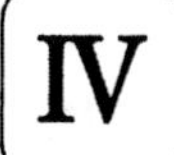

次の文章を読み，問に答えなさい．【配点 12】

実際に測定することが困難な反応熱でも，**ヘスの法則**を利用することにより計算で求めることができる．また，気体反応では，反応に関係するすべての結合の結合エネルギーがわかっている場合，その反応熱を求めることができる．

問 1　「ヘスの法則」を，「**反応経路**」という言葉を用い，簡潔に説明しなさい．

問 2　次の熱化学方程式を必要に応じて用い，（1），（2）に答えなさい．

$$C(黒鉛) + O_2(気) = CO_2(気) + 394\,kJ$$

$$H_2(気) + \frac{1}{2}O_2(気) = H_2O(気) + 242\,kJ$$

$$3C(黒鉛) + 4H_2(気) = C_3H_8(気) + 104\,kJ$$

$$C(黒鉛) = C(気) - 714\,kJ$$

（1）C_3H_8(気) の燃焼熱 (kJ/mol) を求め，整数で答えなさい．

（2）H–H の結合エネルギーを 436 kJ/mol，H–C (C_3H_8) の結合エネルギーを 412 kJ/mol として，C_3H_8(気)の C–C の結合エネルギー (kJ/mol) を求め，整数で答えなさい．

問 3　一般に，触媒を用いて反応を行った場合，反応熱の値はどのように変化するか，次の A～C から選び，記号で答えなさい．

A 大きくなる　　B 小さくなる　　C 変わらない

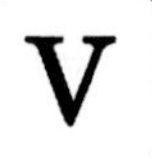

次の文章を読み，問に答えなさい．ただし，水素，ヨウ素，ヨウ化水素はすべて気体状態にあり，理想気体としてふるまうものとする．また，水素，ヨウ素，ヨウ化水素のモル濃度をそれぞれ$[H_2]$, $[I_2]$, $[HI]$と表す．【配点 17】

水素とヨウ素の混合物を密閉容器に入れて一定温度に保つとヨウ化水素が生成し，やがて反応は(1)式で示される平衡状態に達する．

$$H_2(気) + I_2(気) \rightleftarrows 2HI(気) \quad \cdots\cdots\cdots\cdots(1)$$

(1)式の右向きの反応の反応速度をv_1, 左向きの反応の反応速度をv_2とすると，v_1，v_2はそれぞれ(2)，(3)式で表される．

$$v_1 = k_1[H_2][I_2] \quad \cdots\cdots\cdots\cdots(2)$$

$$v_2 = k_2[HI]^2 \quad \cdots\cdots\cdots\cdots(3)$$

ただし，k_1，k_2は反応速度定数である．

(1)式の濃度平衡定数Kは, k_1, k_2を用いて $K=$ [1] と表すことができる．

いま，0.20 mol の水素と 0.20 mol のヨウ素を容積一定の真空容器に入れて密閉し，温度 T_1 で反応させたところ，反応開始後時間 t_e において上式(1)で表される平衡状態に達した．下図は水素とヨウ素の物質量の合計が時間とともに変化する様子をグラフに表したものである．

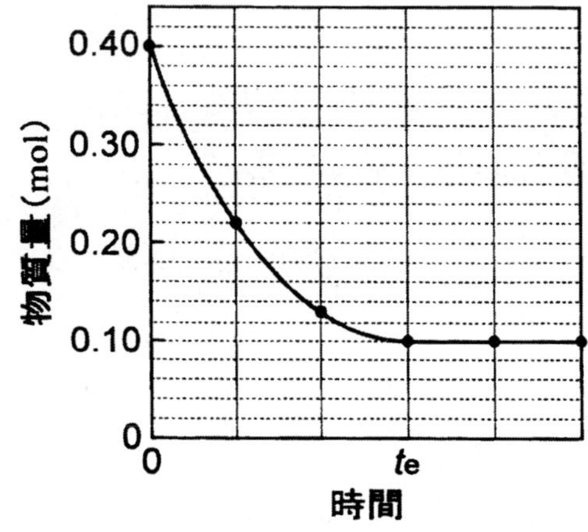

問1 [1] に適切な式を入れなさい.

問2 平衡状態における容器内のヨウ化水素の物質量(mol)を求め，有効数字２桁で答えなさい.

問3 この反応の濃度平衡定数 K を求め，有効数字２桁で答えなさい.

問4 反応開始時における(1)式の右向きの反応の速度 v_1 は，平衡状態における(1)式の右向きの反応の速度 v_1 の何倍か，有効数字２桁で答えなさい.

問5 (1)式の右向きの反応は発熱反応である. 温度 T_1 における(1) 式で示される反応の濃度平衡定数を K_1，容器内の温度を T_1 から T_2 に上げて(1) 式で示される反応が新たな平衡状態に達したときの濃度平衡定数を K_2 とする. K_1 と K_2 の値の大小関係について，次の①～③から適切なものを選び，記号で答えなさい.

① $K_1 > K_2$　　② $K_1 < K_2$　　③ $K_1 = K_2$

次の文章を読み，問に答えなさい．ただし，構造式は例にならって書きなさい．【配点 20】

分子式 $C_{14}H_{18}O_6$ で表される二価アルコールの有機化合物 **A** がある．**A** の構造決定のために，以下の**実験 1 〜 5** を行った．

実験 1　**A** に水酸化ナトリウム水溶液を加え，加熱して完全に加水分解した後，その液を酸性にすると化合物 **B**，**C** および **D** が得られた．

実験 2　**B**，**C** および **D** をそれぞれ含んだ溶液に，炭酸水素ナトリウムを加えてよく反応させたところ，**D** の溶液からのみ気体が発生した．この反応では，**D** を 1 mol 含んだ溶液に十分量の炭酸水素ナトリウムを加えると 2 mol の気体が発生した．

実験 3　酵母によってグルコースを発酵させると **B** と二酸化炭素が得られた．**B** は消毒薬としても用いられている．

実験 4　**C** を過マンガン酸カリウム水溶液と十分反応させた後，酸性にすると化合物 **E** が得られた．**E** をある化合物 **F** と縮合重合させると，PET ボトルに用いられる高分子化合物が得られた．

実験 5　**D** は不斉炭素原子を 2 個もつ化合物で，**D** を還元剤で完全に還元すると化合物 **G** が得られた．さらに，**G** を無水酢酸でアセチル化するとアセチル基を 4 個有した化合物 **H** が得られた．

問1　**実験2**の結果から化合物 **D** に含まれると判断できる官能基の名称を答えなさい.

問2　**実験4**で得られた化合物 **E** の名称を答えなさい. また, **E** と共に PET ボトルに用いられる合成高分子化合物の原料となる化合物 **F** の名称を答えなさい.

問3　化合物 **D** の炭素原子の数を答えなさい.

問4　化合物 **C** の構造式を書きなさい.

問5　化合物 **A** の構造式を書きなさい. ただし, 立体異性体は考慮しなくてよい.

(例)

O
CH$_3$-CH-CH$_2$　C-OH
OH
CH$_3$
HO　C=C
H　H

英 語

問題

29年度

B入試

I　次の英文を読んで，下の問いに答えなさい．【配点 30】

Most of the different types of cells in our body die and are replaced every few weeks or months. However, neurons, the primary cell of the nervous system, do not multiply (for the most part) after we are born. That means that the majority of the neurons in your brain today (ア : are / are / as / as / old / you). (1) This longevity of the neurons partially accounts for why we feel pretty much the same on the inside at the age of ten as we do at age thirty or seventy-seven. The cells in our brain are the same, but over time their connections change based upon their/our experience.

The human nervous system is a wonderfully dynamic entity composed of an estimated one trillion cells. To give you some appreciation for how enormous one trillion is, consider this: there are approximately six billion people on the planet and we would have to multiply all six billion people (イ) times just to make up the number of cells combining to create a single nervous system!

Of course, our body is much more than a nervous system. In fact, the typical adult human body is composed of approximately fifty trillion cells. That would be (ウ) times all of the six billion people on the planet! (2) What's amazing is that this huge conglomeration of bone cells, muscle cells, connective tissue cells, sensory cells, etc. tend to get along and work together to generate perfect health.

(Jill Bolte Taylor, *My Stroke of Insight: A Brain Scientist's Personal Journey*)

entity　存在　　conglomeration　集まり
generate　生み出す

問 1　下線部 (1) を訳しなさい.

問 2　下線部 (2) を訳しなさい.

問 3　（ア）内の単語を正しい順に並び替えなさい.

問 4　（イ),（ウ）に当てはまる数字を選びなさい.

（イ）	6	66	166	6,661
（ウ）	83	833	8,333	83,333

II 次の英文の意味が通るように，空所にそれぞれ適語を選び，記号で答えなさい．【配点 20】

1. My uncle (　　　　) a heart attack when he was 42 years old.

① attracted　　② fascinated
③ scratched　　④ suffered

2. We suppose these umbrellas will (　　　　) shade for hotel guests.

① decline　　② melt
③ provide　　④ warn

3. Last Sunday my boyfriend (　　　　) six hours trying to repair my computer.

① burst　　② greeted
③ poured　　④ spent

4. Mr. Abe organized a party to (　　　　) funds for his son's campaign.

① declare　　② ignore
③ note　　④ raise

5. She (　　　　) her father into buying the most expensive watch.

① circulated　　② envied
③ neglected　　④ persuaded

6. We (   ) that more than half of our readers would be over 50 years old.

① estimated ② located
③ operated ④ prayed

7. A light meal will be (   ) during the flight to Hawaii.

① crashed ② justified
③ served ④ settled

8. We (   ) phone numbers at the party, and she called me later.

① exchanged ② devoted
③ opposed ④ tightened

9. In Japan, people over 65 (   ) for about 25 percent of the population.

① account ② praise
③ recover ④ uncover

10. We were surprised that the open campus (   ) more than 1,000 visitors on Sunday.

① arose ② drew
③ forgave ④ participated

III 次の英文の意味が通るように，空所にそれぞれ適語を選び，記号で答えなさい．【配点 10】

1. I tried so hard (　　　　　　) in front of people.

① do not cry　② not to cry　③ to cry not　④ to not crying

2. Our parents watched us (　　　　　　) to the music.

① danced　② to dance　③ dancing　④ have danced

3. Either Anna or (　　　　　　) have to feed and walk our dogs while Bill is away.

① I　② she　③ us　④ your

4. Please hurry up, (　　　　　　) we'll miss our flight.

① or　② and　③ but　④ when

5. I am very lucky to have a loving and (　　　　　　) family.

① support　② supported　③ supporter　④ supportive

IV 次の英文の意味が通るように，空所にそれぞれ適語を選び，記号で答えなさい．【配点 20】

1. I came ( ) a great book at the university library.

2. You should be ashamed ( ) what you have done at the party last week.

3. Can we count ( ) you to do this job by the end of the day?

4. Tsunami waves can occur ( ) a result of earthquakes.

5. Apart ( ) eating salad occasionally, she does not eat vegetables.

6. Some women become very sensitive ( ) smells during early pregnancy.

7. Nancy dropped ( ) at my apartment last night.

8. My two older brothers are 3 years apart and they get along well ( ) each other.

9. Do you ( ) any chance speak Spanish?

10. Don't put ( ) doing your homework until tomorrow.

① across ② as ③ by ④ from ⑤ in
⑥ of ⑦ off ⑧ on ⑨ to ⑩ with

V **下線部（1），（2）の内容を英語で表現しなさい．【配点 20】**

（1）雨の降る日，ひとり，バスを待っていた．遠くの山々は鮮やかな赤とオレンジ，黄色に染まっている．ふと気がつくと，桜木はすっかり冬の装いである．カエデ，モミジとあでやかさを競っていたはずの桜紅葉は，はやばやと姿を消していた．（2）しかし，雨に濡れた桜木は，四方八方に思い切り枝を伸ばしていた．しかも，あらゆる枝にはもう春を待つかのように，萌芽が見えている．

数 学

問題

29年度

B入試

I 次の問いに答えなさい． ［配点 35］

(1) t を実数とする．座標空間において，半径が 3 の球面の方程式が

$$x^2 + y^2 + z^2 - 2x + 4y - 6z + t = 0$$

と表されるとき，t の値を (A) に書きなさい．

(2) i を虚数単位とする．等式 $(-i)^n = i^{2n-1}$ を満たす最小の自然数 n の値を (B) に書きなさい．

(3) r を自然数とする．異なる 8 個のものから r 個取る重複順列の総数を k とする．

(i) $\dfrac{\log_4 k}{r}$ の値を次のア〜ウのうちから選び，その記号を (C) に書きなさい．ただし，該当するものがない場合は「なし」と書きなさい．

ア：$\dfrac{2}{3}$　　イ：$\dfrac{3}{2}$　　ウ：2

(ii) 不等式 $k < 80000$ を満たす最大の自然数 r の値を (D) に書きなさい．ただし，$\log_{10} 2 = 0.3010$ とする．

(4) a と b は正の実数とする．xy 座標平面上の放物線 $y = ax^2$ と直線 $y = x + b$ で囲まれる部分の面積を S とし，放物線 $y = -bx^2$ と直線 $y = -x - a$ で囲まれる部分の面積を T とする．$ab = 2$ であるとき，$4S + T$ のとり得る最小の値を (あ) で求めなさい．

II 次の問いに答えなさい. [配点 30]

Oを原点とするxy座標平面上に放物線Cと直線lがある. Cの方程式は$y=-x^2+2x+1$である. Cの頂点をPとする. また, lはCの接線であり, その接点をQとする. さらに, lの傾きは4である.

(1) Pの座標を (E) に書きなさい.

(2) Qの座標を (F) に書きなさい.

(3) lの方程式を (G) に書きなさい.

(4) lに関してPと対称な点をP′とし, $\theta=\angle\mathrm{POP'}$とする. このとき, $\tan\theta$の値を求め, その値を (H) に書きなさい. ただし, $0 \leqq \theta < \pi$とする.

(5) aを正の実数とし, lをy軸方向にaだけ平行移動して得られる直線をmとする. 点RがC上を動くとき, Rとmの距離のとり得る最小の値が$\sqrt{17}$となるaの値を (I) に書きなさい.

III 次の問いに答えなさい. [配点 35]

2 つの実数 a, b に対し，$a+b-|a-b|$ の値を $\langle a, b \rangle$ で表すことにする．例えば，$\langle 3, 5 \rangle = 3+5-|3-5| = 6$ である．

(1) $\theta = \dfrac{8}{3}\pi$ とするとき，$\langle \sin\theta, \cos\theta \rangle$ の値を求め，その値を (J) に書きなさい．

(2) 等式 $\langle r, 2 \rangle = r^2 - 3$ を満たす実数 r は全部でいくつあるか．その個数を (K) に書きなさい．

(3) 次の命題Pが偽となるように，＊ に当てはまるものを，下のア〜ウのうちから選び，その記号を (L) に書きなさい．ただし，該当するものがない場合は「なし」と書きなさい．

命題P：「 ＊ ならば，$\langle a, b \rangle = 2a$ である.」

ア：$a < b$　　イ：$a = b$　　ウ：$a > b$

(4) $\langle \sqrt[3]{25}, \sqrt[4]{100} \rangle$ を超えない最大の整数を求め，その値を (M) に書きなさい．

(5) 2 つの関数 $f(x)$, $g(x)$ を $f(x) = |x-1|$, $g(x) = x+1$ とするとき，関数

$$y = \frac{f(x) + g(x) - |f(x) - g(x)|}{2}$$

のグラフを (N) にかきなさい．

化 学

問題

29年度

B入試

I

問 1 ～問 8 に答えなさい.【配点 36】

問 1 次の文章中の [1] ～ [3] に適切な語句を入れなさい.

同じ元素からなる単体で性質の異なる物質を互いに [1] という. 例えば炭素の [1] には, 各々の炭素原子が周囲の 4 個の炭素原子と共有結合して立体網目構造を有する [2], 各々の炭素原子が他の 3 個の炭素原子と共有結合して平面層状構造を有する黒鉛, C_{60} などの分子式をもつ球状分子で電気伝導性を示さない [3] などがある.

問 2 次の分子の中から極性分子をすべて選び, 記号で答えなさい.

① CO_2　② CH_3Cl　③ CCl_4

④ C_6H_6(ベンゼン)　⑤ H_2S　⑥ N_2

問 3 反応 A + B ⟶ C は発熱反応でその反応熱は 15 kJ であり, また, 活性化エネルギーは 185 kJ である. 逆反応 C ⟶ A + B が起こるとしたときの活性化エネルギー(kJ)を答えなさい.

問4 次の酸化還元反応について（1），（2）に答えなさい．

① $\underline{SO_2}$ + I_2 + $2H_2O$ ⟶ H_2SO_4 + 2HI

② $\underline{Cl_2}$ + 2KBr ⟶ 2KCl + Br_2

③ $2FeCl_3$ + $\underline{SnCl_2}$ ⟶ $2FeCl_2$ + $SnCl_4$

④ $\underline{K_2Cr_2O_7}$ + $4H_2SO_4$ + $3H_2O_2$
⟶ $Cr_2(SO_4)_3$ + K_2SO_4 + $3O_2$ + $7H_2O$

（1）下線部の物質が還元剤として働いている化学反応式を①～④からすべて選び，記号で答えなさい．

（2）④の反応の前後で，クロム原子の酸化数はどのように変化するか，例にならって書きなさい．　　［例］ −3 → +7

問5 （1），（2）に該当するものを (a) ～ (g) からすべて選び，記号で答えなさい．

（1）典型元素の金属イオン

（2）有色の金属イオン

(a) Ag^{+}　(b) Al^{3+}　(c) Ba^{2+}　(d) Cu^{2+}
(e) Fe^{3+}　(f) K^{+}　(g) Pb^{2+}

問6 下図は，塩化ナトリウムの単位格子における各イオンの立体的な配置を示した模式図である．（1），（2）に該当する数値を答えなさい．

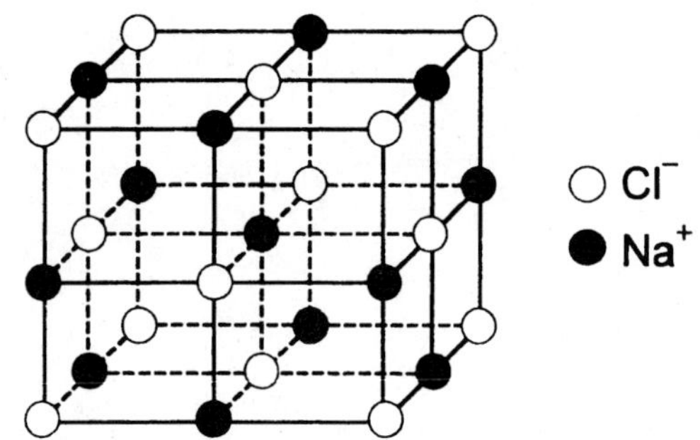

（1）1個の Cl^{-} に接している Na^{+} の数

（2）単位格子中に含まれる Cl^{-} の数

問 7 下表は高分子化合物の名称，原料の構造式，合成方法の組み合わせについて示したものである．**ア**～**ウ**に適切な語句または構造式を入れなさい．ただし，構造式は例にならって書きなさい．

高分子化合物の名称	原料の構造式	合成方法
ア	$HOOC-(CH_2)_4-COOH$ $H_2N-(CH_2)_6-NH_2$	縮合重合
ポリスチレン	**イ**	付加重合
尿素樹脂	$H_2N-CO-NH_2$ HCHO	**ウ**

(例)

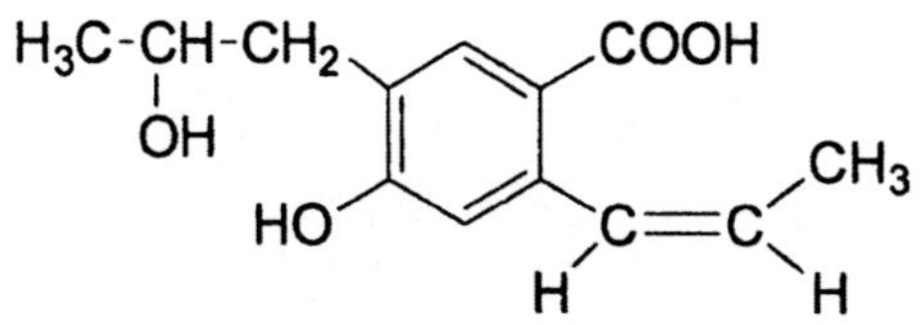

H_3C-CH-CH_2
OH
COOH
HO
CH_3
C=C
H H

問8 次の文章を読み，（1），（2）に答えなさい．

25℃において，分子量 150 の化合物 A を純水に溶かし，2.0 mol/L の水溶液を調製したところ，その水溶液の密度は 1.1 g/cm^3 であった． 25℃で，この水溶液を 50.0 mL とり，5℃まで冷却したところ，水和水を含まない化合物 A が 9.0 g 析出した．

（1）25℃における化合物 A の水溶液の質量モル濃度（mol/kg）を求め，有効数字 2 桁で答えなさい．

（2）5℃における化合物 A の溶解度（g/水 100g）を求め，有効数字 2 桁で答えなさい．

II 次の文章を読み，問に答えなさい．【配点 18】

常温常圧で気体であるA，B，C，D，E，Fはいずれも単体で，そのうち，単原子分子が 1 種類，2 原子分子が 4 種類，3 原子分子が 1 種類である．

気体 A～F のうち，F は空気とほぼ同じ密度をもち，B と C は空気の $\frac{1}{5}$ 以下の密度で，他のものは空気よりも重い．気体 A～F のうち，D と E は有色で，他のものはすべて無色である．

①<u>気体 E は水に少し溶けてその一部が反応し，2 種類の化合物が生じた</u>が，気体 A の発生は見られなかった．また，E 以外の気体は水にほとんど溶けなかった．各気体を②<u>湿らせたヨウ化カリウムデンプン紙に接触させると，D および E で試験紙の色が変化した</u>が，他の気体では変化が見られなかった．気体 A に紫外線を当てると気体 D が発生した．気体 A と気体 B を体積比 1：2 で混合し，点火すると爆発的に反応して液体の化合物が生じた．

問 1 下線部①の気体 E と水との反応を化学反応式で示しなさい．

問 2 下線部②の変化を示す反応のうち，ヨウ化カリウムと D との反応を化学反応式で示しなさい．

問 3 気体 A や F は工業的には同じ方法で得られている．その方法を答えなさい．

問 4 気体 B，C，F はそれぞれ何か，化学式で答えなさい．

III

次の文章を読み，問に答えなさい．ただし，アンモニアの電離定数 K_b を 2.0×10^{-5} mol/L，水のイオン積 K_w を 1.0×10^{-14} $(\text{mol/L})^2$ とし，必要なら $\log_{10}2.2 = 0.34$ を用いなさい．【配点 14】

アンモニア水の濃度を決定するために，次の実験を行った．

アンモニア水 10.0 mL をコニカルビーカーに正確にとり，指示薬を加えた後，ビュレットを用いて，0.10 mol/L の塩酸で滴定した．塩酸を 11.0 mL 加えたところで終点に達した．

問1　下図はこの実験において，ビュレットの目盛りを読むときの視線を示している．目盛りを正しく読む視線を①～③から選び，記号で答えなさい．

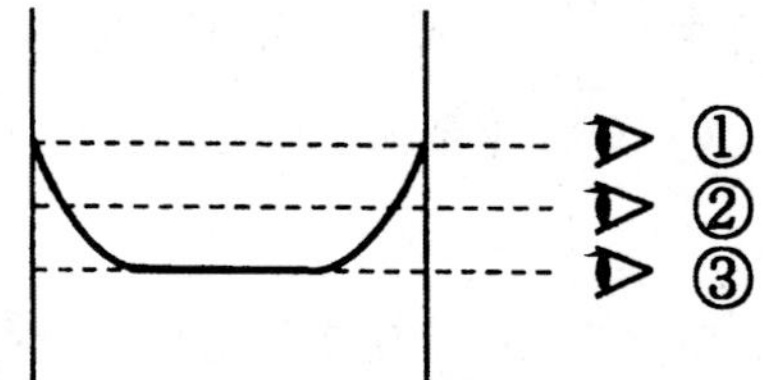

問2　この滴定で用いる指示薬として適切なものは何か，その名称を答えなさい．

問3　もとのアンモニア水の濃度(mol/L)を求め，有効数字 2 桁で答えなさい．

問4　もとのアンモニア水の pH を求め，小数第 1 位まで答えなさい．

問5 この実験における塩酸の滴下量と溶液の pH との関係を表す図（滴定曲線）として最も適切なものを次の A～F から選び，記号で答えなさい.

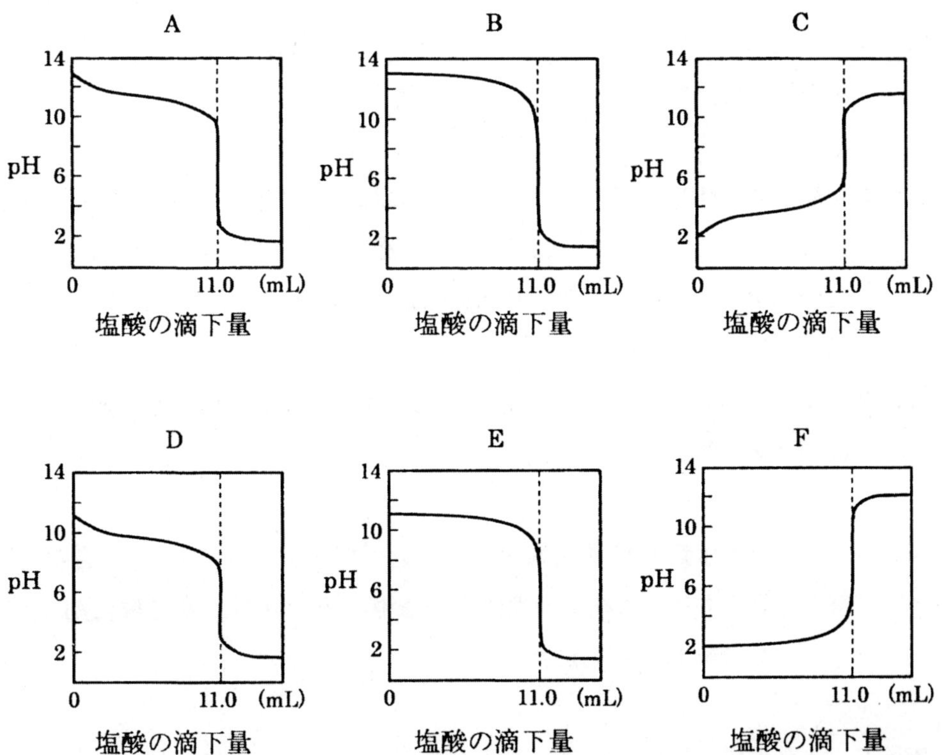

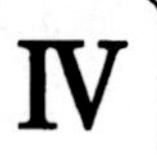

有機化学反応に関する次の**実験 1 ～ 5** の文章を読み，問に答えなさい．ただし，構造式は例にならって書きなさい．【配点 18】

実験 1 炭化カルシウム（カーバイド）CaC_2 に水を加えると，無色無臭の気体 **A** が得られた．

実験 2 濃硫酸を 160～170℃に加熱し，そこにエタノールを加えると化合物 **B** が得られた．また，加熱温度を変え，濃硫酸を 130～140℃で加熱し，そこにエタノールを加えると化合物 **C** が得られた．

実験 3 **A**，**B** それぞれに，白金を触媒として水素を十分反応させると，最終的に同一化合物 **D** が得られた．

実験 4 **A** に硫酸水銀（II）を触媒として水を付加させると不安定な化合物 **E** を経て，ただちにその構造異性体 **F** へ変換した．さらに **F** を酸化剤で酸化すると化合物 **G** が得られた．

実験 5 **A** に触媒を用いて **G** を付加させると，化合物 **H** が得られた．さらに **H** を付加重合させると接着剤などに用いられる熱可塑性樹脂が得られた．

問1　化合物 A，B の名称をそれぞれ答えなさい．

問2　化合物 B，C およびエタノールを沸点の低い順に並べたものはどれか，正しいものを①～⑥から選び，記号で答えなさい．

① B<C<エタノール　　② B<エタノール<C

③ エタノール<B<C　　④ エタノール<C<B

⑤ C<B<エタノール　　⑥ C<エタノール<B

問3　化合物 F にフェーリング液を加えて加熱すると赤色沈殿が生じた．この赤色沈殿は何か，化学式で答えなさい．

問4　化合物 G の構造式を書きなさい．

問5　化合物 H の構造式を書きなさい．

(例)

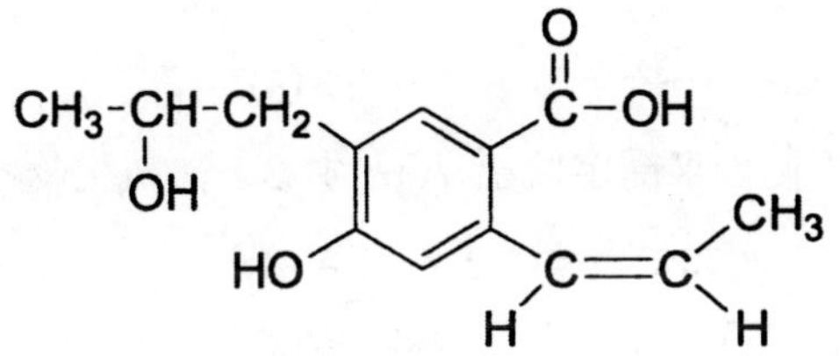

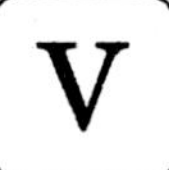

次の文章を読み，問に答えなさい．ただし，H_2S，H^+，HS^-，S^{2-}のモル濃度をそれぞれ$[H_2S]$，$[H^+]$，$[HS^-]$，$[S^{2-}]$と表す．【配点 14】

硫化水素は水溶液中で，次のように二段階の電離平衡を示す．

$$H_2S \rightleftarrows H^+ + HS^- \quad \cdots\cdots\cdots\cdots(1)$$

$$HS^- \rightleftarrows H^+ + S^{2-} \quad \cdots\cdots\cdots\cdots(2)$$

硫化水素の第一段階および第二段階の電離定数をそれぞれ K_1，K_2 とすると，

$$K_1 = \frac{[H^+][HS^-]}{[H_2S]} = 1.0\times10^{-7}\ \mathrm{mol/L}$$

$$K_2 = \frac{[H^+][S^{2-}]}{[HS^-]} = 1.2\times10^{-14}\ \mathrm{mol/L}$$

である．

硫化水素を用いる金属イオンの沈殿生成反応では，硫化物イオンの濃度が重要であり，その濃度は水溶液の pH を変化させることにより調節することができる．

硫化物イオンの濃度は，硫化水素の二段階の反応(1)，(2)を組み合わせた次の電離平衡から求めることができる．

$$H_2S \rightleftarrows 2H^+ + S^{2-} \quad \cdots\cdots\cdots\cdots(3)$$

(3)式で表される平衡の平衡定数を K とすると，硫化物イオンの濃度は，K，$[H^+]$，$[H_2S]$を用いて，次式で表すことができる．

$[S^{2-}]$ = [1] ……….(4)

また，Kは，K_1，K_2を用いて，次式で表すことができる．

K = [2]

(4)式より，酸性の水溶液では硫化物イオンの濃度が小さいことがわかる．このため酸性下では，硫化物の溶解度積の値が小さい Cu^{2+} などは沈殿を生成するが，硫化物の溶解度積の値が大きい Zn^{2+} などは沈殿を生成しにくい．

問 1 [1], [2] に適切な式を入れなさい.

問 2 硫化水素の濃度を 0.10 mol/L, pH を 2.0 に調整した硫化水素水溶液中の硫化物イオンのモル濃度(mol/L)を求め, 有効数字 2 桁で答えなさい.

問 3 0.10 mol/L の Cu^{2+} を含む水溶液に硫化水素を通じてその濃度を 0.10 mol/L とし, さらに pH を 2.0 に調整した. この溶液中で沈殿せずに電離している Cu^{2+} のモル濃度(mol/L)を求め, 有効数字 2 桁で答えなさい. ただし, CuS の溶解度積を 6.0×10^{-30} $(mol/L)^2$ とする.

問 4 酸性下で硫化物イオンと反応して沈殿を生じる金属イオンはどれか. ①~⑥から 2 つ選び, 記号で答えなさい.

① Ag^{+}　② Al^{3+}　③ Fe^{2+}

④ Fe^{3+}　⑤ Mn^{2+}　⑥ Pb^{2+}

英 語

解答

29年度

一般入試A

I

〔解答〕

問 1. C

問 2. 小頭症。新生児が生まれつき、頭と脳が異常に小さく、その結果、脳の発達が遅滞する。

問 3. 全訳下線部(ウ)参照

問 4. 全訳下線部(エ)参照

問 5. (あ) ③　(い) ①　(う) ④
(え) ②　(お) ①

〔出題者が求めたポイント〕

内容把握、英文訳、空所補充、前置詞

問 1. concern「懸念」、emergency「緊急事態」

問 2. micro- は「小」を表わす接頭辞。直後の内容をまとめる。retardation「遅滞」、cerebral「脳の」

問 3. struck by... は過去分詞句の後置修飾
the spreading epidemic
= the spread of infection of the Zika virus
(第1段落第1文)
densely populated「人口過密な」

問 4. A serious lesson should be learned from ～
= A lesson should be seriously learned from ～
(転移形容詞)
the fact that ～「～という事実」(同格 that 節)
Ebola hemorrhagic fever「エボラ出血熱」
(hemorrhage「出血」)
, which (非制限用法) は訳し下ろす。
erupt「(火山が) 噴火する；(戦争や病気が) 起こる」

問 5.
(あ) according to ～「～によれば」
(い) such A as B「B のような A」
同じ形が最終段落最終文にもある。
(う) with O C「O が C の状態で」(C = totaling ～)
(え) call for ～「～を求める」(= require)
(お) the fight against ～「～との戦い」

〔全訳〕

国際社会はジカウイルス感染症の拡大を防ぐために協力しなくてはならない。

世界保健機関(WHO)は、蚊が媒介するこのウイルスに関して(ア)「国際的に懸念される公衆衛生上の緊急事態」を宣言している。WHO は、ジカウイルスの脅威への監視を強め、その危険を封じ込めるように各国に要請している。

ジカウイルス感染のブラジル初の症例が昨年5月に確認された。この伝染病は中南米を中心に世界で20以上の国・地域に拡散している。WHO の推計によれば、既に400万人近くがジカウイルスに感染している。

ほとんどの場合、ジカウイルス感染の症状は、発熱や頭痛のような軽い病状にとどまっている。しかし、妊婦がジカウイルスに感染すると、新生児が(イ)小頭症を発症する可能性が上昇するという懸念がある。小頭症の場合、新生児は生まれつき、頭と脳が異常に小さく、その結果、脳の発達が遅滞する。

ジカウイルスの脅威は、ラテンアメリカ諸国の社会不安の拡大を誘発している。ブラジルでは約150万人がジカウイルスに感染したと見られており、新生児小頭症の報告症例は約4,000件に上る。

.... (中略) ....

(ウ)この感染症拡大の直撃を受けた地域の大半は高温多湿であり、都市部は人口が密集している。こういった場所は下水設備が整っておらず、蚊が急速に繁殖する温床になっており、医療水準が不十分な地域が多い。

WHO は予防手段として蚊帳と防虫剤の使用を推奨しており、さらに、感染症例の診断・治療への国際的協力を求めている。(エ)エボラ出血熱が最初は西アフリカで発生し、他国からの支援が遅れたせいで、後になってヨーロッパやアメリカ合衆国に拡大したという事実から、教訓を深刻に学び取るべきである。

日本は、ワクチン開発のような手段を通じて、ジカウイルス伝染病との戦いに積極的に貢献すべきと考える。

II

〔解答〕

問 1. 全訳下線部(1)参照

問 2. ③

問 3. they look nice

問 4. 全訳下線部(2)参照

問 5. (A) ①　(B) ③　(C) ⑤　(D) ④　(E) ②

〔出題者が求めたポイント〕

英文訳、空所補充、内容把握

問 1. It hurts when ～「～すると傷つく」
A lead to B「A は B につながる」
→「A の結果、B になる」

問 2. compliment「賛辞」
≒ praise「賞賛」、admiration「敬服」

問 3. someone looks nice を受けているが、2回目になる someone をそのまま書くわけにはいかない。someone は the person や he, she, s/he [= she or he] などでも置き換えられるが、本文では they で置き換えているので(直後の文参照)、それに合わせるのがよい。

問 4. 2文とも動名詞句が主語
learn to *do*「～するようになる」
gracefully「優雅に、華麗に」
another (important skill) の省略

問 5.
(A) appearance「外見」=① hairstyle
(B) belongings「持ち物」=③ handbag
(C) skill「技術」=⑤ speak English

(D) 褒められた時の受け答えで、“Thanks!” とほぼ同義で ④ That's (very) nice [kind] of you (to say so). と言う。

(E) building site「建設現場」の construction workers「建設作業員」に対して ② a great job

〔全訳〕

冷たく過酷な世の中で、陽気でいることは容易でない。(1)他人に自分の外見や行動を批判されれば傷つく。厳しい言葉や否定的なコメントを言われると、鬱になったり、自尊心が失われたりする場合もある。この世界をもっと楽しい場所にするために、私たちには何ができるだろうか？

人々の生活を明るくする方法の1つは、賛辞である。賛辞とは、(2)賞賛や敬服の表現である。人々に賛辞を贈ることで、私たちは彼らのことを考え、彼らを尊敬し、彼らがうまくいくように願っていることを示している。

では、どのように人々に賛辞を贈るのだろうか？ それは簡単なことだ。まず、目を開き、周囲を見渡し、他者の存在に気づくことだ。同僚がすてきなネクタイをしてはいないか？ クラスメイトが散髪に行ったのではないか？ 友達が新しい財布を買ったのではないか？ 人々の外見、行動、振る舞い方に気づくように心掛けよう。

次に、思ったいろいろなことを言葉に出してみよう。もし、かっこよく見える人がいたら、(3)そう言ってみよう。何かが得意な人がいたら、その人にそう伝えよう。本当の賛辞は真心から生じるものであって、他人を操作しようと意図されたうわべだけのおべっかのようなものではない。

人に賛辞を贈る一般的な方法には、その人の外見を褒める(「A ①すてきな髪形ね！」)、その人の持ち物に触れる(「 B ③すてきなハンドバッグ持ってるのね！ 」)、その人の技術を褒める(「C ⑤英語、本当にうまいね！」)といったものがある。賛辞を贈られた人は顔を赤らめるかもしれないが、心の中では喜んでいるだろう。誰だって賛辞を贈られるのは好きなのだ。

(4)人に賛辞を贈れるようになるのは、1つの重要な技術だが、賛辞を華麗に受け入れるのも別の重要な技術だ。誰かに賛辞を贈られたら、あなたはどうすべきか？答え方はいくつかある。

「すてきな靴ね」と言われたら、「ありがとう」と言おう。「すてきなペンね」と言われたら、「本当ですか？」と言おう。「サッカーがすごくうまいね」と言われたら、「D ④そんな風に言ってくれるなんてやさしいですね」と言おう。

アメリカのユーモア作家 Art Buchwald による *Love and the Cabbie* という賛辞にまつわる有名な話がある。舞台はニューヨーク。この街は隣人の気難しさと市民の無礼さで有名である。

ある男がニューヨークのこのマイナス面と戦うことに決め、毎日、違う人10人ずつに賛辞を贈ることにした。タクシーに乗るたびに、運転手に賛辞を贈った(「すばらしい腕前ですね」)。建設現場を通り掛かるたびに、建設作業員を褒めた(「E ②すばらしいお仕事をなさっていますね」)。毎日、賛辞を贈ることで、彼は人々を喜ばせ、士気を高め、自分の故郷をより良い場所にしようとしていたのだ。

Ⅲ

〔解答〕

(1)〔解答例1〕However, in medical settings, it is not until you observe your patients well and listen to their sufferings that the truth is uncovered.

〔解答例2〕However, in medical settings, if you don't observe your patients well and listen to their sufferings, the truth won't be made clear.

(2)〔解答例1〕Medical professionals are required to look straight on the weak and dirty sides of human beings and give full support to patients.

〔解答例2〕Medical professionals are asked to support patients without diverting their eyes from the weak and dirty sides of human beings.

〔出題者が求めたポイント〕

和文英訳

(1)「～しなければ…しない」は頻出構文。it is not until ～ that ...「～してはじめて…する」〔解答例 1〕で処理するのがよいが、「～しない限り」と考えて unless ～ や if ～ not で表したもの〔解答例 2〕も可。

(2)「～から目をそらさない」は直訳の not divert *one's* eyes from ～〔解答例 2〕でもよいが、「～を正面から見据える」look straight on ～〔解答例 1〕と読み替える方が書きやすい。

一般入試B

I

〔解答〕
問1. 全訳下線部(1)参照
問2. 全訳下線部(2)参照
問3. are as old as you are
問4. (イ) 166 (ウ) 8,333

〔出題者が求めたポイント〕
全文訳、整序問題(語句)、内容把握
問1. longevity「長寿」
partially「部分的に」
account for ～「～を説明する」
(pretty) much the same「ほとんど同じ」
(= almost the same)
問2. What's amazing is that ～
「驚くことは、～ということだ」(that節は名詞節)
→「驚くべきことに、～」(= Amazingly, ～)
conglomeration ≒ combination
bone cells「骨細胞」
muscle cells「筋(肉)細胞」
connective tissue cells「結合組織細胞」
sensory cells「感覚細胞」
問3. 同等比較の構文
問4. (イ)(ウ) A times「A倍」
million「100万」→ billion「10億」→ trillion「1兆」と1,000倍 (= 10^3) ずつ増加する。
six billion [60億] × (イ) = one trillion [1兆]
six billion [60億] × (ウ) = fifty trillion [50兆]
すなわち、(イ) × 50 = (ウ)
なお、地球の人口は現在(2017年)では70億人を超している。

〔全訳〕
人体にはさまざまな種類の細胞があるが、その大半は数週間～数ヶ月おきに死滅して交換される。しかし、神経系の中枢細胞であるニューロンは、生後には(ほとんどの場合)増えない。すなわち、今日あなたの脳にあるニューロンのほとんどは(ア)あなたと同年齢なのだ。(1)ニューロンがこのように長生きであることが、我々が30歳や77歳になっても、頭の中では10歳の頃と大差なく感じている理由を、部分的に説明してくれる。脳内の細胞は同じだが、細胞の結合は、経験に応じて次第に変化している。

人間の神経系は、推計1兆個の細胞からなる驚異的に動的な存在である。1兆がどれほど巨大であるか分かってもらうためには、こう考えてもらいたい。地球上には約60億人がいる。そして、60億を(イ)166倍することで、ようやく1つの神経系を作っている細胞数の合計になるのだ！

もちろん、人体は単なる神経系以上のものである。実際のところ、普通の成人は約50兆の細胞からなっており、これは地球の人口60億人の(ウ)8,333倍になるだろう。(2)驚くべきことに、骨細胞、筋細胞、結合組織細胞、感覚細胞などがこのように巨大に組み合わさって、協調、協力することで完全な健康を生み出す傾向にあるのだ。

II

〔解答〕
1. ④ 2. ③ 3. ④ 4. ④ 5. ④
6. ① 7. ③ 8. ① 9. ① 10. ②

〔出題者が求めたポイント〕
単語、熟語、語法
1. suffer a heart attack「心不全を患う」
2. provide A for B「AをBに与える」(= provide B with A)
provide shade for ～「～に日陰を作る」
3. spend [waste] + 時間 + *doing*
「(時間)を～することに費やす[浪費する]」
4. raise funds「資金調達をする」
5. persuade [talk] + 人 + into *doing*
「(人)を説得して～させる」
⇔ persuade [talk] + 人 + out of *doing*
「(人)を説得して～するのをやめさせる」
6. estimate that ～「～だと推測する」が正解。
pray that ～「～するように祈る」では意味が合わない。
7. serve a light meal「軽食を出す」
8. exchange phone numbers「電話番号を交換する」
[相互複数の類例]
change trains「電車を乗り換える」
shake hands with ～「～と握手する」
9. account for ～「(割合など)を占める」
この熟語は I 下線部(1)で既出。
10. draw [attract] visitors「客を集める」

III

〔解答〕
1. ② 2. ③ 3. ① 4. ① 5. ④

〔出題者が求めたポイント〕
準動詞、一致、命令文、形容詞
1. try not to *do*「～しないようにする」
to *do* の否定形は not to *do*
2. watch A *doing*「Aが～しているところを見る」
dance to the music「音楽に合わせて踊る」
3. either A or B「AとBのどちらか」が主語の場合は、動詞はBに一致する。
4. 命令文, or...「～しなさい、さもないと…」
cf. 命令文, and...「～しなさい、そうすれば…」
5. loving and supportive family
「愛情深く、支えになってくれる家族」
loving(分詞形容詞)と同格なので、形容詞のsupportiveを選ぶ。

Ⅳ

〔解答〕

1. ① 2. ⑥ 3. ⑧ 4. ② 5. ④
6. ⑨ 7. ⑤ 8. ⑩ 9. ③ 10. ⑦

〔出題者が求めたポイント〕

熟語、前置詞

1. come across ～「(物)を偶然見つける」
 (= find ～ by chance [accident])
2. be ashamed of ～「～を恥じる」
3. count on A to *do*「A に～するのを頼る」
 (= rely [depend] on A to *do*)
4. as a result (of ～)「(～の)結果として」
 (= as a consequence (of ～))
5. apart from ～「～は別として」(= aside from ～)
6. be sensitive to ～「～に敏感である」
7. drop in at 場所 [on 人]「(場所 / 人)をふらっと訪れる」
 (= visit ～ casually)
8. get along (well) with ～「～とうまくやっていく」
9. by any chance「ひょっとして、もしかしたら」
10. put off A until [till] B「A を B まで延期する」
 put off *doing*「～するのを延期する」(= postpone *doing*)

Ⅴ

〔解答〕

(1) On a rainy day, I was alone waiting for the bus. The mountains in the distance were covered with brightly red, orange, and yellow leaves.

(2) However, the cherry trees, wet in the rain, stretched their branches in all directions. Furthermore, all branches already had their sprouts as if they were waiting for spring to come.

〔出題者が求めたポイント〕

和文英訳

(1) on a rainy day：特定の時につく前置詞は on
 [類例] on (× in) the morning of April 19th, 2017
 「山々が～に染まっている」を be covered with ～「～に覆われている」で処理できたかがポイント。

(2)「四方八方に」in all directions
 「～かのように」は as if / as though + 仮定法
 「萌芽が見えている」が難しく、名詞の sprout や動詞の burgeon などの高級語彙を要する。
 なお、問題文は(1)「待っていた」「染まっている」(2)「伸ばしていた」「見えている」と過去形・現在形が混在しているが、「雨の降る日」で始める出来事なので、すべて過去形で表すのが妥当。

数 学

解答

29年度

一般入試A

I

〔解答〕

A	B	C	D	あ
$\frac{3}{29}$	$\frac{1}{29}$	7	5	$\sqrt{5}$

〔出題者が求めたポイント〕

(1) 左辺，右辺ともに実数部分，虚数部分に整理して未知数を決定します。

(2) $\sqrt{\ }$ 内が平方数になることから，因数分解をすることができます。

(3) 分散＝(各データの平方の平均)－(平均の平方)を用いて計算しましょう。

(4) 一度加法定理でばらしてから，三角関数の合成でまとめるのがよいでしょう。

〔解答のプロセス〕

(1) $(\text{左辺})=(2a-9b)+(9a+2b)i$

$(\text{右辺})=\dfrac{1+ai}{-i}=-a+i$

であるから，a，b は実数であるので，実数部分と虚数部分を比較して，

$$\begin{cases}2a-9b=-a\\9a+2b=1\end{cases}\quad \therefore\ a=\frac{3}{29},\ b=\frac{1}{29}$$

(2) $4n^2+29$ が平方数となればよいので，自然数 k を用いて，

$4n^2+29=k^2$

とおける。

$k^2-4n^2=29$

$(k+2n)(k-2n)=29$

$k+2n>k-2n$ であることに注意すると，

$$\begin{cases}k+2n=29\\k-2n=1\end{cases}\quad \therefore\ (k,\ n)=(15,\ 7)$$

(3) このデータの平均 $\overline{x}$ とすると，

$\overline{x}=\dfrac{-2+1+2+m}{4}=\dfrac{m+1}{4}$ である。

これより，このデータの分散 s とすると，

$$s=\frac{(-2)^2+1^2+2^2+m^2}{4}-\left(\frac{m+1}{4}\right)^2$$

$$=\frac{3m^2-2m+35}{16}$$

標準偏差が $\dfrac{5}{2}$ であることから，

$$\frac{3m^2-2m+35}{16}=\frac{25}{4}$$

$3m^2-2m-65=0$

$(3m+13)(m-5)=0$

m は整数だから，$m=5$

(4) $y=\sqrt{2}\sin\left(\theta+\dfrac{\pi}{4}\right)+2\cos\left(\theta+\dfrac{\pi}{3}\right)-\sqrt{3}\cos\left(\theta+\dfrac{\pi}{2}\right)$

$=\sin\theta+\cos\theta+\cos\theta-\sqrt{3}\sin\theta+\sqrt{3}\sin\theta$

$=\sin\theta+2\cos\theta$

$=\sqrt{5}\sin(\theta+\alpha)$

ただし，$\cos\alpha=\dfrac{1}{\sqrt{5}}$，$\sin\alpha=\dfrac{2}{\sqrt{5}}$ とする。

これより，$0\leqq\theta<2\pi$ における最大値は $\sqrt{5}$

II

〔解答〕

E	F	G	H	い
$\sqrt{6}$	$(1,\ -3,\ 2)$	$\frac{1}{6}$	$\frac{1}{6^n}$	8

〔出題者が求めたポイント〕

(1) ベクトルの基本的な問題です。

(2) 前半は確率の基本的な問題です。後半は常用対数を用いて処理します。

〔解答のプロセス〕

(1) (i) 重心Gは

$$\overrightarrow{OG}=\left(\frac{0+0+(-3)}{3},\ \frac{0+(-3)+0}{3},\ \frac{0+3+3}{3}\right)$$

$=(-1,\ -1,\ 2)$

これより，$\overrightarrow{AG}=\overrightarrow{OG}-\overrightarrow{OA}=(-1,\ 2,\ -1)$

したがって，$|\overrightarrow{AG}|=\sqrt{6}$

(ii) 点CはO，A，Bと同一平面上にあることから，実数 s，t を用いて，

$\overrightarrow{OC}=s\overrightarrow{OA}+t\overrightarrow{OB}$

$=s(0,\ -3,\ 3)+t(-3,\ 0,\ 3)$

$=(-3t,\ -3s,\ 3s+3t)$

また，$\overrightarrow{OC}\cdot\overrightarrow{OA}=15$ より，

$(-3t,\ -3s,\ 3s+3t)\cdot(0,\ -3,\ 3)=15$

$6s+3t=5$ ……①

$\overrightarrow{OC}\cdot\overrightarrow{OB}=3$ より，

$(-3t,\ -3s,\ 3s+3t)\cdot(-3,\ 0,\ 3)=3$

$3s+6t=1$ ……②

①，②より，$s=1$，$t=-\dfrac{1}{3}$

したがって，C$(1,\ -3,\ 2)$

(2) (i) p_1 は2個のさいころを投げたときに2個とも同じ目がでる確率であるから，

$$\frac{6}{6^2}=\frac{1}{6}$$

(ii) p_n は $(n+1)$ 個のさいころを投げたときに $(n+1)$ 個とも同じ目が出る確率であるから，

$$\frac{6}{6^{n+1}}=\frac{1}{6^n}$$

(iii) $10^{q_n}=\left(\dfrac{1}{p_n}\right)^n=(6^n)^n=6^{n^2}$ より，

$q_n=\log_{10}6^{n^2}=n^2\log_{10}6$ であるから，

$$\sum_{k=1}^{m}q_k=\sum_{k=1}^{m}k^2\log_{10}6$$
$$=\frac{\log_{10}6}{6}m(m+1)(2m+1)$$

$2m(m+1)<\sum_{k=1}^{m}q_k$ となるとき，

$$2m(m+1)<\frac{\log_{10}6}{6}m(m+1)(2m+1)$$
$$\frac{12}{\log_{10}6}<2m+1$$

$\log_{10}6=\log_{10}2+\log_{10}3=0.7781$ より，

$7.2110\cdots<m$

であるから，これを満たす最小の自然数は $m=8$

Ⅲ

〔解答〕

I	J	K	う	L
$y=x^2$	$-\frac{1}{2t}$	$\left(0,\ \frac{1}{2}\right)$	$\frac{1}{4}$	$\frac{125}{48}$

〔出題者が求めたポイント〕

(1) 軸の情報と通過点の情報から C_1 を決定します。

(2) (1)より，C_1 が決定していますから，l_1 の傾きから，l_2 の傾きを求めることができます。

(3) x 軸方向に p，y 軸方向に q 平行移動したとすると，C_2 は

$$y=-(x-p)^2+q$$

と設定できます。ここから，$\mathrm{P}(t,\ t^2)$ を通ること，(2)で求めた l_2 の傾きの条件から p と t の関係式を作ることができるので，それを利用して，y 切片を求めることができます。

(4) (3)で y 切片を求めているので，C_2 を p のみで表すことができます。ここから，p と t の条件式がでてくるので，(3)でてきた p と t の条件式と合わせて，t_0 を決定します。これができれば，面積は $\frac{1}{6}$ 公式を用いて求めることができます。

〔解答のプロセス〕

(1) 放物線 C_1 の軸が y 軸であることと原点 $\mathrm{O}(0,\ 0)$ を通ることから，

$C_1:y=ax^2$

とおける。また，$\mathrm{P}(t,\ t^2)$ を通ることから，

$t^2=at$

より，$a=1$ である。

したがって，$C_1:y=x^2$

(2) $f(x)=x^2$ とおくと，$f'(x)=2x$ より，C_1 の $\mathrm{P}(t,\ t^2)$ における接線 l_1 の傾きは $2t$ である。

$l_1\perp l_2$ より，l_2 の傾きは $-\frac{1}{2t}$

(3) C_1 を x 軸に関して対称移動し，x 軸方向に p，y 軸方向に q 平行移動した放物線を C_2 とすると，

$C_2:y-q=-(x-p)^2$

とおける。

これが $\mathrm{P}(t,\ t^2)$ を通るとき，

$t^2-q=-(t-p)^2$

が成り立つ。

これを整理すると，

$t^2-q=-t^2+2pt-p^2$

$q=2t^2-2pt+p^2$

これより，$C_2:y=-(x-p)^2+2t^2-2pt+p^2$ とおける。

$g(x)=-(x-p)^2+2t^2-2pt+p^2$ とおくと，

$g'(x)=-2(x-p)$ であるから，C_2 の $\mathrm{P}(t,\ t^2)$ における接線の傾きは $-2(t-p)$ である。

この接線が l_2 と一致することから，

$$-2(t-p)=-\frac{1}{2t}$$
$$4t^2-4pt=1\qquad\therefore\quad p=\frac{4t^2-1}{4t}$$

これより，C_2 の y 切片は $x=0$ を代入して，

$$y=-p^2+2t^2-2pt+p^2$$
$$=2t^2-2pt$$
$$=2t^2-2t\cdot\frac{4t^2-1}{4t}=\frac{1}{2}$$

したがって，C_2 と y 軸の交点の座標は $\left(0,\ \frac{1}{2}\right)$

(4) (i) (3)より，

$$C_2:y=-x^2+2px+\frac{1}{2}$$

とおける。これと，x 軸との共有点の x 座標は

$$-x^2+2px+\frac{1}{2}=0$$
$$2x^2-4px-1=0\qquad\therefore\quad x=\frac{2p\pm\sqrt{4p^2+2}}{2}$$

これより，線分 QR の長さの 2 乗は

$4p^2+2$

と表せる。これが $4(t^2+1)$ と等しくなるとき，

$$4p^2+2=4t^2+4\qquad\therefore\quad p^2=\frac{2t^2+1}{2}$$

$p=\frac{4t^2-1}{4t}$ であったから，

$$\left(\frac{4t^2-1}{4t}\right)^2=\frac{2t^2+1}{2}$$
$$(4t^2-1)^2=8t^2(2t^2+1)$$
$$16t^4-8t^2+1=16t^4+8t^2$$

$16t^2=1$　$t>0$ より，$t=\frac{1}{4}$

したがって，$t_0=\frac{1}{4}$

(ii) $t=\frac{1}{4}$ のとき，

$\mathrm{P}\left(\frac{1}{4},\ \frac{1}{16}\right)$，$l_2$ の傾き $-\dfrac{1}{2\times\frac{1}{4}}=-2$

であるから，l_2 の方程式は，

$$y-\frac{1}{16}=-2\left(x-\frac{1}{4}\right)$$

$\therefore\quad l_2 : y = -2x + \dfrac{9}{16}$

l_2 と $y = x^2$ の共有点の座標は

$x^2 = -2x + \dfrac{9}{16}$

$16x^2 + 32x - 9 = 0$

$(4x+9)(4x-1) = 0 \qquad \therefore\quad x = -\dfrac{9}{4},\ \dfrac{1}{4}$

これより，求める面積は図の斜線部分で，これを S とすると，

$$S = \int_{-\frac{9}{4}}^{\frac{1}{4}} \left\{\left(-2x + \frac{9}{16}\right) - x^2\right\} dx$$

$$= -\int_{-\frac{9}{4}}^{\frac{1}{4}} \left(x + \frac{9}{4}\right)\left(x - \frac{1}{4}\right) dx$$

$$= \frac{1}{6}\left\{\frac{1}{4} - \left(-\frac{9}{4}\right)\right\}^3 = \frac{125}{48}$$

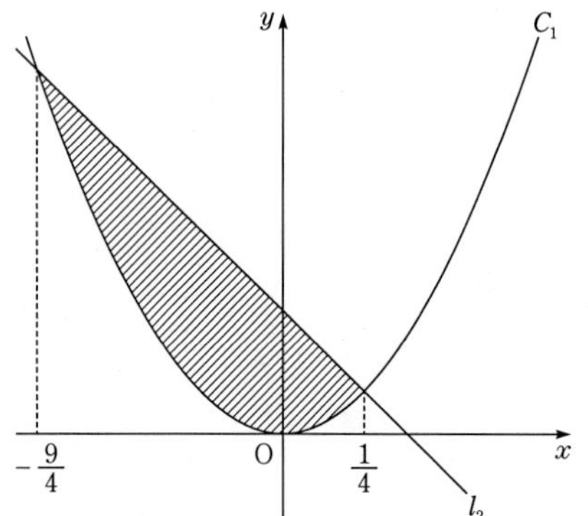

一般入試 B

I

〔解答〕

A	B	C	D	あ
5	3	イ	4	9($a=2$, $b=1$)

〔出題者が求めたポイント〕

(1) 球面の中心と半径がわかるように x, y, z, それぞれについて平方完成します。

(2) i^n の周期性に関する問題です。$n=1$, 2, 3, …と具体的に計算してみましょう。

(3) 重複順列を求めて，与えられた式に代入するだけです。(ii)は常用対数を利用します。

(4) 面積 S, T はともに，$\dfrac{1}{6}$ 公式を用いた計算により，それぞれ a, b を用いて表すことができます。面積の最小値を求めるときには相加平均と相乗平均の関係を用いるとスムーズでしょう。

〔解答のプロセス〕

(1) x, y, z, それぞれについて平方完成すると，

$(x-1)^2 + (y+2)^2 + (z-3)^2 = 14 - t$

半径が 3 になるとき，

$14 - t = 9 \qquad \therefore\quad t = 5$

(2)

n	1	2	3	4	5	…
i^{2n-1}	i	$-i$	i	$-i$	i	…
$(-i)^n$	$-i$	-1	i	1	$-i$	…

より，初めて $(-i)^n = i^{2n-1}$ となるのは，$n=3$ のとき。

(3) 異なる 8 個のものから，重複を許して r 個並べる方法は

$k = 8^r$(通り)

であるから，

(i) $\dfrac{\log_4 k}{r} = \dfrac{\log_4 8^r}{r} = \log_{2^2} 2^3 = \dfrac{3}{2}$

(ii) $k < 8000$ となるとき，$8^r < 8000$ の両辺，底が 10 の対数をとると，

$\log_{10} 8^r < \log_{10} 8000$

$3r\log_{10} 2 < 3 + 3\log_{10} 2$

$\therefore\quad r < \dfrac{1 + \log_{10} 2}{\log_{10} 2} = 4.322\cdots$

であるから，これを満たす最大の r は 4

(4) $y = ax^2$ と $y = x + b$ の共有点の x 座標は

$ax^2 = x + b$

$ax^2 - x - b = 0 \qquad \therefore\quad x = \dfrac{1 \pm \sqrt{1+4ab}}{2a}$

$ab = 2$ であるから，$\sqrt{1+4ab} = 3$ より，

$x = \dfrac{2}{a},\ -\dfrac{1}{a}$

これより，$y = ax^2$ と $y = x + b$ で囲まれた部分の面積 S は

$$S = \int_{-\frac{1}{a}}^{\frac{2}{a}} \{(x+b) - ax^2\} dx$$

$$= -a \times \int_{-\frac{1}{a}}^{\frac{2}{a}} \left(x+\frac{1}{a}\right)\left(x-\frac{2}{a}\right)dx$$

$$= -a\left\{-\frac{1}{6}\left(\frac{2}{a}-\left(-\frac{1}{a}\right)\right)^3\right\} = \frac{9}{2a^2}$$

同様に，$T=\dfrac{9}{2b^2}$ であるから，

$$4S+T=4\cdot\frac{9}{2a^2}+\frac{9}{2b^2}=\frac{18}{a^2}+\frac{9}{2b^2}$$

$a>0$, $b>0$ より，相加平均と相乗平均の関係から，

$$\frac{18}{a^2}+\frac{9}{2b^2} \geqq 2\sqrt{\frac{18}{a^2}\cdot\frac{9}{2b^2}} = 2\cdot\frac{9}{ab}$$

$$= 9 \quad (ab=2 \text{ より})$$

等号は $\dfrac{18}{a^2}=\dfrac{9}{2b^2}$　∴ $a=2b$ のとき，成立。

$ab=2$ であったから，$2b^2$，$b>0$ より，$b=1$

このとき，$a=2$

以上より，$4S+T$ の最小値は $9(a=2,\ b=1)$

II

〔解答〕

E	F	G	H	I
(1, 2)	(−1, −2)	$y=4x+2$	$\frac{24}{23}$	17

〔出題者が求めたポイント〕

(1) 放物線の頂点を求めたいので，平方完成しましょう。

(2) 接線の傾きから接点を決定します。

(3) (2)の情報から，接線が決定します。

(4) 点 P の l に関して対象な点 P′ とすると，

(a) P と P′ の中点は l 上

(b) 線分 PP′ と l は垂直

この 2 つの条件から P′ を決定することができます。これより，OP の傾きと OP′ の傾きがそろうので，加法定理を用いて，$\tan\theta$ が決定します。

(5) 放物線上の点 R を設定すれば，R と直線の距離を表すことができます。

〔解答のプロセス〕

(1) $C: y=-x^2+2x+1=-(x-1)^2+2$ より，放物線 C の頂点 P(1, 2)

(2) 点 Q の x 座標を t とすると，

$y'=-2x+2$ より，

$-2t+2=4$　∴ $t=-1$

したがって，接点 Q(−1, −2)

(3) 接線 l は傾き 4 で点 Q(−1, −2) を通る直線であるから，

$y-(-2)=4(x-(-1))$　∴ $y=4x+2$

(4) $P'(x,\ y)$ とすると，

(a) P と P′ の中点 $\left(\dfrac{x+1}{2},\ \dfrac{y+2}{2}\right)$ が l 上にあるから，

$$\frac{y+2}{2}=4\times\frac{x+1}{2}+2$$

$4x-y+6=0$ ……①

(b) 線分 PP′ と l は垂直に交わるから，

$$\frac{y-2}{x-1}\times 4=-1$$

$x+4y-9=0$ ……②

①，②より，$x=-\dfrac{15}{17}$，$y=\dfrac{42}{17}$

したがって，$P'\left(-\dfrac{15}{17},\ \dfrac{42}{17}\right)$

ここで，直線 OP，OP′ が x 軸の正の部分となす角をそれぞれ α，β とすると，

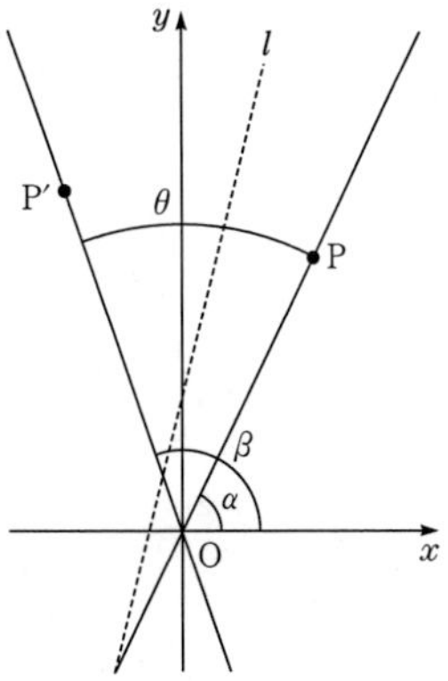

$\tan\alpha=2$,

$\tan\beta=-\dfrac{14}{5}$

$\theta=\beta-\alpha$

これより，

$$\tan\theta=\tan(\beta-\alpha)$$

$$=\frac{\tan\beta-\tan\alpha}{1+\tan\beta\tan\alpha}$$

$$=\frac{-\frac{14}{5}-2}{1-\frac{14}{5}\times 2}$$

$$=\frac{24}{23}$$

(5) l を y 軸方向に a だけ平行移動すると，

$y-a=4x+2$

と表せるから，

$m: 4x-y+a+2=0$

である。

ここで，$R(t,\ -t^2+2t+1)$ とおくと，点 R と m の距離は

$$\frac{|4t-(-t^2+2t+1)+a+2|}{\sqrt{17}}$$

$$=\frac{1}{\sqrt{17}}|t^2+2t+1+a|$$

$$=\frac{1}{\sqrt{17}}|(t+1)^2+a|$$

この最小値は $\dfrac{a}{\sqrt{17}}$ であるから，

点 R と m の距離の最小値が $\sqrt{17}$ となるとき，

$\dfrac{a}{\sqrt{17}}=\sqrt{17}$　∴ $a=17$

III

〔解答〕

J	K	L	M
−1	2	ウ	5

(N)は〔解答のプロセス〕を参照してください。

〔出題者が求めたポイント〕

見たことのない記号が使われていますが，結局は絶対値の計算です。a，b の大小に注意して，丁寧に計算をしましょう。

〔解答のプロセス〕

(1) $\sin\dfrac{8}{3}\pi=\sin\dfrac{2}{3}\pi=\dfrac{\sqrt{3}}{2}$

$\cos\dfrac{8}{3}\pi=\cos\dfrac{2}{3}\pi=-\dfrac{1}{2}$

これより，$\theta=\dfrac{8}{3}\pi$のとき，

$$<\sin\theta,\ \cos\theta>=\sin\theta+\cos\theta-|\sin\theta-\cos\theta|$$
$$=\frac{\sqrt{3}}{2}-\frac{1}{2}-\left(\frac{\sqrt{3}}{2}+\frac{1}{2}\right)=-1$$

(2) $<r,\ 2>=r+2-|r-2|$

$$=\begin{cases}r+2-(r-2) & (r\geqq 2)\\ r+2+(r-2) & (r<2)\end{cases}$$
$$=\begin{cases}4 & (r\geqq 2)\\ 2r & (r<2)\end{cases}$$

$r\geqq 2$ のとき，

$r^2-3=4 \qquad \therefore\ r=\sqrt{7}$

$r<2$ のとき，

$r^2-3=2r$

$(r-3)(r+1)=0 \qquad \therefore\ r=-1$

したがって，$<r,\ 2>=r^2-3$ を満たす r は 2 個ある。

(3) $<a,\ b>=a+b-|a-b|$

(i) $a>b$ のとき，$<a,\ b>=a+b-(a-b)=2b$

(ii) $a=b$ のとき，$<a,\ b>=a+a-(a-a)=2a$

(iii) $a<b$ のとき，$<a,\ b>=a+b+(a-b)=2a$

であるから，$<a,\ b>=2a$ とならないのは $a>b$ のときである。

(4) $(\sqrt[3]{25})^6=25^2=625$，$(\sqrt[4]{100})^6=1000$ より，

$(\sqrt[3]{25})^6<(\sqrt[4]{100})^6 \qquad \therefore\ \sqrt[3]{25}<\sqrt[4]{100}$

これに注意すると

$$<\sqrt[3]{25},\ \sqrt[4]{100}>=\sqrt[3]{25}+\sqrt[4]{100}+(\sqrt[3]{25}-\sqrt[4]{100})$$
$$=2\sqrt[3]{25}=\sqrt[3]{200}$$

$125<200<216 \qquad \therefore\ 5<\sqrt[3]{200}<6$

であるから，$<\sqrt[3]{25},\ \sqrt[4]{100}>$を超えない最大の整数は 5

(5) $f(x)=|x-1|$，$g(x)=x+1$ より，

$$y=\frac{f(x)+g(x)-|f(x)-g(x)|}{2}$$
$$=\frac{|x-1|+x+1-||x-1|-(x+1)|}{2}$$
$$=\begin{cases}\dfrac{x-1+x+1-|(x-1)-(x+1)|}{2} & (x\geqq 1)\\ \dfrac{-(x-1)+x+1-|-(x-1)-(x+1)|}{2} & (x<1)\end{cases}$$
$$=\begin{cases}x-1 & (x\geqq 1)\\ 1-|x| & (x<1)\end{cases}$$
$$=\begin{cases}x-1 & (x\geqq 1)\\ 1-x & (0\leqq x<1)\\ 1+x & (x<0)\end{cases}$$

であるから，これを図示して，

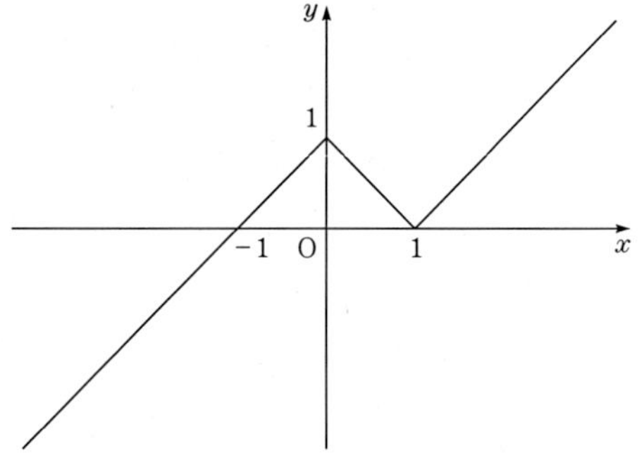

化 学

解答

29年度

一般入試 A

I

〔解答〕

問 1. (1) Ar (2) Cl (3) Cl　問 2. (1) ③ (2) ⑤

問 3. ア HCO_3^- イ 緩衝

問 4. (1) ウ (2) イ, ア, エ, ウ
(3) $P_4O_{10} + 6\,H_2O \longrightarrow 4\,H_3PO_4$

問 5. (1) 2.5 (2) 0.098 mol/L

問 6. ア 3 イ 2 ウ プロピレン(プロペン)
エ エチルメチルエーテル

問 7. (1) グリシン (2) $H_2N\text{-}CH(CH_2\text{-}OH)\text{-}C(=O)\text{-}OH$ (3) 3

問 8. (1) 3.0×10^4 Pa (2) 8.0×10^4 Pa

〔出題者が求めたポイント〕

理論・有機小問集

〔解答のプロセス〕

問 1. (1) 同周期元素の第一イオン化エネルギーは第 1 族元素で最小，第 18 族元素で最大である。 (2) ハロゲン元素は電子を受け取る力が強く，電子親和力が最大である。 (3) 原子半径は原子番号順に小さくなるが，電子配置の安定な第 18 族元素では大きい。

問 2. (1) 温度が高いと気体は膨張し，凹んだ球殻を元に戻す。 (2) 大気中の二酸化炭素の圧力が低いため，水に溶けていた二酸化炭素が気体となって放出される。

問 3.「平衡状態において，ある物質の濃度が増すとその物質が消費される方向に平衡が移動する」(ルシャトリエの原理)。設問で H^+ が増えると，H^+ と HCO_3^- が反応して H^+ が消費され，血液中の H^+ の増加が抑えられる。

問 4. (1) Al_2O_3 と ZnO は水に溶けない。CaO は塩基性酸化物で，水と反応すると塩基の $Ca(OH)_2$ が生じる。NO_2 は酸性酸化物で，水と反応するオキソ酸の硝酸が生じる。 $3\,NO_2 + H_2O \longrightarrow 2\,HNO_3 + NO$
(2) 同じ中心元素から成るオキソ酸では，酸素原子の多いものほど酸性が強い。 (3) 酸化数が＋5 のリンを含むオキソ酸はリン酸 H_3PO_4 である。

問 5. (1) 近似式 $[H^+] = \sqrt{cK_a}$ より

$$[H^+] = \sqrt{0.050\ \text{mol/L} \times 1.8 \times 10^{-4}\ \text{mol/L}} = 3.0 \times 10^{-3}\ \text{mol/L}$$

$$\text{pH} = -\log_{10}(3.0 \times 10^{-3}) = 3 - 0.48 = 2.52 \fallingdotseq 2.5$$

正しくは $[H^+] = [HCOO^-] = x$〔mol/L〕
$[HCOOH] = (0.050 - x)$〔mol/L〕

$$K_a = \frac{x\,[\text{mol/L}] \times x\,[\text{mol/L}]}{(0.050 - x)\,[\text{mol/L}]} = 1.8 \times 10^{-4}\ \text{mol/L}$$

を解くのであるが，対数値が与えられていないので近似式を用いる。

(2) $\text{pH} = 12.0 \Longrightarrow [H^+] = 1.0 \times 10^{-12}\ \text{mol/L}$
$\Longrightarrow [OH^-] = 1.0 \times 10^{-2}\ \text{mol/L}$

もとの NaOH の濃度を x〔mol/L〕とすると

$$[OH^-] = \frac{(x \times 10.0 \times 10^{-3} - 0.10 \times 8.0 \times 10^{-3})\,[\text{mol}]}{18.0 \times 10^{-3}\,\text{L}} = 1.0 \times 10^{-2}\ \text{mol/L}$$

$x = 0.098$ mol/L

問 6. ア (a) $CH_3CH_2CH_2OH$ (b) $CH_3CH(OH)CH_3$
(c) $CH_3CH_2OCH_3$ の 3 種類
イ 分子内脱水するのはアルコールの(a), (b)の 2 種類
ウ (a), (b)ともに $CH_3CH{=}CH_2$ を生じる。
エ エーテルの(c)である。

問 7. (1) α−アミノ酸 $RCH(NH_2)COOH$ で不斉炭素原子をもたないのは R＝H のグリシン Gly である。
(2) 分子式より $R = CH_3O$，第一級アルコールを有するから $R = CH_2OH$ でセリン Ser である。
(3) Gly 2 分子と Ser 1 分子からなるトリペプチドであるから，結合順で Gly−Gly−Ser
Gly−Ser−Gly，Ser−Gly−Gly の 3 種類。

問 8. (1) エタノールの液体が存在するから，エタノールの分圧は 320 K の飽和蒸気圧の 3.0×10^4 Pa である。
(2) 全圧＝分圧の和 $= 5.0 \times 10^4\ \text{Pa} + 3.0 \times 10^4\ \text{Pa} = 8.0 \times 10^4\ \text{Pa}$

II

〔解答〕

問 1. Pb^{2+}　問 2. $PbCl_2$　問 3. $[Cu(NH_3)_4]^{2+}$

問 4. 沈殿 C：AgCl 沈殿 I：$BaCO_3$

問 5. (1) G (2) 方法：過剰の NaOH aq を加える。
原理：$Al(OH)_3$ は両性水酸化物で，NaOH aq には $[Al(OH)_4]^-$ となって溶けるが，$Fe(OH)_3$ (G) は NaOH aq に溶けない。

〔出題者が求めたポイント〕

金属陽イオンの分離

〔解答のプロセス〕

問 1. 3 個所の例外(Ar と K，Co と Ni，Te と I)を除いて原子番号の大きい元素ほど原子量は大きい。K, Cu, Fe は第 4 周期元素，Ag は第 5 周期元素，Ba と Pb は第 6 周期元素で，Ba は 2 族，Pb は 14 族である。

問 2. Cl^- で沈殿するのは Ag^+ と Pb^{2+}。$PbCl_2$ は熱湯に溶けるが，AgCl は溶けない。AgCl は NH_3 aq に可溶。

問 3. 適量の NH_3 aq(OH^-)で沈殿するのは Cu^{2+} と Fe^{3+}。$Cu(OH)_2$ は過剰の NH_3 aq に錯イオンを生じて溶けるが，$Fe(OH)_3$ は溶けない。

$$Cu(OH)_2 + 4\,NH_3 \longrightarrow \underset{\text{テトラアンミン銅(II)イオン}}{[Cu(NH_3)_4]^{2+}} + 2\,OH^-$$

問 4. $Ba^{2+} + CO_3^{2-} \longrightarrow BaCO_3$　K^+ は沈殿しない。

問 5. Al^{3+} は Cl^- により沈殿しない ⟶ 沈殿 A にはならない。Al^{3+} は適量の OH^- により $Al(OH)_3$ になり沈殿 E に含まれるが，過剰の NH_3 aq には溶けない ⟶ 沈殿 G に含まれる。$Al(OH)_3$ は両性水酸化物なので

過剰の NaOH aq に溶け，$Fe(OH)_3$ と分離できる。

$Al(OH)_3 + OH^- \longrightarrow [Al(OH)_4]^-$

III

〔解答〕

問 1. $H_2O_2 + 2H^+ + 2e^- \longrightarrow 2H_2O$

問 2. デンプン水溶液　　問 3. 9.3×10^{-4} mol

問 4. 0.93 mol/L　　問 5. 3.2 %

〔出題者が求めたポイント〕

過酸化水素水の濃度の測定

〔解答のプロセス〕

問 1. 過酸化水素は，ヨウ化カリウム(I^-)からヨウ素 I_2 を遊離させているから酸化剤である。

問 2. ヨウ素 I_2 が存在すると青色を示すから，加えた指示薬はデンプンである。

問 3. ヨウ素の物質量はチオ硫酸ナトリウムの 1/2 であるから　$0.100\ \text{mol/L} \times \dfrac{18.6}{1000}\ \text{L} \times \dfrac{1}{2} = 9.3 \times 10^{-4}\ \text{mol}$

問 4. $2I^- \longrightarrow I_2 + 2e^-$　より，H_2O_2 と I_2 の物質量は同じである。滴定に用いたオキシドールは

$$10.0\ \text{mL} \times \frac{20.0\ \text{mL}}{200\ \text{mL}} = 1.00\ \text{mL}$$

過酸化水素の濃度を x〔mol/L〕とすると

$$x\,[\text{mol/L}] \times \frac{1.00}{1000}\ \text{L} = 9.3 \times 10^{-4}\ \text{mol}$$

$$x = 0.93\ \text{mol/L}$$

問 5. $\dfrac{\text{過酸化水素 0.93 mol の質量}}{\text{オキシドール 1 L の質量}} \times 100$

$$= \frac{34\ \text{g/mol} \times 0.93\ \text{mol}}{1.0\ \text{g/cm}^3 \times 1000\ \text{cm}^3} \times 100 = 3.16 \fallingdotseq 3.2\ \%$$

IV

〔解答〕

問 1. 最初の物質と最後の物質の状態が同じときは，変化により出入りする熱量の総和は反応経路によらず一定である。

問 2. (1) 2046 kJ/mol　(2) 347 kJ/mol　　問 3. C

〔出題者が求めたポイント〕

反応熱の計算

〔解答のプロセス〕

問 1. A から B が生じる変化について，A ⟶ (反応熱 q_1)C ⟶ (反応熱 q_2)B　と変化する場合と A ⟶ (反応熱 q_3)D ⟶ (反応熱 q_4)E ⟶ (反応熱 q_5)B　と変化する場合について　$q_1 + q_2 = q_3 + q_4 + q_5$　である。これをヘスの法則という。

問 2. 与式を順に①，②，③，④とする。

(1) 求める熱量 Q〔kJ/mol〕は，次の熱化学方程式で表される。

C_3H_8 (気) $+ 5O_2$ (気)

$= 3CO_2$(気) $+ 4H_2O$(気) $+ Q$〔kJ〕

よって　①式×3＋②式×4－③式　より

$Q = 394\ \text{kJ} \times 3 + 242\ \text{kJ} \times 4 - 104\ \text{kJ}$

$= 2046$〔kJ〕

(2) 式④は黒鉛の結合エネルギーを表している。C_3H_8 (気) 1 mol には C−C 結合 2 mol と C−H 結合 8 mol が含まれているから，C−C の結合エネルギーを x〔kJ/mol〕とすると，式③について，生成物の結合エネルギーの総和－反応物の結合エネルギーの総和＝反応熱　の関係より

x〔kJ/mol〕$\times 2\ \text{mol} + 412\ \text{kJ/mol} \times 8\ \text{mol}$

$- (714\ \text{kJ/mol} \times 3\ \text{mol} + 436\ \text{kJ/mol} \times 4\ \text{mol})$

$= 104\ \text{kJ}$

$x = 347$〔kJ/mol〕

問 3. 反応熱は反応物と生成物のもつエネルギーの差であるから，途中の活性化状態のエネルギーには関係しない。

V

〔解答〕

問 1. $\dfrac{k_1}{k_2}$　　問 2. 0.30 mol　　問 3. 36　　問 4. 16 倍

問 5. ①

〔出題者が求めたポイント〕

平衡定数と反応速度

〔解答のプロセス〕

問 1. 平衡状態では　$v_1 = v_2$　であるから

$$k_1[H_2][I_2] = k_2[HI]^2$$

$$K = \frac{[HI]^2}{[H_2][I_2]} = \frac{k_1}{k_2}$$

問 2. H_2 n〔mol〕と I_2 n〔mol〕が反応して HI $2n$〔mol〕が生じるから，反応が進んでも H_2，I_2，HI の総物質量は 0.40 mol のままで変化しない。よって，H_2 と I_2 の物質量の和が 0.10 mol のときの HI は

0.40 mol − 0.10 mol = 0.30 mol　である。

問 3. H_2 と I_2 の物質量は同じであるから，平衡時の物質量は 0.050 mol ずつである。よって容器の容積を V〔L〕とすると

$$K = \frac{[HI]^2}{[H_2][I_2]} = \frac{\left(\dfrac{0.30}{V}\,[\text{mol/L}]\right)^2}{\dfrac{0.050}{V}\,[\text{mol/L}] \times \dfrac{0.050}{V}\,[\text{mol/L}]}$$

$$= 36$$

問 4. k_1 の単位は与えられていないので略すると

$$\frac{k_1 \times \dfrac{0.20}{V}\,[\text{mol/L}] \times \dfrac{0.20}{V}\,[\text{mol/L}]}{k_1 \times \dfrac{0.050}{V}\,[\text{mol/L}] \times \dfrac{0.050}{V}\,[\text{mol/L}]} = 16\,[\text{倍}]$$

問 5. 温度を上げると平衡は吸熱反応の方向に移動するから平衡は左方向に偏り，HI の生成量は減少する。したがって平衡定数 K は小さくなる。

VI

〔解答〕

問 1. カルボキシ基

問 2. E：テレフタル酸　F：エチレングリコール

問 3. 4　　問 4. CH_3-⟨benzene⟩-CH_2-OH

問 5. CH_3-CH_2-O-C(=O)-CH(OH)-CH(OH)-C(=O)-O-CH_2-⟨benzene⟩-CH_3

〔出題者が求めたポイント〕

有機化合物の構造推定

〔解答のプロセス〕

実験 1. 化合物 A 中の O 原子 6 個のうち 2 個はアルコールの -OH のものなので，A にはエステル結合が 2 個含まれているとわかる。よって加水分解反応は

$C_{14}H_{18}O_6 + 2\,H_2O \longrightarrow B + C + D$　　となる。

実験 2. 炭酸水素ナトリウムと反応させると気体が発生するのはカルボン酸である。

$RCOOH + NaHCO_3 \longrightarrow RCOONa + H_2O + CO_2$

D 1 mol から 2 mol の CO_2 が生じるから，D は 2 価カルボン酸である。

実験 3. グルコースの発酵ではエタノールと二酸化炭素が生じる。

$C_6H_{12}O_6 \longrightarrow 2\,C_2H_5OH + 2\,CO_2$

よって B はエタノールである。

実験 4. PET ボトルの成分のポリエチレンテレフタラート $\left[CO\text{-}\langle benzene\rangle\text{-}COOCH_2CH_2O\right]_n$ の原料はテレフタル酸 HOOC-⟨benzene⟩-COOH とエチレングリコール $HOCH_2CH_2OH$ である。

実験 1, 2 より C はアルコール。C を酸化して得られる E はカルボン酸なので，E がテレフタル酸，F がエチレングリコールであり，C はベンゼンのパラ二置換体のアルコールとわかる。

実験 5. D には 2 個のカルボキシ基があり，これが完全に還元されると $-CH_2OH$ を 2 個もつ G になる。アルコールを無水酢酸でアセチル化すると -OH 1 個と無水酢酸 1 分子が反応する。

$-OH + (CH_3CO)_2O \longrightarrow -OCOCH_3 + CH_3COOH$

G のアセチル化で生じた H にはアセチル基が 4 個あるから，G には D の -COOH から生じた 2 個の $-CH_2OH$ の -OH の他に D 由来の 2 個の -OH があることになり，これが A に含まれる 2 個の -OH を示すことになる。

問 3. B(エタノール)の C 原子は 2 個，C のベンゼン二置換体の C 原子は 8 個以上である。また G には -OH が 4 個あり，1 個の C 原子には -OH は 1 個しか結合しないから D(＝G)の C 原子は 4 個以上である。A 中の C 原子は 14 個であるから

2 (B) ＋ 8 以上 (C) ＋ 4 以上 (D) ＝ 14

よって化合物 C の C 原子は 8 個，化合物 D の C 原子は 4 個であるとわかる。

問 4. 化合物 D は炭素数 4 で，-COOH を 2 個，-OH を 2 個もち，不斉炭素原子が 2 個あるから

HOOC-C*H(OH)-C*H(OH)-COOH　分子式 $C_4H_6O_6$ である。

化合物 A の加水分解において

$C_{14}H_{18}O_6 + 2\,H_2O \longrightarrow C_2H_6O(B) + C + C_4H_6O_6(D)$

より

C の分子式は $C_8H_{10}O$ となる。C は -OH を 1 個もつベンゼンのパラ二置換体で，酸化されるとテレフタル酸になるから，その構造は CH_3-⟨benzene⟩-CH_2OH となる。

問 5.

(B) CH_3CH_2-O[H　HO]C-CH(OH)-CH(OH)-CO[OH　H]OCH₂-⟨benzene⟩-CH_3 (D) (C)

⇓

(A)

CH_3CH_2-OCO-CH(OH)-CH(OH)-COO-CH_2-⟨benzene⟩-CH_3

一般入試 B

I

〔解答〕

問 1. [1] 同素体 [2] ダイヤモンド [3] フラーレン

問 2. ②, ⑤　　問 3. 200 kJ

問 4. (1) ①, ③ (2) $+6 \longrightarrow +3$

問 5. (1) b, c, f, g (2) d, e　　問 6. (1) 6 (2) 4

問 7. (ア) ナイロン 66 (イ) C_6H_5-CH=CH_2 (ウ) 付加縮合

問 8. (1) 2.5 mol/kg (2) 15 g/水 100 g

〔出題者が求めたポイント〕

理論・有機小問集

〔解答のプロセス〕

問 1. 炭素の同素体にはダイヤモンド, 黒鉛, フラーレン, 一枚の単層構造のグラフェン, グラフェンが円筒状になったカーボンナノチューブがある。

問 2. ① 左右対称の直線形, ③ 正四面体形, ④ 正六角形, ⑥ 単体 で無極性分子, ② 原子配置に偏りがある, ⑤ 折れ線形分子 で極性分子である。

問 3. A＋B のエネルギーは C より 15 kJ 高く, 活性化状態 D のエネルギーは A＋B より 185 kJ 高いので, C より 185 kJ＋15 kJ＝200 kJ 高い。

問 4. (1) ① S の酸化数は $+4 \longrightarrow +6$ と増加 $\Longrightarrow$ SO_2 は酸化された＝SO_2 は還元剤 ② Cl の酸化数は $0 \longrightarrow -1$ と減少 $\Longrightarrow$ Cl_2 は還元された＝Cl_2 は酸化剤, ③ Sn の酸化数は $+2 \longrightarrow +4$ と増加 $SnCl_2$ は酸化された＝$SnCl_2$ は還元剤 ④ Cr の酸化数は $+6 \longrightarrow +3$ と減少 $\Longrightarrow$ $K_2Cr_2O_7$ は還元された＝$K_2Cr_2O_7$ は酸化剤

(2) $k_2Cr_2O_7$ の Cr : $(+1)\times 2+2x+(-2)\times 7=0$

$x=+6$　　$Cr_2(SO_4)_3$ の Cr : Cr^{3+} なので $+3$

なお H_2O_2 の O は -1, O_2 の O は H_2O_2 に由来していて酸化数は 0。H_2O の O は $K_2Cr_2O_7$ に由来していて酸化数は -2 である。

問 5. (1) Ag と Cu は 11 族, Fe は 8 族で遷移元素, Al は 13 族, Ba は 2 族, K は 1 族, Pb は 14 族で典型元素である。

(2) Cu^{2+} は青色, Fe^{3+} は黄褐色, 他は無色である。

問 6. (1) 1 個の○は上下, 左右, 前後の計 6 個の●に囲まれている。

(2) 1 個の○のうち単位格子に含まれている部分は, 頂点の○では 1/8 個, 面の中心の○では 1/2 個なので

1/8 個×8＋1/2 個×6＝4 個

問 7. (ア) アジピン酸とヘキサメチレンジアミンの縮合重合で得られる $\text{-}[\text{OC-(CH}_2)_4\text{-CO-NH-(CH}_2)_6\text{-NH}]_n\text{-}$ をナイロン 66 という。

(イ) ポリスチレンはスチレンの付加重合体である。

$$n\,C_6H_5\text{-CH=CH}_2 \longrightarrow \text{-}[\text{CH}(C_6H_5)\text{-CH}_2]_n\text{-}$$

(ウ) 尿素樹脂やフェノール樹脂では付加と縮合を繰返して重合するので付加縮合という。

問 8. (1) 2.0 mol/L 水溶液 1 L をとると, その質量は

$1.1\ \text{g/cm}^3\times 1000\ \text{cm}^3=1100\ \text{g}$

その中の溶質は　150 g/mol×2.0 mol＝300 g

水は　1100 g－300 g＝800 g＝0.80 kg

$$\text{質量モル濃度}=\frac{\text{溶質の物質量}}{\text{溶媒の質量 (kg)}}=\frac{2.0\ \text{mol}}{0.80\ \text{kg}}=2.5\ \text{mol/kg}$$

(2) 25 ℃の水溶液 50.0 mL について

$$\text{化合物 A}: 300\ \text{g}\times\frac{50.0\ \text{mL}}{1000\ \text{mL}}=15.0\ \text{g}$$

$$\text{水}: 800\ \text{g}\times\frac{50.0\ \text{mL}}{1000\ \text{mL}}=40.0\ \text{g}$$

5 ℃に冷却したとき, 溶液中の A は

15.0 g－9.0 g＝6.0 g

$$\text{水 100 g あたりの A は}\quad 6.0\ \text{g}\times\frac{100\ \text{g}}{40.0\ \text{g}}=15\ \text{g}$$

II

〔解答〕

問 1. $Cl_2+H_2O \longrightarrow HCl+HClO$

問 2. $2\,KI+O_3+H_2O \longrightarrow I_2+O_2+2\,KOH$

問 3. 液体空気の分留　　問 4. B : H_2　C : He　F : N_2

〔出題者が求めたポイント〕

気体の推定と反応

〔解答のプロセス〕

常温常圧で気体の単体は H_2, He, N_2, O_2, O_3, F_2, Ne, Cl_2, Ar, Kr, Xe, Rn

気体の密度の大小は分子量の大小で表される。空気の平均分子量は 29 なので, 空気とほぼ同じ密度の気体 F は N_2 (分子量 28) である。また空気の 1/5 以下の密度の B と C は, 分子量が 29/5＝5.8 より小さい H_2 (分子量 2.0) と He (分子量 4.0) である。

水に少し溶け, 水と反応する E は Cl_2。F_2 は水を分解し, 他の気体は水にほとんど溶けない。

$Cl_2+H_2O \longrightarrow HCl+HClO$

湿らせたヨウ化カリウムデンプン紙を青色にするのは酸化力のある Cl_2 (E) と O_3。よって D は O_3。

$Cl_2+2\,KI \longrightarrow I_2+2\,KCl$

$O_3+2\,KI+H_2O \longrightarrow O_2+I_2+2\,KOH$

O_3 は O_2 に紫外線を当てると生じるから, A は O_2。

$3\,O_2 \longrightarrow 2\,O_3$

O_2 と H_2 の体積比 1 : 2 の混合物は爆鳴気と呼ばれ, 点火により爆発的に反応して水を生じる。

$2\,H_2+O_2 \longrightarrow 2\,H_2O$

よって B は H_2, C は He となる。

問 3. 酸素, 窒素の工業的製法は液体空気の分留である。

III

〔解答〕

問 1. ③　問 2. メチルオレンジ　問 3. 0.11 mol/L

問 4. 11.2　問 5. D

〔出題者が求めたポイント〕

アンモニア水の濃度と pH

〔解答のプロセス〕

問 1. 水溶液のように器壁部分で液面が高くなっている場合は液面の底の目盛りを読み，水銀のように器壁部分で液面が低くなっている場合は液面の山の目盛りを読む。

問 2. 塩酸は強酸，アンモニアは弱塩基なので，中和点では塩の加水分解のため液性は弱酸性を示す。したがって指示薬には変色域が弱酸性域にあるメチルオレンジ(変色域 3.1 ～ 4.4)が適当である。

問 3. 中和の関係　酸の物質量×価数＝塩基の物質量×価数　より

$$0.10\ \mathrm{mol/L} \times \frac{11.0}{1000}\ \mathrm{L} \times 1 = x\ [\mathrm{mol/L}] \times \frac{10.0}{1000}\ \mathrm{L} \times 1$$

$$x = 0.11\ \mathrm{mol/L}$$

問 4. 近似式　$[\mathrm{OH^-}] = \sqrt{cK_b}$ より

$$[\mathrm{OH^-}] = \sqrt{0.11\ \mathrm{mol/L} \times 2.0 \times 10^{-5}\ \mathrm{mol/L}} = \sqrt{2.2} \times 10^{-3}\ \mathrm{mol/L}$$

$$[\mathrm{H^+}] = \frac{K_w}{[\mathrm{OH^-}]} = \frac{1.0 \times 10^{-14}\ \mathrm{mol^2/L^2}}{\sqrt{2.2} \times 10^{-3}\ \mathrm{mol/L}} = \frac{10^{-11}}{\sqrt{2.2}}\ \mathrm{mol/L}$$

$$\mathrm{pH} = -\log_{10}\frac{10^{-11}}{\sqrt{2.2}} = 11 + \frac{1}{2}\log_{10}2.2 = 11.17 \fallingdotseq 11.2$$

問 5. 滴定曲線が 11.2 よりゆるやかに下がり，鉛直部分が弱酸性部にある D が該当する。

IV

〔解答〕

問 1. A：アセチレン　B：エチレン　問 2. ①

問 3. Cu_2O

問 4. $CH_3-\underset{\underset{O}{\|}}{C}-OH$　問 5. $CH_2=CH-O-\underset{\underset{O}{\|}}{C}-CH_3$

〔出題者が求めたポイント〕

有機反応系統

〔解答のプロセス〕

実験 1. $CaC_2 + 2\,H_2O \longrightarrow Ca(OH)_2 + C_2H_2$ (A)
アセチレン

実験 2.
$C_2H_5OH \xrightarrow[160\sim170℃]{H_2SO_4} C_2H_4$ (B) $+ H_2O$
エチレン

$2\,C_2H_5OH \xrightarrow[130\sim140℃]{H_2SO_4} C_2H_5OC_2H_5$ (C) $+ H_2O$
ジエチルエーテル

実験 3. $C_2H_2 + 2\,H_2 \longrightarrow C_2H_6$ (D)
$C_2H_4 + H_2 \longrightarrow C_2H_6$
エタン

実験 4. $CH{\equiv}CH + H_2O \longrightarrow CH_2{=}CHOH$ (E)
ビニルアルコール
$\longrightarrow CH_3CHO$ (F)
アセトアルデヒド
$CH_3CHO + O \longrightarrow CH_3COOH$ (G)
酢酸

実験 5.
$CH{\equiv}CH + CH_3COOH \longrightarrow CH_2{=}CHOCOCH_3$ (H)
酢酸ビニル

$n\,CH_2{=}CHOCOCH_3 \longrightarrow {-}\!\!\left[CH_2{-}CH(OCOCH_3)\right]\!\!{-}_n$
ポリ酢酸ビニル

問 2. エチレンは常温常圧で気体，ジエチルエーテルとエタノールは液体。エタノールは $-OH$ をもち，分子間に水素結合を生じるので沸点が高い。

問 3. アセトアルデヒドは還元性のアルデヒド基をもつため，フェーリング液を還元して赤色の酸化銅(Ⅰ) Cu_2O を沈殿させる。

$$CH_3CHO + 2\,Cu^{2+} + 5\,OH^- \longrightarrow CH_3COO^- + Cu_2O + 3\,H_2O$$

V

〔解答〕

問 1. ① $\dfrac{K[\mathrm{H_2S}]}{[\mathrm{H^+}]^2}$　② $K_1 \cdot K_2$　問 2. 1.2×10^{-18} mol/L

問 3. 5.0×10^{-12} mol/L　問 4. ①，⑥

〔出題者が求めたポイント〕

硫化水素の電離と溶解度積

〔解答のプロセス〕

問 1. ① (1)式と(2)式をまとめると　$H_2S \rightleftarrows 2\,H^+ + S^{2-}$

これより　$K = \dfrac{[\mathrm{H^+}]^2[\mathrm{S^{2-}}]}{[\mathrm{H_2S}]}$　　$[\mathrm{S^{2-}}] = \dfrac{K[\mathrm{H_2S}]}{[\mathrm{H^+}]^2}$

② $K_1 \times K_2 = \dfrac{[\mathrm{H^+}][\mathrm{HS^-}]}{[\mathrm{H_2S}]} \times \dfrac{[\mathrm{H^+}][\mathrm{S^{2-}}]}{[\mathrm{HS^-}]} = \dfrac{[\mathrm{H^+}]^2[\mathrm{S^{2-}}]}{[\mathrm{H_2S}]} = K$

問 2. $\mathrm{pH} = 2.0 \Longrightarrow [\mathrm{H^+}] = 1.0 \times 10^{-2}\ \mathrm{mol/L}$

$$K = K_1 \times K_2 = 1.0 \times 10^{-7}\ \mathrm{mol/L} \times 1.2 \times 10^{-14}\ \mathrm{mol/L} = 1.2 \times 10^{-21}\ \mathrm{mol^2/L^2}$$

$$[\mathrm{S^{2-}}] = \frac{K[\mathrm{H_2S}]}{[\mathrm{H^+}]^2} = \frac{1.2 \times 10^{-21}\ \mathrm{mol^2/L^2} \times 0.10\ \mathrm{mol/L}}{(1.0 \times 10^{-2}\ \mathrm{mol/L})^2} = 1.2 \times 10^{-18}\ \mathrm{mol/L}$$

問 3. $K_{sp} = [\mathrm{Cu^{2+}}][\mathrm{S^{2-}}] = x\ [\mathrm{mol/L}] \times 1.2 \times 10^{-18}\ \mathrm{mol/L} = 6.0 \times 10^{-30}\ \mathrm{mol^2/L^2}$

$$x = 5.0 \times 10^{-12}\ \mathrm{mol/L}$$

問 4. 酸性で硫化物が沈殿するのは Ag^+，Pb^{2+}，Cu^{2+}，Cd^{2+} など，塩基性ならば硫化物が沈殿するのは Fe^{2+}，Zn^{2+}，Mn^{2+} などである。Fe^{3+} は H_2S により Fe^{2+} になり，Al^{3+} は塩基性では $Al(OH)_3$ が沈殿する。

平成28年度

問　題　と　解　答

英 語

問題

28年度

A入試

I 次の英文を読んで，下の問いに答えなさい．【配点 40】

(1) As is often the way with scientific discoveries, the revelation that wasps see one another as individuals resulted from a lucky accident. As a young graduate student in 2001, (2) one of us (Tibbetts) was working on a project focused on detailing the social lives of *Polistes fuscatus* paper wasps. The project involved painting colored dots on their backs, then videotaping colonies and tracking the interactions among the insects. One day Tibbetts accidentally videotaped a colony with two unmarked wasps. The data would be useless unless she could figure out a way to differentiate between the two insects. As she watched the tape, she suddenly realized that she could tell the unmarked wasps apart by looking at the yellow, brown and black stripes and spots that make up their natural facial markings. Could wasps, she wondered, do the same?

Tibbetts couldn't resist (A). She spent the next few days documenting the fantastic diversity of facial patterns in wasps and then tested whether the creatures could use these patterns as a guide to recognizing individuals. Using an extremely high-tech method—(B) modeling paint with toothpicks—she changed a wasp's facial features and then observed the social consequences. Aggression is rare in wasp colonies, so if the wasp was treated more aggressively by nest mates after the makeover, the behavior shift would be proof that wasps pay attention to faces. As a control, she also applied paint to some insects without (C) their appearances to rule out the possibility that the wasps were reacting to some aspect of the paint other than its visual effect. She found that the nest mates displayed far more aggression toward (D) than to (E); for the control wasps, interactions with their nest mates proceeded in a business-as-usual fashion. The results showed that (F) in facial patterns for individual recognition.

(*Scientific American*, September 2013)

paper wasp アシナガバチ
differentiate 区別する
document 記録する
aggression 攻撃，けんか
revelation 新発見
marking 模様
modeling paint プラモデルの塗料
makeover イメージチェンジ

問1 下線部（1）を日本語に訳しなさい.

問2 下線部（2）Tibbetts が取り組んでいたプロジェクトはどのようなものか日本語で説明しなさい.

問3 （ A ）～（ C ）に入るべき単語を次の中から選び，記号で答えなさい.

ア．applying　　イ．changing　　ウ．checking

問4 （ D ），（ E ）に入るべき語句を次の中から選び，記号で答えなさい.

エ．the control subjects

オ．the visibly altered wasps

問5 （ F ）に入るべき表現を次の中から選び，記号で答えなさい.

① wasps do indeed use variation

② wasps can't use variation

③ wasps seldom use variation

④ wasps accidentally use variation

[II] 次の英文を読んで，下の問いに答えなさい．【配点 40】

One of the most persistent brain myths is that playing classical music to babies increases their intelligence. There's no scientific evidence for (1) <u>this idea</u>, but it's proven amazingly persistent, probably because it allows parents to address their anxiety about their children's intellectual development——and because sellers of classical music for children encourage the belief every chance they get.

This myth began （ あ ） a 1993 report in the scientific journal *Nature* that listening to a Mozart sonata improved the performance of college students on a complex spatial reasoning task. The researchers summarized the effect as equivalent to an eight- to nine-point gain on the Stanford-Binet IQ scale. Journalists didn't find this result immediately fascinating; they reported it about as much as any other science story published in the same journal that year.

The idea really took （ い ） after the 1997 publication of *The Mozart Effect* by Don Campbell, who brought mysticism together with loosely interpreted scientific results to produce a bestseller that influenced public policy. The next year, Georgia governor Zell Miller played Beethoven's "Ode to Joy" to the legislature and requested $105,000 to send classical music CDs to all parents of newborns in the state. The legislators approved his request, failing to notice that it made no sense to argue that music would lead to lifelong intelligence gains in babies based （ う ） an effect that lasts less than fifteen minutes in adults. Florida legislators soon followed suit, requiring state-funded day care centers to play classical music every day.

By now, the idea that classical music makes babies smarter has been repeated countless times in newspapers, magazines, and books. The idea is familiar （ え ） people in dozens of countries. In the retelling, stories about the Mozart effect have progressively replaced college students with children or babies. Some journalists assume that the work on college students applies to babies, but others are simply unaware （ お ） the original research.

In 1999, another group of scientists repeated the original experiment on college students and found that they could not duplicate its results. (2) <u>It hardly matters, though, that the first report had been incorrect</u>. What's important is that no one has tested the idea on babies. Ever.

While playing classical music for your kids isn't likely to improve their brain development, (3) something else (4) will—having them play music for you. Children who learn to play a musical instrument have better spatial reasoning skills than those who don't take music lessons, maybe because music and spatial reasoning are processed by similar brain systems. (5) Filling your house with music may indeed improve your children's intelligence—as long as they aren't passive consumers, but active producers. (Sandra Aamodt and Sam Wang, *Welcome to Your Brain*, 2008)

spatial reasoning　空間的推論　　mysticism　神秘主義
legislature　議会　　day care center　保育所

問1　下線部（1）this idea とは何か，日本語で説明しなさい．

問2　下線部（2）を日本語に訳しなさい．

問3　下線部（3）something else とは何か，日本語で説明しなさい．

問4　下線部（4）の後に省略されている言葉を英語で答えなさい．

問5　下線部（5）を日本語に訳しなさい．

問6　（あ）～（お）に入るべき単語を下から選び，記号で答えなさい．

① of　② off　③ on　④ to　⑤ with

問7　本文の内容に一致するものを次の中からひとつ選び，記号で答えなさい．

ア．赤ちゃんにクラシック音楽を聴かせると知能が良くなるというのは科学的根拠に基づいている．
イ．モーツァルトのソナタを小学生に聴かせると計算問題が早く出来るようになった．
ウ．ジョージア州知事は保育園で毎日クラシック音楽をかけるように要請した．
エ．クラシック音楽の効果があると報告されたのは大学生の空間的推論能力についてであり，赤ちゃんで試されたことはない．

III 下線部(1), (2)の内容を英語で表現しなさい.【配点 20】

「お年寄りや身体の不自由な人に席を譲りましょう」という言葉は誰でも知っている. けれども, なぜそうしたマナーを身につけることが大事なのかを問われると, ふと考えてしまう. (1) 満員電車で時々, スマートフォンに熱中して, 周囲から断絶している人がいる. (2) マナーを身につけるとは, 単に行儀よくするということではなく, 他人に目をやって, 他人を思いやることである. たとえば, 後ろに続く人のために重い扉を支えるなんてことは, しなくてもいいのかもしれない. しかし, お互いにマナーを守ることで, 私たちの日々の生活は豊かになるのかもしれない.

数 学

問題

28年度

A入試

I 次の問いに答えなさい. [配点 30]

(1) 4 個のさいころを同時に投げるとき，出る目の最大値が 5 以上である確率を p, 出る目の最大値が 4 以下である確率を q とする．このとき，p と q の間で成り立つ大小関係を次のア～ウのうちからひとつ選び，その記号を (A) に書きなさい．ただし，どのさいころも 1 から 6 までの目が同様に確からしく出るとする.

ア:「$p < q$」　イ:「$p = q$」　ウ:「$p > q$」

(2) 第 2 項が 3，第 22 項が 33 である等差数列の第 28 項の値を求め，その値を (B) に書きなさい.

(3) n を自然数とする．$(5x+1)^n$ の展開式における x^2 の項の係数が 700 である n の値を求め，その値を (C) に書きなさい.

(4) θ は $0 \leqq \theta < 2\pi$ を満たす実数とする．x の関数

$$f(x) = 2x^3 - 3(2+\sin\theta)x^2 + (1+\sin\theta)(2+\sin\theta)^2$$

の極小値を $m(\theta)$ とし，θ が $0 \leqq \theta < 2\pi$ の範囲を動くときの $m(\theta)$ のとり得る最大の値を M とする．このとき，M の値，および $m(\theta) = M$ を満たす θ の値を (あ) で求めなさい.

II 次の問いに答えなさい. [配点 35]

2 つの関数 $f(x) = x^2 + 3$ と $g(x) = 4x^2 - 8|x|$ を考える. xy 座標平面において, $y = f(x)$ のグラフを C_1 とし, $y = g(x)$ のグラフを C_2 とする. また, C_1 上の点 $(2, f(2))$ における接線を l とする.

(1) l の y 切片を求め, その値を [(D)] に書きなさい.

(2) l と C_2 の共有点の個数を求め, その個数を [(E)] に書きなさい.

(3) C_1 と C_2 の共有点のうち, 第 1 象限にある点の座標を求め, その座標を [(F)] に書きなさい.

(4) C_1 と C_2 で囲まれた図形の面積を求め, その値を [(G)] に書きなさい.

(5) xy 座標平面上の関数 $y = 4x^2 - 8|x| + ax + 1$ のグラフと x 軸との共有点が 4 個になるように, 定数 a の値の範囲を [(い)] で定めなさい.

III 次の問いに答えなさい. [配点 35]

点 O を原点とする xy 座標平面上に点 A$(2,4)$ と点 B$(5,2)$, および直線 l がある.

(1) l の方程式は $y=\frac{1}{2}(-x+1)$ である.

(i) 点 P が l 上の点であるとき, 内積 $\overrightarrow{\mathrm{OA}}\cdot\overrightarrow{\mathrm{OP}}$ の値を求め, その値を [(H)] に書きなさい.

(ii) l 上の P に対し, $|\overrightarrow{\mathrm{OP}}|^2$ のとり得る最小の値を [(I)] に書きなさい.

(2) a を 1 以上の定数とする. xy 座標平面上の点 Q が, 線分 AQ の中点 M を用いて,

$$a|\overrightarrow{\mathrm{AQ}}|^2=4|\overrightarrow{\mathrm{OM}}|^2+4|\overrightarrow{\mathrm{BM}}|^2$$

を満たしながら動くとき, その Q の軌跡を C とする.

(i) C が直線となるときの a の値を求め, その値を [(J)] に書きなさい.

(ii) $a=1$ のとき, C 上の Q に対し, $|\overrightarrow{\mathrm{OQ}}|^2$ のとり得る最小の値を [(う)] で求めなさい.

化 学

問題

28年度

A入試

I

問1～問6に答えなさい．【配点 56】

問1 次の現象に最も関係が深い用語は①～⑥のどれか，それぞれ選び記号で答えなさい．

（1）コップに冷たいオレンジジュースを入れて暖かい部屋に置いておくと，コップの外側に水滴がつく．

（2）冬の寒い朝，霜がおりる．

（3）乾燥した紅茶の葉にお湯を注ぐと，お湯が褐色に着色する．

① 分留　② 昇華　③ 再結晶
④ 凝縮　⑤ 抽出　⑥ 凝固

問2 次の文章中の［1］～［4］に適切な語句を入れなさい．

共有結合している２原子間の共有電子対が一方の原子に偏っているとき，結合に［1］があるという．一般に，２原子間の［2］の差が大きいほど結合の［1］は大きくなる．

水分子中の酸素原子と水素原子の結合では，共有電子対は［3］原子側に偏って存在している．また，水分子は［4］形の構造をとるため分子全体として［1］をもつ．

問3 次の文章中の ア ～ エ に適切な語句または元素記号を入れなさい.

周期表 18 族元素の単体は，大気中に少量存在する気体であることから，ア と呼ばれている．それらのうち，空気中での存在量が最も多いものは イ である．また，沸点が最も低いものは ウ である．これらの単体は様々な用途に用いられているが，エ の単体は，放電すると赤色光を発することから，広告用の放電管に利用されている.

問4 次の反応で生成する化合物の一般名は①～⑧のどれか，それぞれ選び記号で答えなさい.

（1）酢酸とエタノールの混合物に少量の濃硫酸を加え加熱する.

（2）ベンゼンに濃硫酸を加えて加熱する.

（3）ニトロベンゼンにスズと濃塩酸を加え加温後，水酸化ナトリウム水溶液を加える.

（4）酢酸カルシウムを乾留する.

① アルコール　② エーテル　③ アルデヒド
④ ケトン　⑤ カルボン酸　⑥ エステル
⑦ アミン　⑧ スルホン酸

問5 二糖類に関する（1）〜（3）に答えなさい．

（1）(a) 〜 (d) の二糖類のうち還元性を**示さない**ものはどれか，1つ選び記号で答えなさい．

（2）(a) 〜 (d) の二糖類のうち，デンプンを希硫酸で加水分解する途中に得られる化合物として可能性のあるものはどれか，2つ選び記号で答えなさい．

(a)

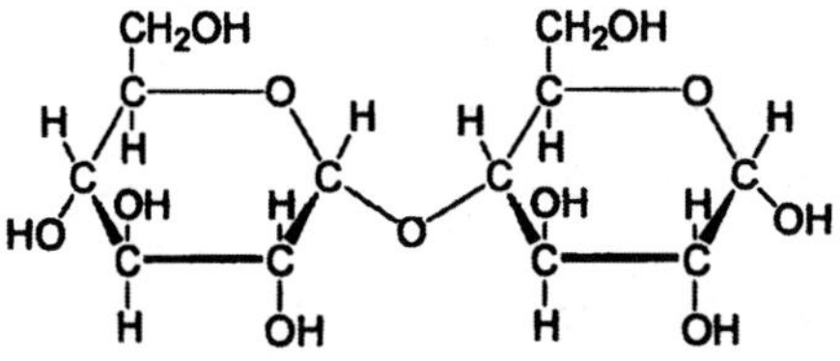

(b)

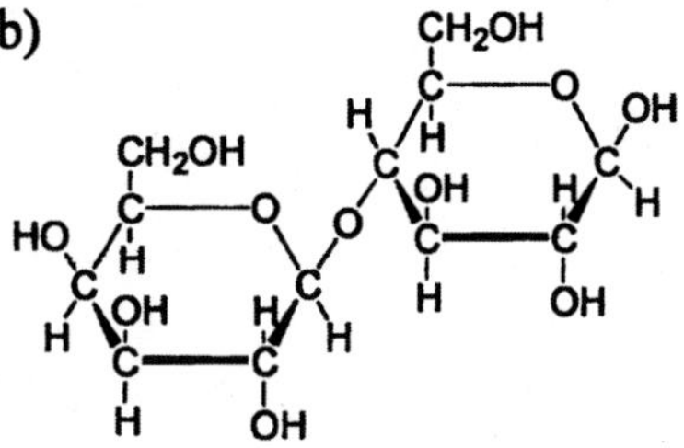

(c)

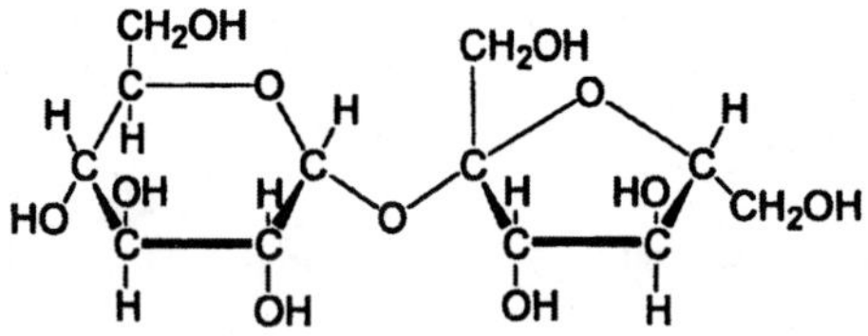

(d)

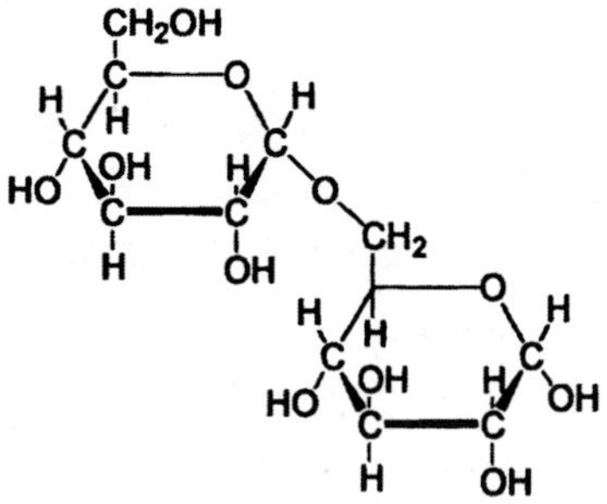

（3）下の二糖類の構造中の網掛け部分のように，単糖分子間で脱水縮合してできた C−O−C の構造を一般に何結合と呼ぶか，名称を答えなさい．

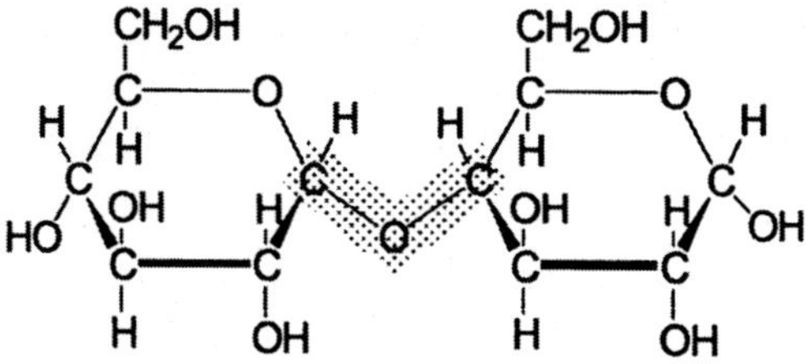

問6 下表の値を用いて（1），（2）に答えなさい．

結合	結合エネルギー (kJ/mol)
H－H	436
Cl－Cl	243
N≡N	945
N－H (NH_3)	391

（1）塩化水素の生成熱は次の熱化学方程式で表される．塩化水素分子 1 mol を水素原子 1 mol と塩素原子 1 mol に分解するのに必要なエネルギー (kJ) を求め，整数で答えなさい．

$$\frac{1}{2}H_2(気) + \frac{1}{2}Cl_2(気) = HCl(気) + 93\,kJ$$

（2）アンモニア(気)の生成熱 (kJ/mol) を求め，整数で答えなさい．

II

次の文章を読み，問に答えなさい．ただし，食酢には酢酸と水のみが含まれているものとする．【配点 23】

食酢中の酢酸の濃度を測定するために，次の実験を行った．

①ホールピペットを用いて食酢 10 mL を②メスフラスコに取り，純水で正確に 100 mL とした．この液 10 mL を別のホールピペットを用いて，③コニカルビーカーに取り，指示薬として [ ] を加えた．このコニカルビーカー中の液に 0.100 mol/L 水酸化ナトリウム水溶液を④ビュレットから滴下したところ，16.00 mL 加えたところで液の色が変化した．

問 1 下線部①～④の器具を**ア**～**キ**の図から選び，それぞれ記号で答えなさい．

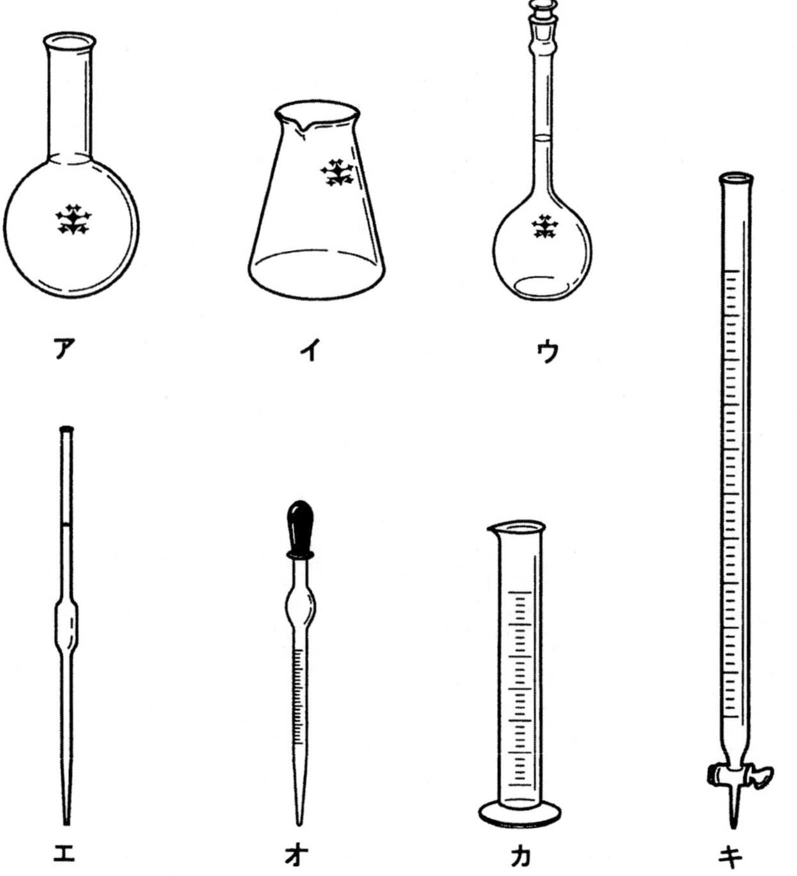

問2 下線部①～④の器具のうち，内部が純水でぬれたままで用いても，測定結果に影響がないものはどれか，すべて選び①～④の記号で答えなさい．

問3 [　　　] に入る適切な指示薬は何か，名称を答えなさい．

問4 食酢に含まれている酢酸のモル濃度 (mol/L) を求め，有効数字 2 桁で答えなさい．

問5 食酢の pH を求め，小数第 1 位まで答えなさい．ただし，酢酸の電離定数は 2.5×10^{-5} mol/L とし，必要なら $\log_{10} 2 = 0.30$ を用いなさい．

III

次の文章を読み，問に答えなさい．ただし，ファラデー定数は 9.65×10^4 C/mol，原子量は H＝1.00，O＝16.0，P＝31.0 とする．
【配点 10】

下図は，電解液として高濃度のリン酸水溶液を使用する水素－酸素燃料電池を模式的に示したものである．

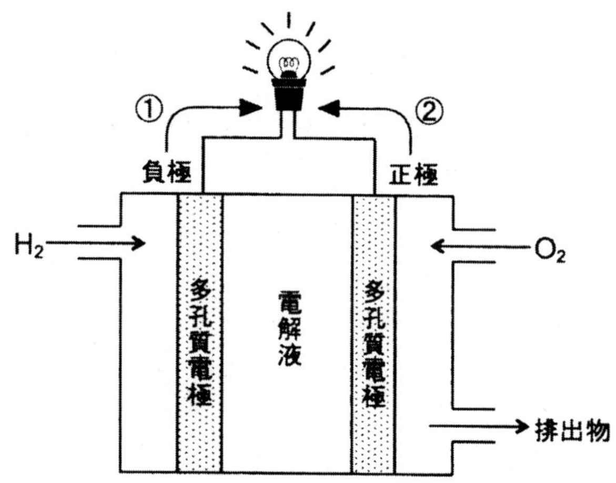

この電池の構成は（－）H_2 │H_3PO_4 aq │O_2（＋）と表され，両極では次の反応が起こる．

負極　$H_2 \longrightarrow 2H^+ + 2e^-$

正極　［　　　　　　　　　　］

問1　電流の向きは図中の①，②のどちらか，記号で答えなさい．

問2　［　　］に電子 e^- を含むイオン反応式を入れなさい．

問3　燃料として水素 18 g を用いると，この燃料電池では 50 A の電流を最長何時間取り出し続けることができるか，有効数字２桁で答えなさい．

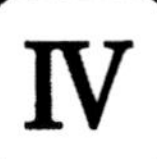

次の文章を読み，問に答えなさい.【配点 15】

化学反応式 A + 2B ⟶ 2C で表される反応がある. 一定体積の容器内で，温度を 25℃に保ち，A と B の初濃度を変えて，反応初期の C の生成速度 v を求めたところ，下表の結果が得られた.

実験	[A] (mol/L)	[B] (mol/L)	v (mol/(L・s))
1	0.10	0.20	4.5×10^{-3}
2	0.10	0.40	9.0×10^{-3}
3	0.20	0.40	3.6×10^{-2}

問 1 反応速度定数を k，反応物 A，B のモル濃度をそれぞれ [A]，[B] として，この反応の反応速度式を書きなさい.

問 2 25℃における反応速度定数 k を求め，有効数字 2 桁で答えなさい.

問 3 反応の前後でそれ自身は変化しないが，反応速度を変えるはたらきをする物質を一般に何というか答えなさい.

問 4 一般に，常温付近で温度を 10℃上げると，分子の衝突回数は 1〜2%程度増加し，反応速度は 2〜4 倍に増大する. このように，温度上昇に伴う反応速度の急激な増大は，単に分子の衝突回数の増加だけでは説明できない. その理由を簡潔に述べなさい.

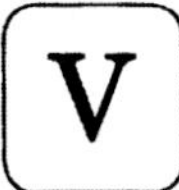

次の文章を読み，問に答えなさい．【配点 22】

A, B, C, D は原子番号 30 以下の重金属元素であり，いずれもアルファベット 2 文字の元素記号で表される．

これらの元素の単体はいずれも常温・常圧では水に溶解しないが，A 以外は希塩酸には溶解する．また，①濃硝酸に対して，A, B, C は溶解するが，D は溶解しない．さらに，②C の単体のみ，水酸化ナトリウム水溶液にも溶解する．

元素 A～D それぞれの 2 価イオンを含む水溶液は，1 種類が無色で，残りの 3 種類は有色である．これらの水溶液に硫化水素を通じるとき，酸性下で沈殿を生じるのは A のイオンのみであるが，③中性下では A～D のいずれのイオンの場合も沈殿を生じる．④A のイオンを含む水溶液にアンモニア水を少量加えると，青白色の沈殿が生じるが，過剰に加えると沈殿が溶解して深青色の溶液となる．また，C のイオンを含む水溶液に水酸化ナトリウム水溶液を少量加えると，白色の沈殿が生じるが，過剰に加えると沈殿が溶解して無色の溶液となる．さらに，⑤D のイオンを含む水溶液に酸性下で酸素を通じると液の色が変化する．その液にチオシアン酸カリウム水溶液を加えると溶液が特徴的な色を呈する．

元素 B の最高酸化数は+7 である．+7 の酸化数をもつ B の原子と酸素原子およびカリウム原子からなる塩は紫色の化合物で，強い酸化作用を示す．

問 1　元素 D は何か，元素記号で答えなさい．

問 2　下線部①の A～C の単体が濃硝酸に溶解する反応のうち，A の単体が溶解する反応を化学反応式で示しなさい．

問 3　下線部②の C の単体が水酸化ナトリウム水溶液に溶解する反応を化学反応式で示しなさい．

問4 下線部③の **A**〜**D** のイオンを含む中性の水溶液に硫化水素を通じるとき生じる沈殿のうち，**B** のイオンを含む水溶液から生じる沈殿の色を答えなさい.

問5 下線部④の **A** のイオンを含む水溶液に過剰のアンモニア水を加えたときに，青白色の沈殿が溶解する反応をイオン反応式で示しなさい.

問6 下線部⑤の **D** のイオンを含む水溶液に酸素を通じた後に，チオシアン酸カリウム水溶液を加えるとき呈する特徴的な色を特に何色というか答えなさい.

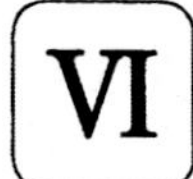

次の文章を読み，問に答えなさい．ただし，構造式は例にならって書きなさい．【配点 24】

分子式 $C_{16}H_{18}O_6$ で表される有機化合物 A がある．A は分子内にエステル結合を 2 つもち，ヒドロキシ基をもたない化合物である．その構造決定のために，以下の**実験 1 ～ 5** を行った．

実験 1　水と混ざり合う有機溶媒で A を溶解し，1 mol の A に対して過剰量の炭酸水素ナトリウム水溶液を加え撹拌すると 1 mol の気体が発生した．

実験 2　有機溶媒で A を溶解し，水酸化ナトリウム水溶液を加え加熱して完全に加水分解した．その液を酸性にするとジカルボン酸 B，カルボキシ基を 1 つもつ炭素原子数 8 のベンゼン二置換化合物 C，および二価アルコール D が得られた．

実験 3　ジカルボン酸 B は分子式 $C_4H_4O_4$ で表され，幾何異性体が存在する．B を加熱すると分子内で脱水反応が起こり，酸無水物が生成した．

実験 4　ベンゼン二置換化合物 C を過マンガン酸カリウム水溶液と反応させた後，酸性にすると化合物 E が得られた．E を加熱すると分子内で脱水反応が起こり，酸無水物 F が生成した．F は，酸化バナジウム(V) 存在下，ナフタレンを酸化して得られる化合物と同じであった．

実験 5　二価アルコール D は，直鎖状構造の炭素骨格をもち，第一級アルコールとしての構造のみをもつ化合物であった．D に濃硫酸を加え加熱すると分子内で脱水反応が起こり，ヒドロキシ基をもたない化合物 G のみが生成した．G に臭素水を加えると臭素水の色が消失した．

問1　**実験1**の結果から決定できる化合物Aがもつ官能基の名称を答えなさい.

問2　**実験3**の結果に基づいて，ジカルボン酸Bの構造式を書きなさい.

問3　**実験4**の結果に基づいて，酸無水物F の構造式を書きなさい.

問4　ベンゼン二置換化合物Cの分子式を書きなさい.

問5　二価アルコールDを構成する炭素原子の数を答えなさい.

問6　**実験5**で化合物G 1 mol に対して臭素が完全に反応するには最低何 mol の臭素分子が必要か答えなさい.

問7　化合物Aの構造式を書きなさい.

(例)

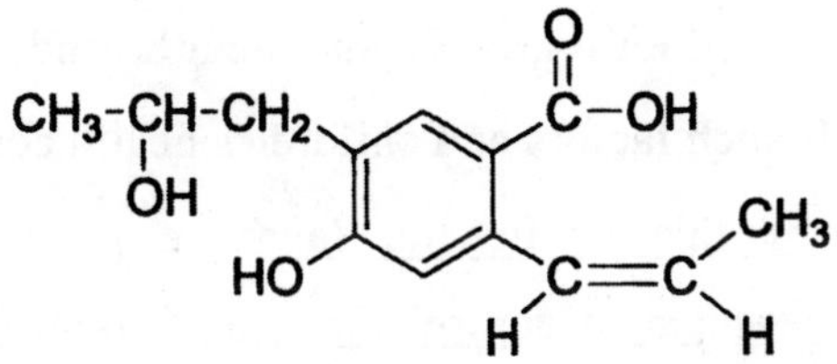

英 語

問題

28年度

B入試

I **次の英文を読んで，下の問いに答えなさい．【配点 30】**

Our social environment is changing rapidly. In Japan and overseas, people are increasingly concerned (あ) the impact of hazardous chemical substances in the environment. (1) <u>Of particular importance are the many substances which negatively influence children's health</u>.

Children's environmental health has long been high on the international agenda. In 1997, the Miami Declaration on Children's Environmental Health was agreed upon by the G8 Environment Ministers' Meeting. The same group agreed (い) international cooperation in epidemiological studies when they met in Siracusa, Italy in 2009. The JECS (Japan Environment and Children's Study) is aimed to protect children's health by contributing to the safe management of chemicals and environmental pollution prevention.

The major aim of this study is to identify harmful factors in the environment affecting children's growth and health, and to investigate the relationship (う) such factors and children's health condition. (2) <u>On the basis of the results of this study, the Japanese government will make regulations and take measures to control the use of harmful materials which have undesirable effects on children's health</u>. The final aim of this study and government action is to build (3) <u>a secure environment</u>; where children can grow up healthy and parents can raise children with confidence in the safety of their environment.

The Japan Environment and Children's Study started in January 2011. The recruitment of hundred thousand pregnant women was achieved in March 2014. Follow-up research of the participating children's health condition and environment will continue for 13 years. The study is scheduled to conclude in 2032, including the period for data analysis.

Follow-up programs periodically examine children's health condition, beginning at the early stage of pregnancy until the participating child reaches the age of 13. In total, 100,000 children and their parents take part (え) this study across fifteen regions of the nation. (4) <u>It is the first time in Japan to</u>

conduct such a nation-wide and long-term birth cohort study about children's health and environment.

(Japan Environment and Children's Study, Ministry of the Environment, http://www.env.go.jp/en/chemi/hs/jecs/about_the_study/)

hazardous 有害な
Environment Minister 環境大臣
pregnant 妊娠した
pregnancy 妊娠期間
agenda 協議事項
epidemiological 疫学的な
periodically 定期的に
cohort コホート，集団，群

問1 下線部（1）を日本語に訳しなさい.

問2 下線部（2）を日本語に訳しなさい.

問3 下線部（3）の内容を日本語で具体的に説明しなさい.

問4 下線部（4）を日本語に訳しなさい.

問5 （あ）～（え）に入れるべき適切な単語を下から選びなさい.

① about ② between ③ in ④ on

II 次の英文を読んで，下の問いに答えなさい．ただし、[…] は省略を表す．【配点 20】

Politicians seldom advocate more money for poor people. [...] More money, it is believed, will do more harm than good. More money, it is argued, entrenches deep-seated patterns of behavior, perpetuates a cycle of indolence and misery, and reinforces a culture of poverty. （ア）And yet politicians seldom propose cuts in aid to the poor. They resist being portrayed as the Scrooge who denies starving families the pittance they need to keep alive.

（イ）The best way of handling the question of how much money to give the poor, politicians have discovered, is to avoid doing anything about it at all. As a result, a consensus on welfare reform emerged in the late 1980s that neatly skirted （ウ）a number of difficult questions, all relating to money: How large should welfare benefits be? Who should pay for them? Should benefits be uniform throughout the country? Or should they vary from state to state?

Instead of responding these questions, consensus was reached by appealing to the values of work and family, which have universal appeal. （エ）It was agreed that education and job training should be provided so that welfare recipients could acquire the skills needed to become active members of the work force, that day care and medical insurance should be made available to recipients who found employment, and that assiduous efforts should be made to get fathers to pay child support if they left their families. (Paul E. Peterson and Mark Rom, *Welfare Magnets*, 1990)

advocate 主張する
perpetuate 存続させる
reinforce 強化する
pittance 小額の援助金
recipient 受給者
entrench 定着させる
indolence 怠惰
Scrooge 守銭奴
skirt 回避する
assiduous 根気強い

問 1 下線部（ア）で「めったに削減を提案しない」と述べられているが，それはなぜか．次の中から理由を選び，記号で答えなさい．

a) 予算をかけて多くの金額を活用すれば貧困が改善されるから．
b) 予算をけちると家族の価値を否定することになるから．
c) それよりも良い最善の方法があるから．
d) 福祉予算を拡大することが福祉受給者の自立心をかえって奪うから．
e) 福祉受給者の生活に必要ななけなしの金を奪うけちだと思われたくないから．

問 2 下線部（イ）で「最善の方法」とあるが，具体的にはどうすることか．日本語で答えなさい．

問 3 下線部（ウ）「数々の難問」とは無関係のものを次の中から選んで，記号で答えなさい．

a) National standard for welfare benefits
b) Crime rate
c) Taxpayer
d) Budget ratio of welfare expenditure

問 4 下線部（エ）を日本語に訳しなさい．

III 次の英文の意味が通るように，空所にそれぞれ適語を選び，記号で答えなさい．【配点 20】

1. It's only a (　　　　) of time before our company goes bankrupt.

① burden　　② fight
③ matter　　④ stage

2. It seems that your brother has many things in (　　　　) with you.

① common　　② effect
③ property　　④ threat

3. Some people work hard at the (　　　　) of their health.

① cost　　② hike
③ poll　　④ wish

4. Don't go to (　　　　). You can take a makeup test in mathematics.

① folks　　② lines
③ outfits　　④ pieces

5. Our players did their best, but we still have a long (　　　　) to go.

① exchange　　② model
③ platform　　④ way

6. You can take my (　　　　) for it. I had nothing to do with the incident.

① issue　　② track
③ word　　④ yell

7. The rescue team reached there when the boat was on the (　　　　) of sinking.

① failure　　② pack
③ verge　　④ witness

8. The bottom (　　　　) is that we should not miss this golden opportunity.

① line　　② murder
③ progress　　④ vote

9. Our president chose James as the person in (　　　　) of a new project.

① charge　　② harm
③ place　　④ source

10. Because of a lack of physical evidence, the investigation reached a dead (　　　　).

① accent　　② end
③ lap　　④ mercy

IV 以下の各文には，下線部に文法的誤りがあるものが，それぞれ１つ含まれている．該当するものを選び，記号で答えなさい．【配点 10】

1. 1) One of the most important people in the history of this school 2) was Mrs. Elizabeth Jones, 3) which was the wife of the 4) founder.

2. Some offices do not have 1) enough 2) skilled workers, which 3) cause serious 4) problems.

3. John 1) will have won 2) the game if he hadn't 3) had severe 4) neck pain.

4. The youngest girl 1) in the club 2) was asked to give a 3) short presentation 4) front of the parents.

5. Can you 1) believe this 2) new table is 3) actually made 4) in plastic?

6. The 1) marketing department is the 2) one only place I have 3) never worked in 4) this company.

7. Each vacation 1) package 2) include airfare, hotel charges and 3) rock climbing lessons, but tax is not 4) included.

8. I 1) went shopping and bought 2) two small furnitures, 3) a loaf of bread and 4) three cans of beer.

9. Yesterday, Ken said he 1) was busy on 2) the 3rd and he can't 3) make it on the 10th 4) neither.

10. The president 1) attempted to escape the 2) blame by 3) pretend he had known 4) nothing about the contamination of the soil.

V 下線部（1），（2）の内容を英語で表現しなさい．【配点 20】

母が田舎から蜂蜜を一升送ってきた．近所の人にもらったものだ．その人が飼っているのは野生のニホンミツバチである．（1）ニホンミツバチは，地域特有の色々な野草の花から蜜(nectar)を採取するので，花蜜がブレンドされて，風味豊かな蜂蜜となる．それを百花蜜と呼ぶこともある．年によって味わいの違う蜂蜜が送られてくるのを，いつも楽しみにしている．(2)1 リットル(liter)の花蜜を運ぶために，のべ 2 万から 10 万匹のミツバチが，巣と花々との間を往復するのだそうだ．ミツバチが苦労して集めた貴重な保存食なので，最後の一滴まで心して味わうことにしている．

数 学

問題

28年度

B入試

I 次の問いに答えなさい. [配点 25]

(1) 4 個の数字 2, 4, 6, 8 をすべて並べて 4 桁の整数を作るとき，2829 以上となる整数は全部でいくつできるか. その個数を [(A)] に書きなさい. また，5 個の数字 1, 3, 5, 7, 9 から異なる 3 つを並べて 3 桁の整数を作るとき，366 以上となる整数は全部でいくつできるか. その個数を [(B)] に書きなさい.

(2) 点 O を原点とする xy 座標平面上に点 A(2, 0) と点 B(0, 1) がある. 線分 AB を 2 : 3 に内分する点を M とするとき，∠AOM の二等分線と垂直に交わる直線の傾きを求め，その値を [(C)] に書きなさい.

(3) 光の通過する割合が等しくなるよう同一規格で作られたガラス板がある. このガラス板を 3 枚重ねて光を通過させると，光の強さは $\frac{81}{100}$ になるという. 光の強さがはじめの半分以下になるのは，何枚以上重ねたガラス板を通過したときか. その最小枚数を [(D)] に書きなさい. ただし，$\log_{10} 2 = 0.3010$, $\log_{10} 3 = 0.4771$ とする.

II 次の問いに答えなさい. [配点 25]

(1) 2つの正の整数 p と q がある. p を2進法で表すと $1111111111_{(2)}$ であり, q を3進法で表すと $2222222_{(3)}$ である. このとき, p と q の間で成り立つ大小関係を次のア〜ウのうちからひとつ選び, その記号を (E) に書きなさい.

ア: 「$p < q$」　　イ: 「$p = q$」　　ウ: 「$p > q$」

(2) $\left(\sqrt{3}+i\right)^n$ が実数となる最小の自然数 n の値を (F) に書きなさい. ただし, i は虚数単位とする.

(3) xy 座標平面上に2つのベクトル $\vec{a}=(-3,5)$ と $\vec{b}$ がある. $\vec{b}$ の x 成分と y 成分がともに整数であり, かつ $\vec{a}\cdot\vec{b}=2$ であるとき, $|\vec{b}|$ のとり得る最小の値を (G) に書きなさい.

(4) 大小2個のさいころを投げ, 大きいさいころの出た目を s, 小さいさいころの出た目を t とし, xy 座標平面上の放物線

$$y = x^2 - (s-2t)(2x-s+2t-1) + 4(t-2)$$

を考える. この放物線の頂点が第3象限にある確率を (あ) で求めなさい. ただし, 大小2個のさいころはそれぞれ1から6までの目が同様に確からしく出るとする.

III 次の問いに答えなさい. [配点 25]

点 O を原点とする xy 座標平面において，関数 $y = x^3 - 4x^2 + 4x$ のグラフを C_1 とし，関数 $y = x^3 - 4x^2 + 4x + 1$ のグラフを C_2 とする．また，C_1 上の O における接線を l とする.

(1) l の傾きを求め，その値を [(H)] に書きなさい.

(2) C_1 と l の共有点で, O 以外の点の座標を求め，その座標を [(I)] に書きなさい.

(3) C_1 と直線 $y = x$ で囲まれた 2 つの部分の面積の和を求め，その値を [(J)] に書きなさい.

(4) a を実数の定数とする．C_1 と直線 $y = a$ の共有点の個数を n_1 とし，C_2 と直線 $y = a$ の共有点の個数を n_2 とする.

(i) $n_1n_2 = 6$ となる a の値すべてを [(い)] で求めなさい.

(ii) $n_1 + n_2$ が奇数となる a の値は全部でいくつあるか．その個数を [(K)] に書きなさい.

IV 次の問いに答えなさい. [配点 25]

点Oを原点とする xy 座標平面上に10個の円 $C_1, C_2, \cdots\cdots, C_{10}$ がある. 自然数 $n = 1, 2, \cdots\cdots, 10$ に対し, C_n は中心が点 $(n^2, 0)$, 半径 n の円である. すなわち, C_1 は中心が点 $(1, 0)$, 半径1の円, C_2 は中心が点 $(4, 0)$, 半径2の円, $\cdots\cdots$, C_{10} は中心が点 $(100, 0)$, 半径10の円である. また, 円 C_n の円周の長さを L_n とし, 円 C_n の面積を S_n とする. ただし, 円 C_n の面積とは円周を C_n とする円板の面積を意味する.

(1) C_1 の方程式を求め, その方程式を (L) に書きなさい.

(2) $\dfrac{1}{\pi}\displaystyle\sum_{k=1}^{10} S_k$ の値を求め, その値を (M) に書きなさい.

(3) $\pi^2 \displaystyle\sum_{k=1}^{9} \frac{1}{L_k L_{k+1}}$ の値を求め, その値を (N) に書きなさい.

(4) 10個の円 $C_1, C_2, \cdots\cdots, C_{10}$ のうち, 直線 $2x - 9y = 0$ と共有点がない円は全部でいくつあるか. その個数を (O) に書きなさい.

(5) 10個の実数 $\theta_1, \theta_2, \cdots\cdots, \theta_{10}$ がある. $\theta_1 = \dfrac{\pi}{2}$ であり, また, $n = 2, 3, \cdots\cdots, 10$ に対し, θ_n は次を満たしている:「Oを通り, C_n に接する傾きが正の直線を l_n とするとき, l_n の傾きは $\tan\theta_n$ である. ただし, $0 < \theta_n < \dfrac{\pi}{2}$ とする.」

このとき,

$$\sum_{k=1}^{9} (1 + \cos\theta_k)(1 - \cos\theta_{k+1}) + \cos(\theta_k - \theta_{k+1})$$

の値を (う) で求めなさい.

化 学

問題

28年度

B入試

I 問1～問6に答えなさい.【配点38】

問1 次の文章を読み,(1),(2)に答えなさい.

二酸化炭素分子中で,炭素原子と酸素原子を結びつけているのは ア 結合であるが,ドライアイスの中で二酸化炭素分子どうしを結びつけている力は イ である.ドライアイスのように多数の分子が イ によって規則正しく配列した結晶を ウ という.

(1) ア ～ ウ に適切な語句を入れなさい.

(2) ウ の一般的な性質として,適切なものを次の①～⑤から選び記号で答えなさい.

① 熱や電気の伝導性がよい.

② 電気伝導性はないが,水溶液や融解状態では電気を通す.

③ 電気伝導性がなく,水に溶けにくい.

④ 融点が低く,昇華しやすいものも多い.

⑤ 非常に硬く,融点がかなり高い.

問2 次の文章中の ア ～ エ に適切な語句または記号を入れなさい.

不揮発性の物質を溶かした溶液では,溶液の蒸気圧は,純溶媒の蒸気圧よりも低くなる.この現象を ア という.沸騰は液体の蒸気圧が大気圧と等しくなったときに起こるが, ア のため,溶液は純溶媒よりも高い温度で沸騰する.この純溶媒が沸騰する温度と溶液が沸騰する温度の差を イ という.希薄溶液では, イ は溶液中のすべての溶質粒子の濃度に比例するが,その濃度には ウ 濃度が用いられ,その単位記号は エ である.

問3 下図は，$2HI \longrightarrow H_2 + I_2$ の反応について，反応の進行に伴うエネルギーの変化を示したものである．（1）～（3）に答えなさい．

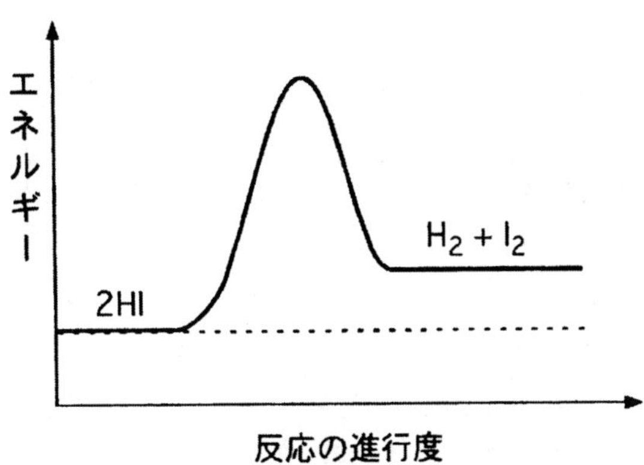

（1）この反応は発熱反応，吸熱反応のいずれか答えなさい．

（2）白金を添加するとこの反応の速度は大きくなる．このとき，エネルギーはどのように変化するか．解答欄に破線で示してある白金を添加しない場合を参考に，その変化を**実線で**書きなさい．

（3）（2）で，白金の添加によって変化するエネルギーは何か，その名称を答えなさい．

問4 次の文章を読み，（1）～（3）に答えなさい．

①<u>硝酸銀水溶液に塩化ナトリウム水溶液を加えると白色の沈殿が生じる</u>．また，②<u>硝酸銀水溶液にアンモニア水を少量加えると暗褐色の沈殿が生じる</u>．③<u>この沈殿に過剰のアンモニア水を加えると沈殿が溶解して無色の溶液になる</u>．

（1）下線部①の沈殿が生じる反応を化学反応式で示しなさい．

（2）下線部②の反応で生じる沈殿は何か，化学式で示しなさい．

（3）下線部③の反応で生じる陽イオンは何か，イオン式で示しなさい．

問5 反応物質，反応，反応の種類の組み合わせについて示した下表中の（ ア ）～（ エ ）に適切な語句または有機化合物の名称を入れなさい.

反応物質	反　応	反応の種類
エチレン	触媒存在下，水素と反応させるとエタンが生成する.	（ ア ）反応
アセチレン	赤熱した鉄に触れると 3 分子が重合し（ イ ）が生成する.	重合反応
（ ウ ）	硫酸酸性の二クロム酸カリウム水溶液を加えるとアセトンが生成する.	酸化反応
メタノール	空気中で熱した銅をメタノールの液面に近づけると（ エ ）が生成する.	酸化反応

問6 （1）～（3）の化合物はA～Eのどれか，最も適切なものをそれぞれ選び，記号で答えなさい.

（1）開環重合で合成される高分子化合物

（2）ポリ酢酸ビニルを水酸化ナトリウム水溶液で加水分解後，アセタール化することで得られる水に不溶な高分子化合物

（3）硫黄を数%添加して加熱処理すると，弾性や耐久性などが向上する高分子化合物

A ナイロン66　　B ナイロン6　　C ポリイソプレン
D ビニロン　　E ポリエチレンテレフタラート

II 下図は，大気圧(1.0×10^5 Pa)下，氷 18 g に毎分一定量の熱を加え続けたときの温度の変化を示したものである．問に答えなさい．**【配点 8】**

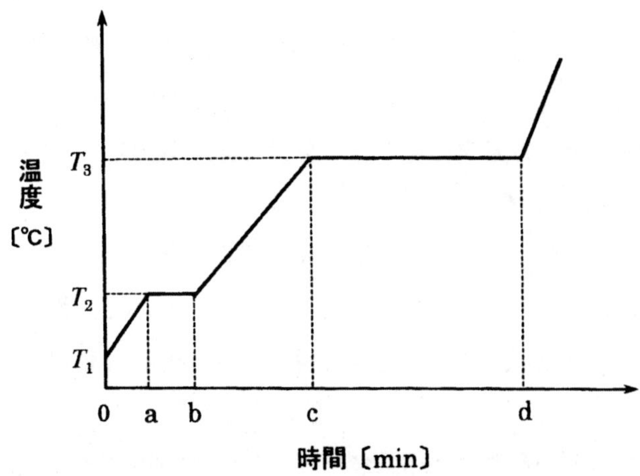

問 1 図の時間 c から d の間では，この物質はどのような状態で存在するか．最も適切なものを次の①～⑥から選び，記号で答えなさい．

① 固体　② 液体　③ 気体
④ 固体と液体　⑤ 液体と気体　⑥ 気体と固体

問 2 図の時間 c から d の間では熱を吸収しているにもかかわらず，温度は T_3 で一定である．その理由を簡潔に述べなさい．

問 3 大気圧下で 0℃の氷 18 g をすべて 100℃の水にするために必要な熱量 (kJ) を求め，有効数字 2 桁で答えなさい．ただし，大気圧下での水の比熱は 4.2 J/(g･℃)，氷の融解熱は 6.0 kJ/mol とし，原子量は H = 1.00，O = 16.0 とする．

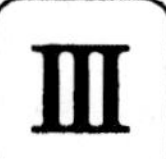

次の文章を読み，問に答えなさい.【配点 12】

A, B, C, D は，原子番号 7～17 の範囲にある異なる 4 種類の元素の酸化物である．酸化物 A～D において，各元素 1 つに対して結合している酸素の数はすべて異なり，その比(各元素の原子数：酸素の原子数)は，1 : 1，1 : 2，2 : 3，2 : 7 のいずれかである．

①酸化物 A は赤褐色の気体で，②水に溶解して強い酸性を示す．

酸化物 B は下剤として医薬品に用いられる白色の固体で，水には溶けにくいが，わずかに溶けた水溶液は弱塩基性を示す．また，酸化物 B は希塩酸に溶解する．

酸化物 C はこれら 4 種類の酸化物のうち最高の酸化数をもつ元素を含む．③酸化物 C は水に溶解して同じ酸化数をもつ元素のオキソ酸を生じ，その液は強い酸性を示す．

④酸化物 D は水には溶けないが，希塩酸や水酸化ナトリウム水溶液には溶解する．

問 1　酸化物 B は何か，化学式で答えなさい．

問 2　下線部①の酸化物 A を実験室で発生させたときの捕集法を答えなさい．

問 3　下線部②の酸化物 A が水に溶けるときの反応を化学反応式で示しなさい．

問 4　下線部③の酸化物 C を水に溶かしたとき生じるオキソ酸の名称を答えなさい．

問 5　下線部④の酸化物 D が希塩酸，および水酸化ナトリウム水溶液に溶解する反応をそれぞれ化学反応式で示しなさい．

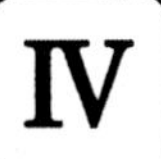

次の文章を読み, 問に答えなさい. ただし原子量は H＝1.00, C＝12.0, O＝16.0 とする. 【配点 11】

過マンガン酸カリウム水溶液の濃度を求めるため，次の実験を行った.

5.00×10^{-2} mol/L のシュウ酸水溶液 10.0 mL をコニカルビーカーに正確にとり，純水約 20 mL と希硫酸 5 mL を加えたのち加温した. この溶液に，ビュレットに入れた濃度不明の過マンガン酸カリウム水溶液を滴下したところ，9.80 mL 加えたときに反応が終了した.

問 1　5.00×10^{-2} mol/L のシュウ酸水溶液を 100 mL 調製するのに必要なシュウ酸二水和物 $(COOH)_2 \cdot 2H_2O$ の質量 (g) を求め，有効数字 2 桁で答えなさい.

問 2　この滴定の終点前後での色の変化を答えなさい.

問 3　この滴定の際に起こるシュウ酸の変化を，電子 e^- を含むイオン反応式で答えなさい.

問 4　過マンガン酸カリウム水溶液のモル濃度 (mol/L) を求め, 有効数字 2 桁で答えなさい.

問 5　この実験で, 硫酸のかわりに硝酸を用いると正しい結果が得られなかった. この理由として最も適切なものを次の①～⑤から選び記号で答えなさい.

① 終点での色の変化が明瞭でなくなるため.

② 硝酸が還元剤として働くため.

③ 硝酸が酸化剤として働くため.

④ 硝酸が触媒として働くため.

⑤ 沈殿が生じるため.

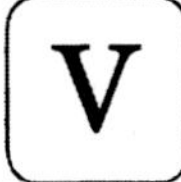

次の文章を読み，問に答えなさい．ただし，アンモニアの電離定数 K_b は 2.0×10^{-5} mol/L，水のイオン積 K_w は 1.0×10^{-14} $(mol/L)^2$ とし，必要なら $\log_{10} 2 = 0.30$ を用いなさい．【配点 15】

①0.20 mol/L のアンモニア水溶液 500 mL に 0.20 mol の塩化アンモニウムを加え溶解し，純水で正確に 1L にした溶液の pH について考えてみる．

アンモニアは，水溶液中ではその一部が電離して，(1) 式の平衡状態にある．

$$NH_3 + H_2O \rightleftarrows NH_4^+ + OH^- \quad \cdots\cdots\cdots (1)$$

(1) 式の平衡定数 K は，(2) 式で定義される．

$$K = \frac{[NH_4^+][OH^-]}{[NH_3][H_2O]} \quad \cdots\cdots\cdots (2)$$

ここで，$[H_2O]$ はアンモニア水溶液中における水のモル濃度であり，薄いアンモニア水溶液では一定と考えてよいので，$K[H_2O]$ をアンモニアの電離定数 K_b として (3) 式のように表すことができる．

$$K_b = K[H_2O] = \frac{[NH_4^+][OH^-]}{[NH_3]} \quad \cdots\cdots\cdots (3)$$

一方，塩化アンモニウムは，水溶液中で (4) 式のようにほぼ完全に電離する．

$$NH_4Cl \longrightarrow NH_4^+ + Cl^- \quad \cdots\cdots\cdots (4)$$

ここで生じた NH_4^+ により (1) 式の平衡は左に移動し，アンモニアの電離はほぼ無視できる．同様に，アンモニウムイオンについても加水分解反応は無視できる．従って，先の混合溶液における NH_3 と NH_4^+ のモル濃度は次のように近似できる．

$[NH_3]$ = [1] mol/L,　　$[NH_4^+] = 0.20$ mol/L

この溶液中においても (3) 式は成立しているので，$[OH^-]$ = [2] mol/L となり，pH は [3] になる．

弱酸とその塩，または弱塩基とその塩の混合溶液に，②少量の酸や塩基を加えても pH はあまり変化しない．このような性質をもつ溶液を，一般に [4] という．

問1　0.20 mol/L のアンモニア水溶液の pH を求め，小数第 1 位まで答えなさい.

問2　[1] ～ [4] に適切な数値や語句を入れなさい.
ただし，[1] と [2] は有効数字 2 桁で，[3] は小数第 1 位まで答えなさい.

問3　下線部①の溶液を純水で 10 倍に希釈した溶液の pH を求め，小数第 1 位まで答えなさい.

問4　下線部②について，アンモニアと塩化アンモニウムからなる混合溶液に少量の酸を加えた場合について，pH があまり変化しない理由を，必要なイオン反応式を示した上で簡潔に述べなさい.

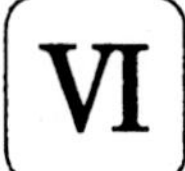

次の文章を読み，問に答えなさい．ただし，構造式は例にならって書きなさい．【配点 16】

同一の分子式 $C_9H_{12}O$ で表される化合物 A，B，C がある．A～C は，分子内にベンゼン環をもち，そのベンゼン環の水素原子が置換されている数はすべて同じである．また A と B は不斉炭素原子を 1 個もつが C はもっていない．A～C の構造決定のために，以下の**実験 1 ～ 5** を行った．

実験 1 ジエチルエーテルに A～C のそれぞれの化合物を溶解し，その液に単体のナトリウムを加えたところ，すべての化合物で気体が発生した．

実験 2 A～C の混合物をジエチルエーテルに溶解し，分液ロートに入れた．そこに水酸化ナトリウム水溶液を加えよく混合した．それを静置すると上下二層に分かれ，A～C はいずれも上層に含まれていた．

実験 3 A～C のそれぞれの化合物を濃硫酸と濃硝酸の混合物と反応させると，ベンゼン環の水素原子 1 個がニトロ基 1 個に置換した化合物が得られた．いずれの場合も，3 種類の構造異性体が得られた．(ただし，このニトロ化はベンゼン環の位置に依存せず均等に起こったものとする．)

実験 4 A～C のそれぞれについてヨードホルム反応を行ったが，すべての化合物において，特異臭をもつ黄色結晶は得られなかった．

実験 5 不斉炭素原子を 1 個もつ A に濃硫酸を加えて分子内で脱水反応をおこなった後，臭素と反応させて得られた化合物は，不斉炭素原子を 2 個もっていた．不斉炭素原子を 1 個もつ B と，もたない C についてもそれぞれ分子内で脱水反応を行うと，同一化合物 D が得られた．

問1 **実験2**のように，水と混合して静置すると二層に分かれるのは次の①～⑤の化合物のどれか，記号で答えなさい．

① 酢酸エチル　② メタノール　③ アセトアルデヒド
④ 酢酸　⑤ アセトン

問2 **実験4**のヨードホルム反応を次の①～⑤の化合物に行った場合，特異臭をもつ黄色結晶が得られるものはどれか，記号で答えなさい．また，この黄色結晶の分子式を答えなさい．

① ジエチルエーテル　② エタノール　③ ホルムアルデヒド
④ ギ酸　⑤ ヘキサン

問3 **実験1，2**の結果からわかる化合物 A～C に共通して存在する官能基の名称を答えなさい．

問4 化合物 A～C のベンゼン環の水素原子が置換されている数を答えなさい．

問5 化合物Dの構造式を書きなさい．

問6 化合物Aの構造式を書きなさい．ただし，光学異性体は考慮しなくてよい．

（例）

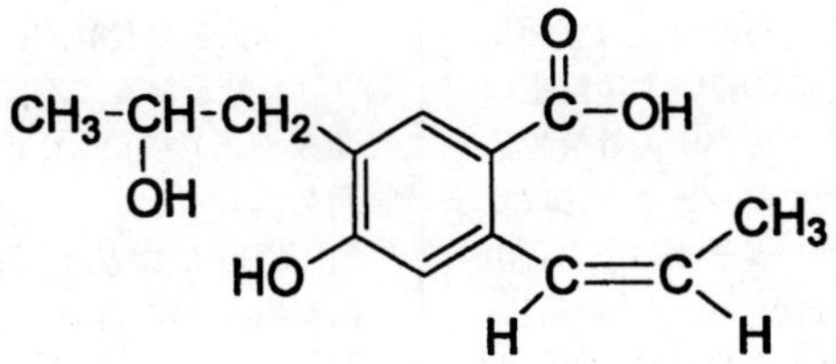

英 語

解答

28年度

一般入試A

I

〔解答〕

問 1. 科学的発見にはよくあることだが、アシナガバチがお互いを個体であるとみなしているという新発見は幸運な出来事の結果として生じた。

問 2. アシナガバチの社会生活を詳しく調査するために、アシナガバチの背中に色づけした点を塗り、群れを録画し、アシナガバチの交流を追跡するプロジェクト。

問 3. (A) ウ (B) ア (C) イ

問 4. (D) オ (E) エ

問 5. ①

〔出題者が求めたポイント〕

英文訳・内容把握・空所補充

問 1. as is often the way with ～「～にはよくあることだが」。the revelation that S V ～「SがVだという新発見」that は同格節。see A as B「AをBとみなす」。result from～「～という結果として生じる」。

問 2. 全訳参照。

問 3. (A) 後続する文では実験の準備に取りかかっていることが分かる。(B) 第2段落8行目に she also applied paint to some insects ～という類似表現がある。(C) 対照群として、外見を変えないアシナガバチが必要であることを読み取る。

問 4. (D) (E) 比較対象のアシナガバチは巣の仲間と普段と変わらないやり方で交流していたことを読み取る。

問 5. アシナガバチは個体認識の際に顔のパターンの差異を使っていることが実験結果から明らかになっている。

〔全訳〕

科学的発見にはよくあることだが、アシナガバチがお互いを個体であるとみなしているという新発見は幸運な出来事の結果として生じた。2001 年に若い大学院生の頃に、我々の一人(Tibbetts)がアシナガバチの社会生活を詳しく調べることに重点を置いたプロジェクトに取り組んでいた。そのプロジェクトにはアシナガバチの背中に色づけした点を塗り、群れをビデオテープに録画し、アシナガバチの交流を追跡することが含まれていた。ある日、Tibbetts は偶然二匹の点が塗られていないアシナガバチがいる群れを録画した。彼女がこの二匹を区別する方法を見つけ出すことができなかったなら、このデータは無用になったであろう。ビデオテープを見ているときに、彼女はアシナガバチの元々の顔の模様を構成する黄色、茶色、黒色のしまと点を見ることによって、色付けされていないアシナガバチを区別することができることに突然気が付いた。彼女はアシナガバチが同じことをするのだろうかと疑問に思った。

Tibbetts は確かめずにはいられなかった。彼女はアシナガバチの顔のパターンのとてつもない多様性を文書化することに続く数日間を費やし、それからこの生き物がこれらのパターンを用いて、個体を認識する手引きとしているのかどうかを検証した。爪楊枝でプラモデルの塗料を塗るという極めてハイテクな手法を用いて、彼女はアシナガバチの顔の特徴を変化させ、社会的な結果を観察した。攻撃はアシナガバチの群れでは稀である。そのため、もし顔の特徴を変えたアシナガバチが、イメージチェンジ後に巣の仲間によってより攻撃的に扱われることがあれば、この行動の変化はアシナガバチが顔に注意を払っているという証拠になり得る。比較対照として、彼女は外見を変えずに何匹かのアシナガバチに塗料を塗った。これはアシナガバチが視覚的な効果以外の塗料の何らかの側面に反応しているという可能性を排除するためである。彼女は、巣の仲間が比較対象のアシナガバチよりも視覚的に変えられたアシナガバチに対してかなり大きな攻撃を示したことを発見した。比較対象のアシナガバチについては、巣の仲間との交流はいつもと変わらないやり方で進められた。アシナガバチが個体認識のために顔のパターンの差異を確かに使っていることが分かったのである。

II

〔解答〕

問 1. 赤ちゃんにクラシック音楽を聴かせると知能が良くなるという考えのこと。

問 2. けれども、最初の報告が誤っていたことはほとんど重要ではない。

問 3. 子供たちに自分たちのために音楽を演奏させること。

問 4. be likely to improve their brain development

問 5. あなたの家を音楽で満たすことは本当にあなたの子供たちの知能を高めるかもしれない。しかしそれは彼らが受動的に音楽を聴くのではなく、主体的に音楽を演奏する限りでの話である。

問 6. (あ)⑤ (い)② (う)③ (え)④ (お)①

問 7. エ

〔出題者が求めたポイント〕

内容把握・英文訳・前置詞・熟語・内容一致

問 1. this idea は前出の内容を指していると考える。

問 2. 全訳参照。

問 3. ダッシュ以下の内容であると考える。

問 4. While ～との対比関係を考える。

問 5. 全訳参照。

問 6. (あ) begin with ～「～で始まる」。(い) take off「軌道に乗る」。(う) be based on ～「～に基づいている」の過去分詞句。(え) be familiar to ～「～になじみのある」。(お) be unaware of ～「～に気がつかない」。

〔全訳〕

最も持続的な脳に関する神話の一つは、赤ちゃんにクラシック音楽を聴かせることで赤ちゃんの知能が良くなるというものである。この考えには科学的な証拠が一切ないが驚くほど持続的であると証明されている。おそらくは子供たちの知的発育に対する両親の不安に対処するからであり、子供向けのクラシック音楽の販売者が事あるごとにこの信念を強めるからである。

この神話は科学雑誌 Nature に掲載されたモーツァルトのソナタを聴くことで、大学生の複雑な空間的推論の作業成績が高まったという 1993 年の報告に始まる。研究者たちはこの効果がスタンフォード・ビネー式知能検査で 8% から 9% の上昇に匹敵すると要約した。ジャーナリストはこの結果をすぐには魅力的だとしなかった。というのも同年に同雑誌に掲載されたその他の科学記事と同じように報道したからである。

この考えが軌道に乗ったのは、1997 年に Don Campbell による『モーツァルト効果』が出版された後であり、彼は公共政策に影響を与えるベストセラーを出版するために、ゆるやかに解釈された科学的結果と一緒に神秘主義を持ち込んだ。翌年に、ジョージア州の知事である Zell Miller はベートーヴェンの「歓喜の歌」を議会で演奏し、クラシック音楽の CD を同州に生まれた新生児の全ての親に送るために 10 万 5 千ドルを要求した。州議会は彼の要求を承認したが、成人に 15 分に満たない間しか持続しない効果に基づいて、音楽が赤ちゃんの生涯にわたる知能の上昇につながると論じることが無意味であるということを認識できなかった。フロリダ州議会はすぐに追従し、州立の保育所に毎日クラシック音楽を演奏するように要求した。

現在までに、クラシック音楽が赤ちゃんを賢くするという考えは数え切れないほど、新聞、雑誌、本のなかで繰り返されている。この考えは何十もの国の人々に馴染のあるものである。語り継がれる中で、モーツァルト効果についての話は、大学生の部分が子供たちや赤ちゃんと段階的に入れ替わった。ジャーナリストの中には大学生への成果が赤ちゃんにも適用されると想定する者もいるが、単に元々の研究を認識していない者もいる。

1999 年に、科学者の別の集団が元の実験を大学生で再現したが、結果は同じにならなかった。けれども、最初の報告が誤っていたことはほとんど重要ではない。重要なのは、今までに誰もこの考えを赤ちゃんで検証していないことである。

あなたの子供たちにクラシック音楽を演奏することで彼らの脳の発育が高まることはありそうもないが、他のことをすればその可能性はある。それは彼らにあなたのために音楽を演奏させることである。楽器を演奏できるようになった子供たちは、音楽のレッスンを受けていない子供たちよりもより高い空間的推論の技能を持っている。おそらくは音楽と空間的推論は類似の脳システムによって処理されるからであろう。あなたの家を音楽で満たすことは本当にあなたの子供たちの知能を高めるかもしれない。それは彼らが受動的に音楽を聴くのではなく、主体的に音楽を演奏する限りでの話であるが。

Ⅲ

〔解答〕

(1) Some people are sometimes so absorbed in their smart phone screens that they cannot pay attention to others on a crowded train.

(2) If you are a well-mannered person, you not only behave yourself, but also pay attention to people around you and show consideration for them.

〔出題者が求めたポイント〕

和文英訳

一般入試 B

I

〔解答〕

問 1. とりわけ重要なのは、子供たちの健康によくない影響を及ぼす多くの化学物質である。

問 2. 本調査の結果に基づいて、日本政府は規則を策定し、子供たちの健康に望ましくない影響を持つ有害な物質の使用を制御するための手段を講じるだろう。

問 3. 子供が健康的に育つことができ、親が子供を取り巻く環境の安全性に自信を持って子育てをすることができる環境のこと。

問 4. このような全国規模で長期にわたる子供たちの健康と環境に関する出生のコホート研究は日本では初めてである。

問 5. (あ) ① (い) ④ (う) ② (え) ③

〔出題者が求めたポイント〕

英文訳・内容把握・空所補充・前置詞

問 1. of importance = important の意味になる。which 以下は the many substances を先行詞とする関係代名詞節。

問 2. on the basis of ～「～に基づいて」。which 以下は materials を先行詞とする関係代名詞節。

問 3. where 以下が a secure environment の具体的な内容となっている。

問 4. It は形式主語であり、to 以下が真主語である。

問 5. (あ) be concerned about ～「～について心配している」。(い) agree on ～「(意見を一致させて) ～を決定する」。(う) relationship between A and B「A と B の関係性」。(え) take part in ～「～に参加する」。

〔全訳〕

我々の社会環境は急速に変化している。日本でも海外でも、人々は環境における有害な化学物質の影響についてますます心配している。とりわけ重要なのは、子供たちの健康によくない影響を及ぼす多くの物質である。

子供たちの環境的な健康は長らく国際的な協議事項において重要であった。1997 年に、子供たちの環境的な健康に関するマイアミ宣言は G8 環境大臣会合によって同意がなされた。同集団は 2009 年にイタリアのシラクサで会合した際に、疫学的な研究における国際協力についても同意した。「子どもの健康と環境に関する全国調査(エコチル調査)」は、化学物質の安全な管理と環境汚染の防止に寄与することによって子供の環境を守ることを狙いとしている。

本調査の主な目的は、子供たちの成長と健康に影響を及ぼす環境の中の有害な要因を特定すること、そのような要因と子供たちの健康状態の間にある関係性を調査することである。本調査の結果に基づいて、日本政府は規則を策定し、子供たちの健康に望ましくない影響を持つ有害な物質の使用を制御するための手段を講じるだろう。本調査と政府の行動の最終目標は安全な環境を作り上げることである。それは子供たちが健康に成長し、親たちは環境の安全性について自信を持って子供たちを育てることができる環境である。

「子どもの健康と環境に関する全国調査(エコチル調査)」は 2011 年 1 月に始まった。十万人の妊婦の募集が 2014 年 3 月に達成された。参加している子供たちの健康状態と環境の追跡調査は 13 年間続く。本調査はデータ分析の期間も含め、2032 年に終了することが予定されている。

追跡調査は子供たちの健康状態を定期的に調査し、妊娠初期に始まり、参加している子供たちが 13 歳になるまで続く。総計で十万組の親子が全国で 15 の地域に分かれ本研究に参加している。このような全国規模で長期にわたる子供たちの健康と環境に関する出生のコホート研究は日本では初めてである。

II

〔解答〕

問 1. e

問 2. 現行の社会保障制度に手を加えずにそのままの形を維持すること。

問 3. b

問 4. 社会保障受給者が労働力の積極的な一員となるのに必要な技能を獲得できるように、教育と職業訓練が提供されるべきであることに同意がなされた。

〔出題者が求めたポイント〕

内容把握・英文訳

問 1. 後続する文に注目する。

問 2. 下線部のある一文の補語の部分に注目する。

問 3. crime rate「犯罪率」については本文に言及がない。

問 4. so that 以下が目的を表す副詞節になっている。needed 以下は skills を修飾する過去分詞が導く形容詞句。

〔全訳〕

政治家が貧しい人々へより多くのお金をと主張することはめったにない。より多くのお金はよいことよりも悪いことのほうが多いと信じられている。より多くのお金は深く根付いた行動パターンを定着させ、怠惰と惨めさのサイクルを存続させ、貧困の文化を強化すると論じられている。それでもなお、政治家が貧しい人々への援助の削減を提案することはめったにない。彼らは飢えかけている家族に生き続けるために必要とする少額の援助金を与えない守銭奴として描かれることに抵抗する。

政治家が発見したのは、どれくらいのお金を貧しい人々へ与えるかという問題を処理する最善の方法は何かをすることを完全に避けることである。結果として、1980 年代後半に社会保障改革についての意見の一致がなされた。それはお金に関するあらゆる問題、例えば、社会保障手当はどれくらいであるべきか？ 誰がそれらを支払うべきなのか？ 手当は国全体で均一であるべきなのか？ それとも州によって変わるべきなのか？ といった数多くの難問を手際よく回避したのである。

これらの問題に答えるのではなく、普遍的な訴求力を持つ労働と家族の価値に訴えることで、意見の一致がなされたのである。社会保障受給者が労働力の積極的な一員となるのに必要な技能を獲得できるように、教育と職業訓練が提供されるべきであることに同意がなされ、デイケアや医療保険が雇用を見つけた受給者にとって利用可能となるべきであり、父親が家族のもとを離れた場合には、父親に子供の養育費を支払うように求める根気強い取り組みがなされるべきであることにも同意がなされた。

Ⅲ

〔解答〕

1. ③ 2. ① 3. ① 4. ④ 5. ④
6. ③ 7. ③ 8. ① 9. ① 10. ②

〔出題者が求めたポイント〕

熟語・単語

1. It is only [just] a matter of time before [until] S V ～「S が V するのはもう時間の問題である」。
2. have ～ in common with A「A と～を共通にもつ」。
3. at the cost of ～「(結果的に) ～を犠牲にして」。
4. go to pieces「(物が)ばらばらになる、(人が)だめになる」。
5. have a long way to go「(目的達成には)かなりの道のりがある、先はまだ長い」。
6. take one's word for it「～の言うことを信じる」。
7. on the verge of Ving「今にも V しようとして、V する寸前で」。
8. the bottom line「(物事の)本質」。
9. in charge of ～「～の担当である、～に責任がある」。
10. a dead end「行き止まり、行き詰まり」。

Ⅳ

〔解答〕

1. ③ 2. ③ 3. ① 4. ④ 5. ④
6. ② 7. ② 8. ② 9. ④ 10. ③

〔出題者が求めたポイント〕

正誤・関係代名詞・呼応・仮定法・熟語・前置詞・副詞・名詞・否定・動名詞

1. 先行詞は Mrs. Elizabeth Jones なので、which → who にする。that には非制限用法がないので不可。
2. which は前文の内容を受けているので、cause → causes と単数形にする。
3. 仮定法過去完了なので will → would にする。
4. in front of ～「～の面前で」。in を加え in front → in front of とする。
5. be made from ～「～でできている」。in → from とする。
6. one only place → only one place の語順にする。
7. each +名詞を受ける動詞は単数扱いなので include → includes とする。
8. furniture は不可算名詞なので two small furnitures → two pieces of small furniture とする。
9. either「～もまた(～ない)」前述の否定内容を反復し、肯定文における too に相当する。neither → either とする。
10. 前置詞 by の後ろには動名詞をおくことができる。pretend → pretending とする。

Ⅴ

〔解答〕

(1) Japanese honey bees carry nectar from various regionally specific wildflowers, so the nectar will be mixed and turned into richly flavored honey.

(2) It is said that twenty thousand to a hundred thousand honey bees in total come and go between their beehives and flowers so that they can carry a liter of nectar.

〔出題者が求めたポイント〕

和文英訳

数 学

解答

28年度

一般A

I

〔解答〕

(1) (A) ウ

(2) (B) 42

(3) (C) 8

(4) (あ) $M=-1$, $\theta=\dfrac{3}{2}\pi$

〔解答のプロセス〕

(1) (最大値が5以上)＝1－(4以下の目だけが出る)
(最大値が4以下)＝(4以下の目だけが出る)
であるから，$p=1-q$, $q=\dfrac{4^4}{6^4}=\left(\dfrac{2}{3}\right)^4=\dfrac{16}{81}$
ゆえに，$p=\dfrac{65}{81}$であるから，$p>q$

(2) 初項を a，公差を d とすると，$a_n=a+d(n-1)$ なので，

$$a+d(2-1)=a+d=3$$
$$a+d(22-1)=a+21d=33$$

ここから，$a=\dfrac{3}{2}$，$d=\dfrac{3}{2}$なので，

$$\frac{3}{2}+\frac{3}{2}(28-1)=42$$

(3) 二項定理から，$(5x+1)^n$ の x^2 の項は

$${}_n\mathrm{C}_2\cdot(5x)^2\cdot1^{n-2}=\frac{n(n-1)}{2\cdot1}\cdot25x^2$$

$$\therefore\ \frac{25}{2}n(n-1)=700 \qquad n=8$$

(4) $f'(x)=6x^2-6(2+\sin\theta)x$
$=6x\{x-(2+\sin\theta)\}$
$0\leqq\theta<2\pi$であるから，$1\leqq2+\sin\theta\leqq3$
ゆえに，$f(x)$は$x=2+\sin\theta$で極小値をとる。

$$\therefore\ m(\theta)=f(2+\sin\theta)$$
$$=2(2+\sin\theta)^3-3(2+\sin\theta)^3+(1+\sin\theta)(2+\sin\theta)^2$$
$$=-(2+\sin\theta)^2$$

$-1\leqq\sin\theta\leqq1$ なので，$m(\theta)$ は $\sin\theta=-1$ で最大値 $M=-1$ をとる。
このとき，$\theta=\dfrac{3}{2}\pi$

II

〔解答〕

(1) (D) -1

(2) (E) 3

(3) (F) (3, 12)

(4) (G) 36

(5) (い) $-4<a<4$

〔解答のプロセス〕

(1) $f'(x)=2x$ なので，
$f(2)=7$，$f'(2)=4$
$l: y-f(2)=f'(2)(x-2)$
$y=4x-1$
ゆえに，y 切片は -1

(2) $g(x)=\begin{cases}4x^2-8x & (x\geqq0)\\ 4x^2+8x & (x<0)\end{cases}$

l と $y=4x^2-8x$ の交点を求める。

$$4x^2-8x=4x-1$$
$$4x^2-12x+1=0$$

解の公式から，$x=\dfrac{3\pm2\sqrt{2}}{2}$

この値はどちらも $x\geqq0$ の範囲にあるので，l と C_2 は $x\geqq0$ の範囲で2回交わる。
同様にして，l と $y=4x^2+8x$ の交点の x 座標は，

$$x=-\frac{1}{2}$$

この値は $x<0$ の範囲にあるので，l と C_2 は $x<0$ の範囲で1回交わる。
よって，共有点3つ。

(3) 第1象限なので，$y=4x^2-8x$ について考える。

$$x^2+3=4x^2-8x$$
$$3x^2-8x-3=0$$

これを解いて，$x=3$，$-\dfrac{1}{3}$
このうち第一象限にあるのは $x=3$
ゆえに，(3, 12)

(4) $y=f(x)$，$y=g(x)$ ともに y 軸について対称であるから，求める面積は，

$$2\int_0^3\{(x^2+3)-(4x^2-8x)\}dx$$
$$=2\Big[-x^3+4x^2+3x\Big]_0^3=36$$

(5) 共有点の座標は

$$4x^2-8|x|+ax+1=0$$

の解として与えられる。変形して，

$$4x^2-8|x|=-ax-1$$

となり，$y=g(x)$ と $y=-ax-1$ が4つの共有点をもつ条件を求めればよい。
$g(x)$は2次関数なので，$y=-ax-1$ との交点は $x\geqq0$ の範囲で2つ，$x<0$ の範囲で2つもてばよい。
$y=4x^2-8x$ と $y=-ax-1$ が $x>0$ の範囲で2つの共有点をもつためには
$(4x^2-8x)-(-ax-1)=0$ が $x>0$ の範囲で2つの異なる実数解をもてばよい。よって，

$$D=(8-a)^2-16=a^2-16a+48>0,$$
$$\frac{8-a}{8}>0$$

$\therefore\ a<4$

同様に，$4x^2+8x$ と $-ax-1$ が $x<0$ の範囲で 2 つの共有点をもつには，

$D=(8+a)^2-16=a^2+16a+48>0$,

$-\dfrac{8+a}{8}<0$

$\therefore\ -4<a$

ゆえに，$-4<a<4$

III

〔解答〕

(1) (H) 2 (I) $\dfrac{1}{5}$ (J) 2 (2) $32(3-\sqrt{5})$

〔解答のプロセス〕

(1) (i) $P\left(p,\ \dfrac{1}{2}-\dfrac{1}{2}p\right)$ とすると，

$\overrightarrow{OA}=(2,\ 4)$，$\overrightarrow{OP}=\left(p,\ \dfrac{1}{2}-\dfrac{1}{2}p\right)$ であるから，

$\overrightarrow{OA}\cdot\overrightarrow{OP}=2\times p+4\times\left(\dfrac{1}{2}-\dfrac{1}{2}p\right)=2$

(ii) $|\overrightarrow{OP}|^2=p^2+\left(\dfrac{1}{2}-\dfrac{1}{2}p\right)^2=\dfrac{5}{4}p^2-\dfrac{1}{2}p+\dfrac{1}{4}$

$=\dfrac{5}{4}\left(p-\dfrac{1}{5}\right)^2+\dfrac{1}{5}$

$\therefore$ $|\overrightarrow{OP}|^2$ は $p=\dfrac{1}{5}$ のとき，最小値 $\dfrac{1}{5}$ をとる。

(2) (i) $Q(x,\ y)$ とすると，

$\overrightarrow{AQ}=(x-2,\ y-4)$

$\overrightarrow{OM}=\left(\dfrac{x+2}{2},\ \dfrac{y+4}{2}\right)$

$\overrightarrow{BM}=\left(\dfrac{x-8}{2},\ \dfrac{y}{2}\right)$

よって，$a\{(x-2)^2+(y-4)^2\}$

$=4\left\{\left(\dfrac{x+2}{2}\right)^2+\left(\dfrac{y+4}{2}\right)^2\right\}+4\left\{\left(\dfrac{x-8}{2}\right)^2+\left(\dfrac{y}{2}\right)^2\right\}$

$(a-2)x^2+(a-2)y^2+(12-4a)x-(8+8a)y+20a-84=0$ …①

Q の軌跡 C は①式で与えられ，それが直線となるには，

$a-2=0$

$\therefore\ a=2$

(ii) $a=1$ のとき

$C: x^2+y^2-8x+16y+64=0$

$(x-4)^2+(y+8)^2=16$

となるので，Q は中心 $(4,\ -8)$，半径 4 の円周上の点である。

中心を $N(4,\ -8)$ とすると，$|\overrightarrow{OQ}|^2$ の最小値は，

$|\overrightarrow{OQ}|^2\geqq(|\overrightarrow{ON}|-4)^2=(4\sqrt{5}-4)^2$

$=32(3-\sqrt{5})$

一般 B

I

〔解答〕

(1) (A) 20 (B) 42

(2) (C) $-\sqrt{10}-3$

(3) (D) 10 枚

〔解答のプロセス〕

(1)(A) 全体で，$4!=24$ 個あるうち，2829 より小さいのは 2468，2486，2648，2684 の 4 つ。

よって，2829 より小さいのは 20 個

(B) 全体で ${}_5P_3=60$ 個あるうち，366 より小さいものは，数の制限のないところを●で表すと，

1 ●●，31 ●，35 ●の 3 パターンで，18 個

よって，366 以上となるのは，42 個

(2)(C) $\overrightarrow{OM}=\dfrac{3}{5}\overrightarrow{OA}+\dfrac{2}{5}\overrightarrow{OB}=\left(\dfrac{6}{5},\ \dfrac{2}{5}\right)$ であるから，

$\angle AOM=\theta$ とすると，$\tan\theta=\dfrac{\frac{2}{5}}{\frac{6}{5}}=\dfrac{1}{3}$

このとき $\cos\theta=\dfrac{3}{\sqrt{10}}$ となる。

求める傾きは

$$-\frac{-1}{\tan\frac{\theta}{2}}=-\frac{-1}{\sqrt{\tan^2\frac{\theta}{2}}}$$

$$=\mp\sqrt{\frac{1+\cos\theta}{1-\cos\theta}}$$

$$=\mp\sqrt{19+6\sqrt{10}}=\mp(\sqrt{10}+3)$$

θ は第一象限の角なので，$\tan\dfrac{\theta}{2}>0$ であるから，

$$-\frac{-1}{\tan\frac{\theta}{2}}=-\sqrt{10}-3$$

(3) 一枚ごとの通過する割合を r とすると，$r^3=\dfrac{81}{100}$ であるから，

$r=\sqrt[3]{\dfrac{81}{100}}$

$r^n\leqq\dfrac{1}{2}$ となる n を求める。

両辺に底を 10 とする対数をとって，

$\dfrac{n}{3}(4\log_{10}3-2)\leqq-\log_{10}2$

$n\geqq\dfrac{-3\log_{10}2}{4\log_{10}3-2}\fallingdotseq 9.86\cdots\cdots$

$\therefore$ 10 枚以上

II

〔解答〕

(1) (E) ア

(2) (F) $n=6$

(3) (G) $\sqrt{2}$

(4) (あ) $\dfrac{5}{36}$

〔解答のプロセス〕

(1) $p=1111111111_{(2)}=1\times2^9+1\times2^8+1\times2^7+1\times2^6+1\times2^5+1\times2^4+1\times2^3+1\times2^2+1\times2^1+1\times2^0$

$=\sum_{k=1}^{10}2^{k-1}=1023$

$q=2222222_{(3)}=2\times3^6+2\times3^5+2\times3^4+2\times3^3+2\times3^2+2\times3^1+2\times3^0$

$=2\sum_{k=1}^{7}3^{k-1}=2186$

$\therefore\ p<q$

(2) $(\sqrt{3}+i)^n=\left\{2\left(\cos\dfrac{\pi}{6}+i\sin\dfrac{\pi}{6}\right)\right\}^n$

$=2^n\cdot\left(\cos\dfrac{n\pi}{6}+i\sin\dfrac{n\pi}{6}\right)$

この値が実数となるのは，$\sin\dfrac{n\pi}{6}=0$ のときなので，

$n=6$ のとき

(3) $\vec{b}=(x,\ y)$とすると，

$\vec{a}\cdot\vec{b}=-3x+5y=2$ となる

これを解くと，$x=5k+1$，$y=3k+1$（k は整数）となる。

$|\vec{b}|=\sqrt{x^2+y^2}=\sqrt{34k^2+16k+2}$

$=\sqrt{34\left(k+\dfrac{4}{17}\right)^2+\dfrac{2}{17}}$

k は整数なので，$k=0$ のとき，$|\vec{b}|$ は最小値$\sqrt{2}$をとる。

(4) 平方完成して，

$y=\{x-(s-2t)\}^2+s+2t-8$

題意を満たすには，

$s-2t<0$ かつ $s+2t-8<0$

ゆえにこれを満たす$(s,\ t)$は

$(s,\ t)=(1,\ 1),\ (1,\ 2),\ (1,\ 3),\ (2,\ 2),\ (3,\ 2)$

の 5 つなので，$\dfrac{5}{36}$

III

〔解答〕

(1) (H) 4

(2) (I) $(4,\ 16)$

(3) (J) $\dfrac{37}{12}$

(4) (i) (い) $1,\ \dfrac{32}{27}$

(ii) (k)，4 つ

〔解答のプロセス〕

(1) C_1 の式を微分して

$y'=3x^2-8x+4$

$x=0$ を代入すると，l の傾きは 4

(2) $l:y=4x$ と C_1 との交点を求める

$x^3-4x^2+4x=4x$

$x^2(x-4)=0$

$\therefore$ もう 1 つの交点は$(4,\ 16)$

(3) $y=x$ と C_1 との交点は

$x^3-4x^2+4x=x$

$x(x-1)(x-3)=0$

よって，求める面積の和は

$$S=\int_0^1\{(x^3-4x^2+4x)-x\}dx+\int_1^3\{x-(x^3-4x^2+4x)\}dx$$

$$=\frac{37}{12}$$

(4)(i) C_1，C_2 ともに三次関数であるから，$1\leqq n_1\leqq3$，$1\leqq n_2\leqq3$ である。ゆえに，

$n_1n_2=6\iff n_1=2$ かつ $n_2=3$　または　$n_1=3$ かつ $n_2=2$

C_1，C_2 のグラフを描くと，

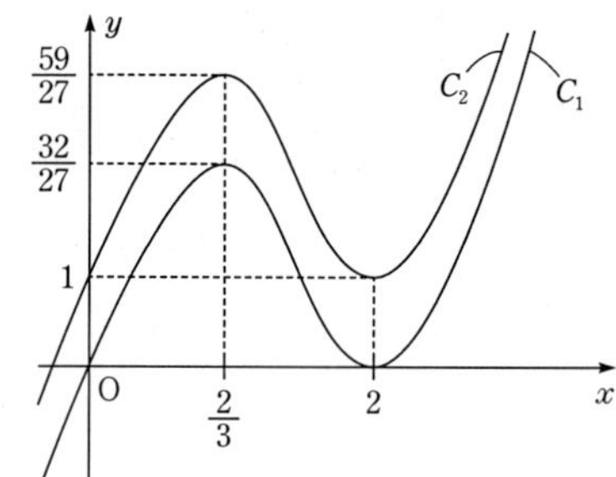

C_2 は C_1 を y 軸方向へ 1 平行移動したもの

題意を満たす a は，グラフから

$a=1,\ \dfrac{32}{27}$

(ii) n_1+n_2 が奇数$\iff n_1$ と n_2 のうち，片方が偶数で片方が奇数

$\iff n_1$ と n_2 のどちらかが 2

$\therefore\ a=0,\ 1,\ \dfrac{32}{27},\ \dfrac{59}{27}$の 4 つ

IV

〔解答〕

(1) (L) $(x-1)^2+y^2=1$

(2) (M) 385

(3) (N) $\dfrac{9}{40}$

(4) (O) 6

(5) (い) $\dfrac{99-3\sqrt{11}}{10}$

〔解答のプロセス〕

(1) C_1 は中心$(1,\ 0)$，半径 1 なので，円の方程式は

$$(x-1)^2+y^2=1$$

(2) C_n の半径は n であるから，$S_n=\pi n^2$

$$\therefore\ \frac{1}{\pi}\sum_{k=1}^{10}S_k=\frac{1}{\pi}\sum_{k=1}^{10}\pi k^2$$

$$=\frac{1}{6}\cdot 10\cdot(10+1)(2\cdot 10+1)$$

$$=385$$

(3) $L_n=2\pi n$ であるから，

$$\frac{1}{L_k\cdot L_{k+1}}=\frac{1}{2\pi k\cdot 2\pi(k+1)}=\frac{1}{4\pi^2}\cdot\frac{1}{k(k+1)}$$

$$=\frac{1}{4\pi^2}\left(\frac{1}{k}-\frac{1}{k+1}\right)$$

$$\therefore\ \pi^2\sum_{k=1}^{9}\frac{1}{L_kL_{k+1}}=\frac{1}{4}\left\{\left(\frac{1}{1}-\frac{1}{2}\right)+\left(\frac{1}{2}-\frac{1}{3}\right)+\cdots\cdots+\left(\frac{1}{9}-\frac{1}{10}\right)\right\}$$

$$=\frac{1}{4}\left(1-\frac{1}{10}\right)=\frac{9}{40}$$

(4) C_n の中心$(n^2,\ 0)$と $2x-9y=0$ との距離 d について

$$d=\frac{|2\cdot n^2-9\cdot 0|}{\sqrt{4+81}}=\frac{2n^2}{\sqrt{85}}$$

C_n と $2x-9y=0$ が交点をもつためには，$d\leqq n$ であればいいので，

$\dfrac{2n^2}{\sqrt{85}}\leqq n$ を解いて　$0\leqq n\leqq\dfrac{\sqrt{85}}{2}$

これを満たす自然数 n は，$n=1,\ 2,\ 3,\ 4$ なので，共有点がないのは 6 つ

(5)

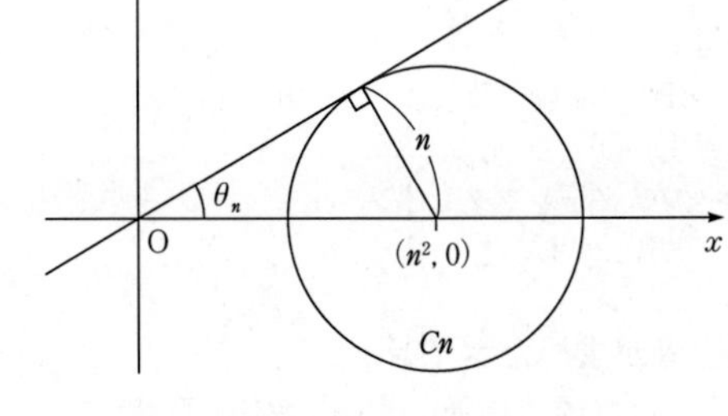

図から，$\sin\theta_n=\dfrac{n}{n^2}=\dfrac{1}{n}$であるから，

$$\cos\theta_n=\sqrt{1-\left(\frac{1}{n}\right)^2}=\frac{\sqrt{n^2-1}}{n}$$

$$(1+\cos\theta_k)(1-\cos\theta_{k+1})+\cos(\theta_k-\theta_{k+1})$$
$$=1+\cos\theta_k-\cos\theta_{k+1}-\cos\theta_k\cdot\cos\theta_{k+1}+\cos\theta_k\cdot\cos\theta_{k+1}+\sin\theta_k\cdot\sin\theta_{k+1}$$
$$=1+(\cos\theta_k-\cos\theta_{k+1})+\sin\theta_k\cdot\sin\theta_{k+1}$$

ここで，

$$\sum_{k=1}^{9}(\cos\theta_k-\cos\theta_{k+1})$$
$$=(\cos\theta_1-\cos\theta_2)+(\cos\theta_2-\cos\theta_3)+\cdots\cdots+(\cos\theta_9-\cos\theta_{10})$$
$$=\cos\theta_1-\cos\theta_{10}=-\frac{\sqrt{10^2-1}}{10}=-\frac{3\sqrt{11}}{10}$$

$$\sum_{k=1}^{9}\sin\theta_k\cdot\sin\theta_{k+1}=\sum_{k=1}^{9}\left(\frac{1}{k}-\frac{1}{k+1}\right)$$
$$=\left(\frac{1}{1}-\frac{1}{2}\right)+\left(\frac{1}{2}-\frac{1}{3}\right)+\cdots\cdots+\left(\frac{1}{9}-\frac{1}{10}\right)$$
$$=1-\frac{1}{10}=\frac{9}{10}$$

ゆえに，(与式)$=\displaystyle\sum_{k=1}^{9}1+\sum_{k+1}^{9}(\cos\theta_k-\cos\theta_{k+1})+\sum_{k=1}^{9}\sin\theta_k\cdot\sin\theta_{k+1}$

$$=\frac{99-3\sqrt{11}}{10}$$

化 学

解答

28年度

A方式

I

〔解答〕

問1 (1) ④ (2) ② (3) ⑤

問2 ① 極性 ② 電気陰性度

③ 酸素 ④ 折れ線

問3 ㋐ 希ガス ㋑ Ar ㋒ He ㋓ Ne

問4 (1) ⑥ (2) ⑧ (3) ⑦ (4) ④

問5 (1) (c) (2) (a), (d)

(3) グリコシド結合

問6 (1) 433(kJ/mol)

(2) 47(kL/mol)

〔出題者が求めたポイント〕

物質の分類、化学結合，非金属元素(18 族)，有機化合物の特徴と性質，糖類，化学変化と熱

〔解答のプロセス〕

問1 (1) 空気中の水蒸気が冷やされ，水となり結露する。

(2) 0℃以下に冷却された地面などに，空気中の水蒸気が触れて昇華してできる氷の結晶を霜という。霜柱は地中の水分が凍って(凝固して)柱状に凍結したものである。

(3) 液体に対する溶けやすさの違いを利用して，物質を分離する操作を抽出という。紅茶に含まれるタンニンなどの成分がお湯に溶けだす。

問2 2原子間の電気陰性度の差により，共有電子対が一方の原子に偏る。この偏りを結合の極性という。また，分子全体の構造により，結合の極性が打ち消されるかどうかが決まり，それを分子の極性という。

問3 希ガスは大気中にわずかに含まれ，Ar は N_2, O_2 に次いで多く存在する気体である。分子量の最も小さい He が沸点が最も低くなる(沸点は −269℃ ですべての単体で最も低い)。Ne は低い圧力で放電すると，赤色の発光が起こり，ネオンサインと呼ばれる。

問4 (1)

$CH_3\text{-}C(=O)\text{-}OH + H\text{-}O\text{-}C_2H_5$ (点線で囲んだ OH と H が脱離)

$\longrightarrow CH_3\text{-}C(=O)\text{-}O\text{-}C_2H_5 + H_2O$

エステル結合

(2)

$C_6H_6 + H_2SO_4$

$\longrightarrow C_6H_5SO_3H + H_2O$

(ベンゼンスルホン酸)

(3)

$2\,C_6H_5NO_2 + 3Sn + 14HCl$

$\longrightarrow 2\,C_6H_5NH_3Cl + 3SnCl_4 + 4H_2O$

これに NaOHaq を加えて $C_6H_5NH_2$ (アリニン) が得られる。

(4) $(CH_3COO)_2Ca \longrightarrow CaCO_3 + CH_3COCH_3$

(アセトン)

問5 (1) (c)はスクロースで，α−グルコースとβ−フルクトースの還元性を示す部分(ヘミアセタール構造)どうしが縮合しているため，還元性を示さない。

(2) デンプンはアミロース(α−グルコースが 1, 4-グリコシド結合した構造)とアミロペクチン(α−グルコースが 1, 4-グリコシド結合，1, 6-グリコシド結合した構造)からなる。

問6 (1) (反応熱) = (生成物の結合エネルギーの和) − (反応物の結合エネルギーの和)

なので，$93 = E_{H-Cl} - \left(\frac{1}{2}\times 436 + \frac{1}{2}\times 243\right)$

$\therefore E_{H-Cl} = 432.5 \fallingdotseq 433(\mathrm{kJ/mol})$

(2) $\frac{1}{2}N_2(\text{気}) + \frac{3}{2}H_2(\text{気}) = NH_3(\text{気}) + Q\mathrm{kJ}$

とおくと，(1)同様，

$Q = 391\times 3 - \left(\frac{1}{2}\times 945 + \frac{3}{2}\times 436\right)$

$= 46.5 \fallingdotseq 47(\mathrm{kJ/mol})$

II

〔解答〕

問1 ① エ ② ウ ③ イ ④ キ

問2 ②, ③

問3 フェノールフタレイン

問4 1.6(mol/L)

問5 2.2

〔出題者が求めたポイント〕

中和反応と塩(中和滴定)，電離定数(pH 計算)

〔解答のプロセス〕

問2 メスフラスコは純水でぬれていても，内部に含まれる溶質の物質量は変わらない。コニカルビーカーも水でぬれていても，溶質(この場合，酢酸)の物質量は変わらないため，滴定には影響がない。

問3 中和点では CH_3COOH と NaOH の中和で生じた CH_3COONa が加水分解反応し，OH^- が生じるため，中和点は塩基性側となる。よって，変色域も塩基性側にあるフェノールフタレインを用いる。

問4 食酢の濃度を $x$mol/L とおく。メスフラスコを用いて 10 倍に希釈しているので，

$$\underbrace{\frac{x}{10}\text{mol/L}\times\frac{10}{1000}\text{L}\times1}_{\text{コニカルビーカー内の}CH_3COOH\text{(mol)}}=\underbrace{0.100\times\frac{16.00}{1000}\times1}_{\text{滴下した}NaOH\text{(mol)}}$$

（左辺：H^+(mol)　右辺：OH^-(mol)）

∴　$x=1.6$(mol/L)

問 5　$[H^+]=\sqrt{C\cdot Ka}$
$=\sqrt{1.6\times2.5\times10^{-5}}$
$=\sqrt{4.0\times10^{-5}}$(mol/L)

$$\text{pH}=-\log_{10}(4.0\times10^{-5})^{\frac{1}{2}}$$
$$=\frac{1}{2}(5-\log_{10}4.0)$$
$$=\frac{1}{2}(5-\log_{10}2^2)$$
$$=\frac{5}{2}-\log_{10}2=2.2$$

Ⅲ

〔解答〕

問 1　②

問 2　$O_2+4H^++4e^-\longrightarrow2H_2O$

問 3　9.7(時間)

〔出題者が求めたポイント〕

電池と電気分解(燃料電池)

〔解答のプロセス〕

問 1　負極から正極に向かって，e^-が流れる。電流はe^-の逆向きに流れている。

問 3　$H_2\longrightarrow2H^++2e^-$より，

$$(\text{流れた }e^-)=\frac{18}{2}\times2=18\text{(mol)}$$

（$\frac{18}{2}$：H_2 (mol)）

この電子で，50A の電流をx時間取り出し続けるとすると，$e^-=\dfrac{I\times t}{F}$ より，

$$18=\frac{50\times x\times60\times60}{9.65\times10^4}$$

$x=9.65\fallingdotseq9.7$(時間)

Ⅳ

〔解答〕

問 1　$v=k[A]^2[B]$

問 2　$k=2.3(L^2/(mol^2\cdot s))$

問 3　触媒

問 4　温度が上昇すると分子の熱運動が激しくなり，エネルギーの高い分子の数が急激に増大するため，活性化エネルギーを超える粒子数が増えるから。

〔出題者が求めたポイント〕

反応速度と化学平衡(反応速度式)

〔解答のプロセス〕

問 1　反応速度式は一般に

$$v=k[A]^{\alpha}[B]^{\beta}$$

と表され，α，βは実験で決まる値である。

実験 2, 3 を比較すると，[A]が 2 倍([B]は変わらない)となったとき，vが 4 倍となるので，$\alpha=2$。

実験 1, 2 を比較すると，[B]が 2 倍([A]は変わらない)となったとき，vが 2 倍となるので，$\beta=1$。

問 2　問 1 の結果に，実験 1 のデータを代入して

$$k=\frac{v}{[A]^2[B]}=\frac{4.5\times10^{-3}}{(0.10)^2\times0.20}=2.25\fallingdotseq2.3$$

また，単位について，

$$k=\frac{\text{mol}/(\text{L}\cdot\text{s})}{(\text{mol/L})^2(\text{mol/L})}=\frac{\text{L}^2}{\text{mol}^2\cdot\text{s}}$$

問 4　温度を上昇させると，分子数のエネルギー分布図が次のようになる。

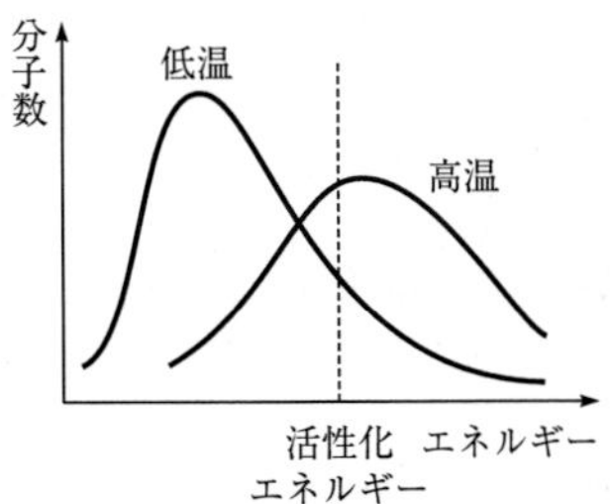

Ⅴ

〔解答〕

問 1　Fe

問 2　$Cu+4HNO_3\longrightarrow Cu(NO_3)_2+2NO_2\uparrow+2H_2O$

問 3　$Zn+2NaOH+2H_2O\longrightarrow Na_2[Zn(OH)_4]+H_2\uparrow$

問 4　淡赤色

問 5　$Cu(OH)_2+4NH_3\longrightarrow[Cu(NH_3)_4]^{2+}+2OH^-$

問 6　血赤色

〔出題者が求めたポイント〕

無機総合(金属および金属イオンの推定)

〔解答のプロセス〕

A について…A のイオンは酸性下でH_2Sを通じると，沈殿を生じることや，アンモニア水で青白色の沈殿を生じることなどから Cu とわかる。

B について…最高酸化数が＋7 で，O 原子と K 原子とからなる化合物が紫色であること，強い酸化作用を示すことなどから Mn とわかる。

C について…酸にも塩基にも溶解することから両性元素であることがわかる。原子番号が 30 以下なので，Al か Zn だが，重金属であることより，Zn とわかる。

D について…濃硝酸に対して溶解しないこと(不動態か Pt，Au)や，チオシアン酸カリウム水溶液で色を呈することから，Fe とわかる。

問 4　生じる沈殿は MnS。

Ⅵ

〔解答〕

問 1　カルボキシ(ル)基

問 2

```
      O          O
      ‖          ‖
HO-C          C-OH
      ＼      ／
        C=C
      ／      ＼
    H          H
```

問 3

```
        O
        ‖
        C
  ⌬   ＼
        O
      ／
        C
        ‖
        O
```

問 4 $C_8H_8O_2$

問 5 4 つ

問 6 2 mol

問 7

```
    O           O                                              CH3
    ‖           ‖                                            ／
HO-C         C-O-CH2-CH2-CH2-CH2-O-C    ⌬
      ＼     ／                                ‖
        C=C                                     O
      ／    ＼
    H         H
```

〔出題者が求めたポイント〕

有機総合(ジエステルの構造決定)

〔解答のプロセス〕

問 1 $NaHCO_3aq$ で気体(CO_2)が発生するのはカルボキシ基。

問 2 ジカルボン酸で分子式 $C_4H_4O_4$，幾何異性体が存在することより，マレイン酸かフマル酸のいずれか。加熱で分子内脱水が起こることよりマレイン酸とわかる。

問 3 ナフタレンを酸化して得られるのは無水フタル酸。よって，化合物 C はベンゼンのオルト置換体。－COOH を 1 つもつこと，炭素数 8 であることから，

```
  ⌬-CH3
   ＼
    COOH      (C8H8O2)
```

と考えられる。

問 4 加水分解の量的関係

$$\underset{\boxed{A}}{C_{16}H_{18}O_6} + 2H_2O \longrightarrow \underset{\boxed{B}}{C_4H_4O_4} + \underset{\boxed{C}}{C_8H_8O_2} + \boxed{D}$$

$\boxed{D} = C_4H_{10}O_2$

二価アルコールで直鎖状，第一級アルコールの構造のみをもつので，

```
C-C-C-C      (炭素骨格のみ示す。)
|       |
OH      OH
```

問 6 $\boxed{D}$を分子内脱水すると

```
 C—C—C-C
 |   |  |  |
[OH H][H OH]

⟶ C=C-C=C  +2H2O
      G
```

1 mol の$\boxed{G}$は C＝C を 2 mol もつので，付加する Br_2 も 2 mol。

問 7 A はヒドロキシ基をもたないこと，カルボキシ基をもつことより，次のようにエステル化するとわかる。

```
    O          O                                              CH3
    ‖          ‖                                            ／
HO-C        C-[OH + H]O-(CH2)4-O[H + HO]-C   ⌬
      ＼    ／                                   ‖
       C=C                                       O
     ／    ＼
    H        H
```

B方式

I

〔解答〕

問1 (1) ア 共有

イ ファンデルワールス力(分子間力)

ウ 分子結晶

(2) ④

問2 ア 蒸気圧降下 イ 沸点上昇度

ウ 質量モル エ mol/kg

問3 (1) 吸熱反応

(2)

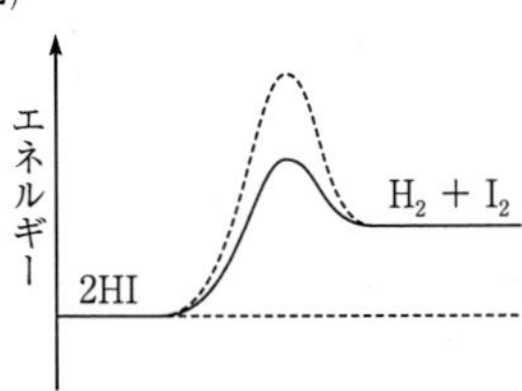

(3) 活性化エネルギー

問4 (1) $AgNO_3 + NaCl \longrightarrow AgCl\downarrow + NaNO_3$

(2) Ag_2O

(3) $[Ag(NH_3)_2]^+$

問5 (ア) 付加 (イ) ベンゼン

(ウ) 2−プロパノール (エ) ホルムアルデヒド

問6 (1) B (2) D (3) C

〔出題者が求めたポイント〕

化学結合と結晶，溶液の性質(蒸気圧降下，沸点上昇)，反応の速さと化学平衡(触媒)，遷移金属元素(銀の沈殿)，有機総合，合成高分子化合物

〔解答のプロセス〕

問1 (2) ① 金属結晶の性質。

② イオン結晶の性質。

③ 分子は電荷をもたないので，電気伝導性はない。また，無極性分子は水に溶けにくいが，親水性の官能基をもつ分子(エタノールのヒドロキシ基など)や極性分子(NH_3 など)は水に溶けるため，「水に溶けにくい」という性質が一般的であるとはいえない。

④ 分子間力による結合は弱い結合なので，融点が低く，昇華しやすいものも多い。

⑤ 共有結合の性質。

問2 ア 溶液の蒸気圧が純溶媒の蒸気圧より低くなる(蒸気圧降下)ことにより，沸点は上昇する(沸点上昇)。

イ〜エ 沸点上昇度 Δt (K)は，溶液中のすべての不揮発性溶質粒子の質量モル濃度 m (mol/kg)に比例し，以下の式で表される。

$\Delta t = K_b \times m$ (K_b：モル凝固点降下 (K・kg/mol))

問3 (1) (反応物の化学エネルギー)

＜(生成物の化学エネルギー)

となる反応を吸熱反応という。

(2)(3) 白金は触媒で，活性化エネルギーが小さくなり，反応速度が大きくなる。ただし，2HI や $H_2 + I_2$ のエネルギーには変化がないので注意。

問4 (2) $2Ag^+ + 2OH^- \longrightarrow Ag_2O\downarrow + H_2O$
(暗褐色)

(3) $Ag_2O + 4NH_3 + H_2O \longrightarrow 2[Ag(NH_3)_2]^+ + 2OH^-$

問5 (ア) $CH_2{=}CH_2 + H_2 \longrightarrow CH_3{-}CH_3$
(エチレン) 付加反応 (エタン)

(イ) $3CH{\equiv}CH \xrightarrow{3分子重合}$ (ベンゼン環)
(アセチレン) (ベンゼン)

(ウ) $CH_3{-}CH(OH){-}CH_3 \xrightarrow[酸化]{-2H} CH_3{-}C(=O){-}CH_3$
(2−プロパノール) (アセトン)

(エ) $CH_3OH \xrightarrow{-2H} H{-}C(=O){-}H$
(メタノール) (ホルムアルデヒド)

※メタノールの銅線酸化の実験は暗記すべき重要な実験の1つである。

問6 (1)

$\left[(CH_2)_5{-}C(=O){-}N(H)\right]$(環状) $\xrightarrow{開環重合}$ $\left[N(H){-}(CH_2)_5{-}C(=O)\right]_n$

(ε−カプロラクタム) (ナイロン6)

なお，ナイロン66はヘキサメチレンジアミンとアジピン酸の縮合重合によって得られる。

(2) $\left[CH_2{-}CH(OCOCH_3)\right]_n \xrightarrow[けん化]{NaOHaq で加熱}$

(ポリ酢酸ビニル)

$\left[CH_2{-}CH(OH)\right]_n \xrightarrow[アセタール化]{HCHO}$ ビニロン

(ポリビニルアルコール)

(3) $\left[CH_2{-}C(CH_3){=}CH{-}CH_2\right]_n$ (ポリイソプレン)

に硫黄を数%添加して加熱処理する(加硫)と，分子間に架橋構造をつくることができ，弾性や耐久性が増す。

II

〔解答〕

問1 ⑤

問2 加えた熱エネルギーが状態変化(蒸発)に使われるため。

問3 14 (kJ)

〔出題者が求めたポイント〕

物質の三態(融解熱と比熱)

〔解答のプロセス〕

問2 H_2O に加えた熱量と蒸発熱として吸収した熱量がつりあっている。

問3 0℃の氷18 g(時間aの状態)を100 ℃の水(時間cの状態)にする。

0℃の氷：$\frac{18}{18}=1.0$ (mol)を0℃の水にするのに必要な融解熱は

$6.0\ (kJ/mol)\times 1,0\ (mol)=6.0\ (kJ)$

0℃の水18 gを100℃の水に上昇させるのに必要な熱量は，水の比熱より

$4.2\times 18\times(100-0)\times 10^{-3}=7.56\ (kJ)$
(J)

よって，$6.0+7.56=13.56\fallingdotseq 14\ (kJ)$

Ⅲ

〔解答〕

問1 MgO

問2 下方置換法

問3 $3NO_2+H_2O \longrightarrow 2HNO_3+NO$

問4 過塩素酸

問5 $Al_2O_3+6HCl \longrightarrow 2AlCl_3+3H_2O$

$Al_2O_3+2NaOH+3H_2O \longrightarrow 2Na[Al(OH)_4]$

〔出題者が求めたポイント〕

無機総合(酸化物の推定)

〔解答のプロセス〕

Aについて：赤褐色の気体であることより，NO_2 (N : O＝1 : 2)とわかる。

Bについて：わずかに溶けた水溶液が塩基性を示すこと，希塩酸に溶解することから，考えられるのは金属の酸化物(Na_2O か MgO)であるが，弱塩基性を示すことから，MgO(Mg : O＝1 : 1)とわかる。

MgOは下剤や胃酸を中和する医薬品として広く処方されている。

Cについて：最高の酸化数をもつことから，原子数の比が2 : 7の組合せのものが該当。考えられる酸化数は＋7なので，Cl_2O_7 とわかる。(同じハロゲンのフッ素Fは酸素原子より電気陰性度が大きいため，最高酸化数はとり得ない。)

$$\underset{+7}{Cl_2}O_7+H_2O \longrightarrow 2H\underset{+7}{Cl}O_4$$
(過塩素酸)

Dについて：希塩酸や水酸化ナトリウム水溶液に溶けることから，両性酸化物 Al_2O_3(Al : O＝2 : 3)とわかる。

問2 NO_2 は水に比較的よく溶け，空気より重い気体である。

問3 NO_2 は約50℃の温水にとけ，

$$3\underset{+4}{N}O_2+H_2O \longrightarrow 2H\underset{+5}{N}O_3+\underset{+2}{N}O\uparrow$$

と酸化還元反応がおこる。

Ⅳ

〔解答〕

問1 0.63 (g)

問2 無色から(薄い)赤紫色になる。

問3 $(COOH)_2 \longrightarrow 2CO_2\uparrow+2H^++2e^-$

問4 2.0×10^{-2} (mol/L)

問5 ③

〔出題者が求めたポイント〕

酸化還元反応($KMnO_4$ 滴定)

〔解答のプロセス〕

問1 (含まれるシュウ酸)$=5.00\times 10^{-2}\times\frac{100}{1000}$

$=5.00\times 10^{-3}$ (mol)

なので，必要な$(COOH)_2\cdot 2H_2O$(式量126)も 5.00×10^{-3} molである。

$126\times 5.00\times 10^{-3}=0.63$ (g)

問2 $KMnO_4$ の赤紫色が消えなくなった点が反応の終点である。

問4 $MnO_4^-+8H^++5e^- \longrightarrow Mn^{2+}+4H_2O$

$(COOH)_2 \longrightarrow 2CO_2+2H^++2e^-$

$KMnO_4aq$ を x (mol/L)とすると，やりとりするe^-の物質量が等しいので，

$$5.00\times 10^{-2}\times\frac{10.0}{1000}\times 2=x\times\frac{9.80}{1000}\times 5$$

$$\therefore\ x=\frac{1}{49.0}=2.04\cdots\times 10^{-2}$$

$$\fallingdotseq 2.0\times 10^{-2}\ (mol/L)$$

問5 硝酸は

希硝酸：$HNO_3+3H^++3e^- \longrightarrow NO\uparrow+2H_2O$

濃硝酸：$HNO_3+H^++e^- \longrightarrow NO_2\uparrow+H_2O$

と酸化剤としてはたらいてしまう。硝酸が受け取ったe^-の分だけ，$KMnO_4$ の滴下量は減少してしまうので，$KMnO_4$ と$(COOH)_2$ との定量性が失われてしまう。

Ⅴ

〔解答〕

問1 11.3

問2 1 0.10　2 1.0×10^{-5}　3 9.0

4 緩衝溶液

問3 9.0

問4 $NH_3+H^+ \longrightarrow NH_4^+$ の反応により，加えた少量の酸から生じたH^+は消費されてしまうから。

〔出題者が求めたポイント〕

電離平衡(NH_3 の電離，緩衝溶液)

〔解答のプロセス〕

問1 $[OH^-]=\sqrt{C\cdot K_b}$

$=\sqrt{0.20\times 2.0\times 10^{-5}}$

$=2.0\times 10^{-3}$ (mol/L)

$pOH=-\log_{10}[OH^-]$

$=3-\log_{10}2.0$

$pH=14-pOH$

$= 11 + \log_{10} 2.0 = 11.3$

問2 ① NH_3 の電離はほぼ無視できるので，はじめに含まれていた NH_3 の物質量を考えればよい。全体積が変化していることに注意して，

$$[NH_3] = \frac{0.20 \times \frac{500}{1000}}{1} = 0.10\ (mol/L)$$

② (3)式より，

$$[OH^-] = \frac{[NH_3]}{[NH_4^+]} \times K_b$$
$$= \frac{0.10}{0.20} \times 2.0 \times 10^{-5}$$
$$= 1.0 \times 10^{-5}\ (mol/L)$$

③ ②より，pOH＝5.0 なので，

$PH = 14 - pOH = 9.0$

問3 10 倍に希釈すると

$$[NH_3] = \frac{0.10}{10} = 0.010\ (mol/L)$$

$$[NH_4^+] = \frac{0.20}{10} = 0.020\ (mol/L)$$

(3)式より，

$$[OH^-] = \frac{0.010}{0.020} \times 2.0 \times 10^{-5}$$
$$= 1.0 \times 10^{-5}\ (mol/L)$$

となり，問2③とおなじ pH になる。つまり，〰〰部分の濃度比が変わらなければ，pH は変わらない。

問4 解答の式のように，強酸を少量加えても H^+ は消費され，NH_3 と NH_4^+ の物質量が変化(つまり濃度比が変化)するだけで，pH は大きくは変化しない。強塩基の場合も同様で，

$NH_4^+ + OH^- \longrightarrow NH_3 + H_2O$

と反応がおこり，OH^- は消費されてしまう。

Ⅵ

〔解答〕

問1 ①

問2 ②，黄色結晶の分子式：CHI_3

問3 アルコール性ヒドロキシ基

問4 1つ

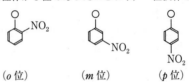

問5 H_3C と H，H が C=C に結合（ベンゼン環を含む構造式）

問6 (ベンゼン環)-CH(OH)-CH_2-CH_3

〔出題者が求めたポイント〕

芳香族化合物($C_9H_{12}O$ の構造決定)

〔解答のプロセス〕

問1 二層に分かれるのは水に溶解しない化合物。親水性の官能基をもつかどうかで判定するとよい。なお，アセトンやアセトアルデヒドなどは，水，エーテルどちらにもよく溶ける。

問2 ヨードホルム反応がおこるのは，

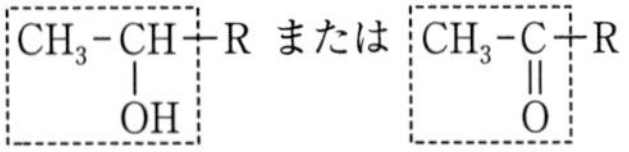

(R は炭化水素基または H)

の構造をもつ化合物。

エタノール：CH_3-CH(OH)-H

問3 実験1より，ヒドロキシ基を有することがわかる。

$2R-OH + 2Na \longrightarrow 2R-ONa + H_2\uparrow$

よって，アルコールかフェノール類であると考えられる。実験2で NaOHaq を加えると，アルコール(中性)は反応せずエーテル層(上層)へ，フェノール類(弱酸性)は中和され塩となるので水層(下層)へ移行する。

問4 分子式 $C_9H_{12}O$ の芳香族アルコールは一置換体，二置換体，三置換体のものが考えられる。実験5で「分子内脱水」がおこっていることから，

-C(H)-C(OH)- の構造をもつことがわかり，一置換体か二置換体と決まり，実験3で，ニトロ化により得られた異性体が3種であったことより，一置換体と決まる。

(*o* 位)　(*m* 位)　(*p* 位)

※二置換体とすると

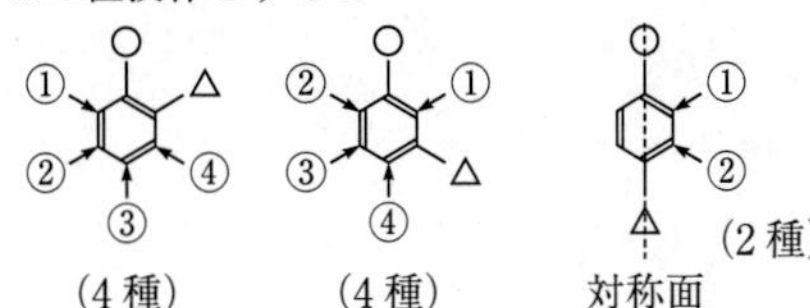

(4 種)　(4 種)　対称面 (2 種)

(なお，本問では，C，H，O の数より，三置換体の形の二置換体は考えられない。)

問5，6 実験1～実験2までで考えられる構造は次の5種。

① (ベンゼン環)-C-C-C(OH)

② (ベンゼン環)-C-C*(OH)-C

③ (ベンゼン環)-C*(OH)-C-C

④ (ベンゼン環)-C*(C)-C(OH)

⑤ (ベンゼン環)-C(C)(OH)-C

(炭素骨格のみ示す。C* は不斉炭素原子。)

実験4より，ヨードホルム反応を示さないので，上記

の[ ]の構造はもたない。(②が不適)
A が C*を 1 個もつので，上記の③か④。
ここで，実験 5 の操作を考える。

③ C_6H_5–C(OH)–C(H)–C →(脱水) C_6H_5–C=C–C →(Br_2 付加) C_6H_5–C*(Br)–C*(Br)–C

④ C_6H_5–C(C)(H)–C(OH) →(脱水) C_6H_5–C(C)=C →(Br_2 付加) C_6H_5–C*(C)(Br)–C(Br)

得られた化合物が C *を 2 個もっていたことより，A は③と決まる。
一方，B と C は分子内脱水によって，同一の化合物 D が得られたことより，同一の炭素骨格をもつ。B は C *を 1 個もつので④，C は⑤と決まる。

B (④) C_6H_5–C*(C)(H)–C(OH)
C (⑤) C_6H_5–C(C)(OH)–C(H)
→(脱水) C_6H_5–C(C)=C
(化合物 D)

平成27年度

問　題　と　解　答

英 語

問題

27年度

A入試

I 次の英文を読んで，下の問いに答えなさい．【配点 40】

The Hague--(1) The International Court of Justice on March 31 ordered a temporary halt to Japan's Antarctic whaling program, ruling that it is not for scientific purposes as the Japanese government had claimed. Australia had sued Japan at the U.N.'s highest court for resolving disputes between nations (A).

Reading a 12-4 decision by the court's 16-judge panel, Presiding Judge Peter Tomka said Japan's program fails to justify the large number of minke whales it says it needs to catch under its current Antarctic program--850 annually--and it doesn't catch that many anyway. It also didn't come close to catching the 50 fin and 50 humpback whales it aimed to take. All that drew into doubt Japan's assertion (B), he said.

"The court concludes that the special permits granted by Japan for the killing, taking, and treating of whales ... are not 'for purposes of scientific research'," Tomka said. The court ordered Japan (C) at least until the program has been thoroughly revamped.

Japanese Foreign Affairs Ministry spokesman Noriyuki Shikata told reporters that the country "regrets and is deeply disappointed" by the decision. But "as a state that respects the rule of law ... and (D), Japan will abide by the ruling of the court," he said.

Former Australian environment minister Peter Garrett, who helped launch the suit four years ago, said he felt vindicated by the decision. "I'm absolutely over the moon, for all those people who wanted to see the charade of scientific whaling cease once and for all," Garrett told Australian Broadcasting Corp. radio. "I think (this) means without any shadow of a doubt (E) in the Southern Ocean in the name of science."

(2) Although the decision is a major victory for Australia and environmental groups that oppose whaling on ethical grounds, it will not mean the end of whaling. Japan has a second, smaller scientific program in the northern Pacific--which now may also be subject to challenge. Meanwhile Norway and Iceland reject outright a 1986 moratorium on commercial whaling imposed by the International Whaling

Commission. Nevertheless, environmental groups rejoiced.

(*The Asahi Shimbun*, March 31, 2014)

Court of Justice　司法裁判所
sue　訴える
minke whale　ミンククジラ
humpback whale　ザトウクジラ
abide by　従う
be over the moon　大喜びしている
on ethical grounds　倫理的理由から
rule　裁定する
presiding judge　裁判長
fin whale　ナガスクジラ
revamp　見直す
vindicate　正当性を立証する
charade　見え透いた言い訳

問1　(A) ～ (E) に入るべき英文の一部をそれぞれ下から選び, 記号で答えなさい.

ア. as a responsible member of the global community

イ. to halt any issuing of whaling permits

ウ. in hopes of ending whaling in the icy Southern Ocean

エ. that its whaling is for scientific purposes

オ. that we won't see the taking of whales

問2　下線部 (1) の内容を日本語で表現しなさい.

問3　下線部 (2) の内容を日本語で表現しなさい.

問4　本文の内容に合うものを下から1つ選び, 記号で答えなさい.

A) 日本は, 北太平洋でも調査捕鯨を行っている.
B) 南洋での捕鯨は研究目的であるとオーストラリア政府は主張している.
C) 最近の日本では鯨肉の消費量は減少しているが, ノルウェーとアイスランドでは増加している.
D) 日本政府は捕鯨禁止の判決を不服として控訴する考えを述べた.

II 次の英文を読んで，下の問いに答えなさい．【配点 40】

Every year, about 3.7 million babies die in the first four weeks of life (2004 estimates). Most of these newborns are born in developing countries and most die at home. (1) <u>Up to two-thirds of these deaths can be prevented if mothers and newborns receive known, effective interventions</u>. A strategy that promotes universal access to antenatal care, skilled birth attendance and early postnatal care will (A) to sustained reduction in maternal and neonatal mortality.

While both mothers and newborns need care during the period after birth, this statement focuses on the care of the newborn child, and the evidence for the same. Studies have shown that home-based newborn care interventions can prevent 30-60% of newborn deaths in high mortality settings under controlled conditions. Therefore, WHO and UNICEF now (B) home visits in the baby's first week of life to improve newborn survival.

Nearly 40% of all under-five child deaths occur in the first 28 days of life (the neonatal or newborn period). Just three causes – infections, asphyxia, and preterm birth – together (C) for nearly 80% of these deaths. (2) <u>Additionally, a baby born with low birth weight, particularly if preterm, is at much greater risk of dying or getting sick than other newborns</u>.

The core principle underlying maternal, newborn and child health programmes should be the "continuum of care". This term has (3) <u>two meanings</u> – a continuum in the lifecycle from adolescence and before pregnancy, pregnancy, birth and during the newborn period, and a continuum of care from the home and community, to the health centre and hospital and back again. Skilled care during pregnancy, childbirth and in the postnatal period prevents complications for mother and newborn, and allows their early detection and appropriate management.

Three-quarters of all neonatal deaths occur during the first week of life, 25-45% in the first 24 hours. This is also the (D) when most maternal deaths occur.

Forty seven percent of all mothers and newborns in developing countries do not receive skilled care during birth, and 72% of all babies born outside the hospital do not receive any postnatal care. These are the critical gaps in the continuum of care. (*Home Visits for the Newborn Child: A Strategy to Improve Survival*, World Health Organization 2009)

intervention　介入	antenatal　出産前の
postnatal　出産後の	neonatal　新生児の
mortality　死亡率	asphyxia　呼吸停止
preterm birth　早産	continuum　連続
adolescence　青年期	complication　合併症

問1　下線部 (1) の内容を日本語で表現しなさい.

問2　下線部 (2) の内容を日本語で表現しなさい.

問3　下線部 (3) の内容を日本語で簡潔に説明しなさい.

問4　(A) ～ (D) に入るべきものを，それぞれ下から選び，記号で答えなさい.

(A)　① compare　② concentrate　③ contribute　④ correspond

(B)　① affect　② increase　③ keep　④ recommend

(C)　① account　② apply　③ go　④ stand

(D)　① care　② period　③ reason　④ survival

III 下線部(1), (2)の内容を英語で表現しなさい.【配点 20】

私たちは生きている間に大小様々なことを経験する. (1)しかし人間の一生は有限である. 色々なことをしたいと思ってみても, 全てを実際に経験することは不可能であろう. けれども(2)人間には, たとえ経験していなくても, まるで経験したかのように感じることを可能にする想像力が備わっている. 教養の力である. 過去から受け継がれてきた世界の叡智を知り, 現在に活かすこと. 私たちには, そのようにして生きる素晴らしさを未来に伝えていく責任がある.

数 学

問題

27年度

A入試

I 次の問いに答えなさい. [配点 40]

(1) 実数a, bに関する条件「$a > 2$ かつ $b \leqq 1$」の否定であるものを次のア〜エのうちからひとつ選び，その記号を (A) に書きなさい．ただし，該当するものがない場合は「該当なし」と書きなさい．

ア:「$a > 2$ または $b \leqq 1$」　イ:「$a \leqq 2$ または $b > 1$」

ウ:「$a < 2$ または $b \geqq 1$」　エ:「$a \leqq 2$ かつ $b > 1$」

(2) xについての整式$P(x) = x^3 + kx^2 + x + 2$を$x - 3$で割った余りが$k$となるような定数$k$の値は$k =$ (B) である.

(3) $0 < \alpha < \dfrac{\pi}{2}$ で，$\tan\alpha = 3$ のとき，$\sin\left(2\alpha + \dfrac{\pi}{3}\right)$ の値をcとすると，$c =$ (C) である.

(4) 正の実数x, yが，$x^2 + 4y = 1$を満たすとき，$2\log_2 x + \log_2 y$のとり得る値の最大値をdとすると，$d =$ (D) である.

(5) tを実数とする．平面上のベクトル$\vec{a}$と$\vec{b}$が，$|\vec{a}| = 7$, $|\vec{b}| = 6$, $|\vec{a} + \vec{b}| = 9$ であるとき，$|(1 - 2t)\vec{a} + t\vec{b}|$を最小にする$t$の値を (あ) で求めなさい.

II 次の問いに答えなさい. [配点 30]

a, b を正の実数の定数とし, 2 次関数 $f(x) = 3x^2 + ax + b$ を考える. xy 座標平面上の放物線 $y = f(x)$ を C とし, C 上の点 $(1, f(1))$ における接線を l とする. また, l を y 軸方向に 3 だけ平行移動した直線を m とする.

(1) C の頂点の y 座標を q とするとき, q は, a と b を用いて表すと $q =$ [(E)] である.

(2) C と m で囲まれる部分の面積 S の値は $S =$ [(F)] である.

(3) l と x 軸の交点の x 座標を r とする. このとき, r は, a と b を用いて表すと $r =$ [(G)] である. また, 大小 2 個のさいころを投げ, 大きいさいころの出た目の数を a の値, 小さいさいころの出た目の数を b の値とするとき, $0 \leqq r \leqq \frac{1}{6}$ である確率 P の値は $P =$ [(H)] である. ただし, 大小 2 個のさいころはそれぞれ 1 から 6 までの目が同様に確からしく出るとする.

(4) C と x 軸の共有点が 2 個であるとき, その共有点の x 座標をそれぞれ α, β とする $(\alpha < \beta)$. C と x 軸の共有点が 2 個であり, かつ a, b それぞれが $1 \leqq a \leqq 6, 1 \leqq b \leqq 6$ を満たす整数であるとき, $\alpha^2 + \beta^2$ のとり得る値の最大値と最小値を [(い)] で求めなさい.

III 次の問いに答えなさい. [配点 30]

(1) 「自然数 m を 4 で割ったときの余りが r であるならば, $m(m+1)$ を 4 で割ったときの余りは $r(3-r)$ と等しい」ことを $r=0, 1, 2, 3$ のそれぞれの場合について [(う)] で示しなさい. ただし, 自然数 m が整数 q, r を用いて

$$m = 4q + r \quad (0 \leqq r < 4)$$

と表されるとき, r を, m を 4 で割ったときの余りという.

(2) n を自然数とする. 数列 $\{a_n\}$ は, 初項 a_1 が 2, 公差が 2 の等差数列であり, 数列 $\{b_n\}$ は次の条件

$$b_1 = 1, \qquad b_{n+1} - b_n = \frac{a_{n+1}}{2} \quad (n = 1, 2, 3, \cdots\cdots)$$

で定められている.

(i) 一般項 a_n, b_n は, n を用いて表すとそれぞれ $a_n =$ [(I)], $b_n =$ [(J)] である.

(ii) 2 つの集合 A, B を

$$A = \{a_n \mid n \text{ は } 39 \text{ 以下の自然数}\},$$
$$B = \{b_n \mid n \text{ は } 12 \text{ 以下の自然数}\}$$

とする. このとき, A と B の共通部分 $A \cap B$ の要素の個数を s とすると, $s =$ [(K)] である.

(iii) t を自然数の定数とする. 2 つの集合 C, D を

$$C = \{a_n \mid n \text{ は } 100 \text{ 以下の自然数}\},$$
$$D = \{b_n \mid n \text{ は } t \text{ 以下の自然数}\}$$

とする. このとき, C と D の和集合 $C \cup D$ の要素の個数が 111 であるならば, t の値は $t =$ [(L)] である.

化 学

問題

27年度

A入試

I **問 1 〜問 7** に答えなさい.【配点 57】

問 1 次の性質を有する結晶について，A ~ C 群の ①〜④ から適切なものをそれぞれ 1 つ選び，記号で答えなさい.

性質：固体では電気を通さないが，融解すると電気をよく通す.

A 群（結晶の分類） ① イオン結晶 ② 分子結晶 ③ 共有結合の結晶 ④ 金属の結晶

B 群（構成粒子） ① 原子 ② 分子 ③ 陽イオンと陰イオン ④ 陽イオンと自由電子

C 群（結晶の例） ① ドライアイス ② 白金 ③ 硫酸カルシウム ④ ダイアモンド

問 2 次の ①〜⑥ の分子について，（1），（2）に答えなさい.

① 窒素 ② アンモニア ③ 塩化水素 ④ 二酸化炭素 ⑤ 水 ⑥ 四塩化炭素

（1） 極性をもつ分子をすべて選び，記号で答えなさい.

（2） （1）の極性分子のうち，非共有電子対を最も多くもつ分子を記号で答えなさい.

問3 次の ①～⑤ の反応が平衡状態にあるとき，それぞれの反応について（　　）内の操作を行うことによって，平衡が左向きに移動するものをすべて選び，記号で答えなさい．ただし，**Q** は右向きの反応の反応熱を示している．

① $2NO_2$(気) $\rightleftharpoons$ N_2O_4(気)　　Q = ＋57 kJ　（圧力一定で加熱する）

② C (黒鉛) ＋ CO_2(気) $\rightleftharpoons$ 2CO(気)　Q = −172 kJ　（温度一定で加圧する）

③ H_2(気) ＋ I_2(気) $\rightleftharpoons$ 2HI (気)　　Q = ＋12 kJ　（温度一定で減圧する）

④ N_2(気) ＋ O_2(気) $\rightleftharpoons$ 2NO (気)　　Q = −181 kJ　（触媒を加える）

⑤ CH_3COOH ＋ H_2O $\rightleftharpoons$ CH_3COO^- ＋ H_3O^+（酢酸ナトリウムを加える）

問4 次の文章を読み，（1），（2）に答えなさい.

下図のように，体積 3.0 L の容器 A，体積 2.0 L の容器 B，体積 0.50 L のシリンダー C がコックで連結された装置がある．この装置を用いて，一定温度で次の**操作 1 ～ 3** を行った．ただし，コックおよび連結部の体積は無視できるものとする.

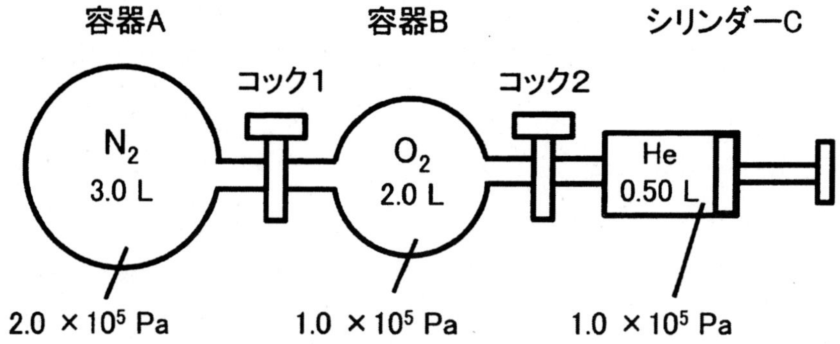

（操作 1） コック 1 と 2 を閉じた状態で，容器 A に 2.0×10^5 Pa の N_2，容器 B に 1.0×10^5 Pa の O_2，シリンダー C に 1.0×10^5 Pa の He をそれぞれ封入した.

（操作 2） コック 1 を開けて，容器 A の N_2 と容器 B の O_2 を混合し，しばらく放置した.

（操作 3） **操作 2** に続き，コック 2 を開け，シリンダー C 内の He をすべて容器 A，B 内の混合気体中へ注入した．その後，コック 2 のみを閉じ，しばらく放置した.

（1） **操作 2** を行った後の容器 A，B 内の N_2 の分圧，および混合気体の全圧を求め，有効数字 2 桁で答えなさい.

（2） **操作 3** を行った後の容器 A，B 内の N_2 の分圧，および混合気体の全圧を求め，有効数字 2 桁で答えなさい.

問5 次の（1）～（3）の各水溶液の pH を小数第 1 位まで求めなさい．ただし，強酸，強塩基は完全に電離しており，アンモニアの電離定数 K_b は 2.5×10^{-5} mol/L, 水のイオン積 K_w は 1.0×10^{-14} $(mol/L)^2$ とする．また，必要なら，log 2 = 0.30, log 3 = 0.48 を用いなさい．

（1） 1.0×10^{-2} mol/L の硫酸

（2） pH 2.0 の塩酸 20 mL に pH 12.0 の水酸化ナトリウム水溶液 10 mL を加えた水溶液

（3） 1.0×10^{-2} mol/L のアンモニア水溶液

問6 次の文章を読み，（1）～（4）に答えなさい．

サリチル酸に無水酢酸と濃硫酸を加え加熱すると，医薬品として用いられる化合物**A**が生成する．

（1） 化合物**A**の名称を答え，その構造式を下の例にならって書きなさい．

（2） 化合物**A**の主作用（薬効）を答えなさい．

（3） サリチル酸から化合物**A**への変換は，どの反応に当たるか，①～⑤から選び，記号で答えなさい．

① 還元 ② 酸化 ③ エステル化 ④ 付加 ⑤ 加水分解

（4） サリチル酸を水酸化ナトリウム水溶液に溶かしたときに生成する有機化合物の構造式を下の例にならって書きなさい．

（例）

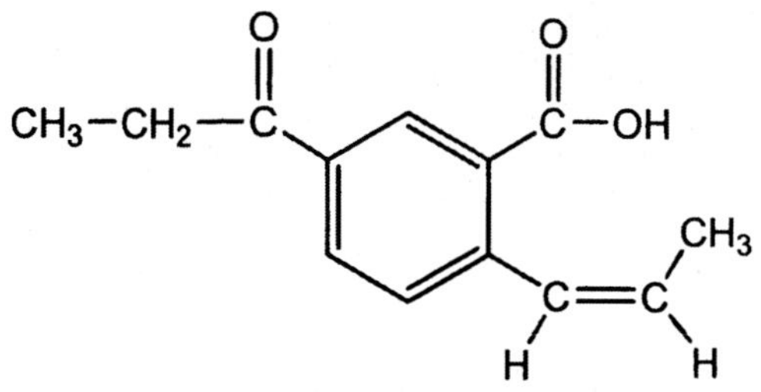

問7 β-ラクタム構造をもつことで抗菌作用を示すペニシリン G の構造式を下図に示した．また，網掛け部分は，β-ラクタム構造を示す．これを参考に，（1）～（3）に答えなさい．

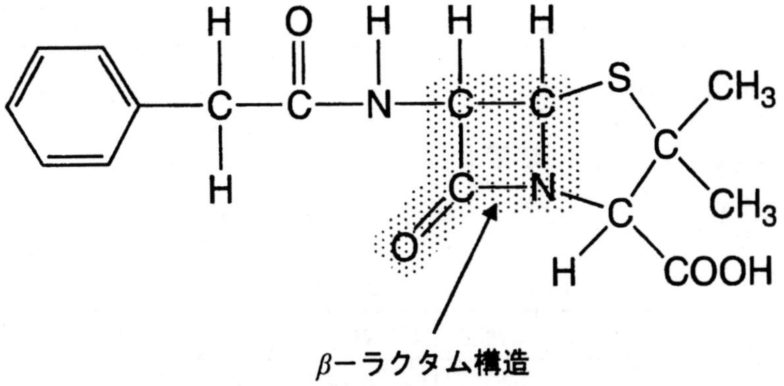

β−ラクタム構造

（1）ペニシリン G のように，ある種の微生物によってつくりだされ，他の微生物の成長や機能を阻害する物質を一般に何と呼ぶか，答えなさい．

（2）ペニシリン Gには，不斉炭素原子がいくつあるか答えなさい．

（3）ペニシリン G 以外のラクタムとしてナイロン 6 の原料である，ε-カプロラクタムが知られている．ラクタムとは一般にどのような構造をもつ化合物の総称か，①～⑤ から選び，記号で答えなさい．

① 環状エステル　② 環状エーテル　③ 環状アミン
④ 環状アミド　⑤ 4員環

II 次の文章を読み，問に答えなさい．【配点 24】

陰イオンにおいても系統的な分析が可能な場合がある．その場合，陰イオンを難溶性の塩として沈殿させるか，相対的に電離定数の大きな酸を加えて電離定数の小さな酸として遊離させて分離する．以下の図は，①CO_3^{2-}, CrO_4^{2-}, I^-, NO_3^-, S^{2-}の系統的分析であり，この操作で，5 種類の陰イオンは，**沈殿ウ**，**気体オ**，**沈殿カ**，**沈殿ク**，**溶液ケ** のいずれかに 1 種類ずつ，何らかの形で移行している．図の下には操作の概要が示されている．

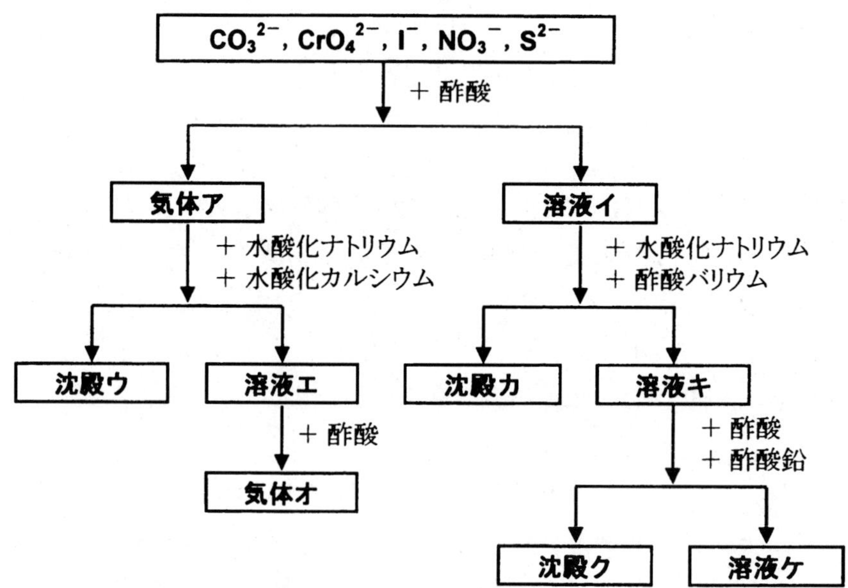

まず，5 種類の陰イオンを含む溶液に酢酸を加えて加温し，**気体ア**を発生させた．発生した**気体ア**を水酸化ナトリウム水溶液に通じて捕集し，②水酸化カルシウム水溶液を加えて**沈殿ウ**と**溶液エ**に分離した．③**溶液エ**に酢酸を加えて加温して，**気体オ**を発生させた．

一方，**気体ア**を発生させた後の**溶液イ**に水酸化ナトリウム水溶液と④酢酸バリウム水溶液を加えて**沈殿カ**と**溶液キ**に分離した．⑤**溶液キ**に酢酸を加えた後，酢酸鉛水溶液を加え，**沈殿ク**と⑥**溶液ケ**に分離した．

問1　下線部 ① の陰イオンのうち，有色のものが 1 種類ある．このイオンを含む水溶液を酸性にすると溶液の色が変化する．この色が変化する反応をイオン反応式で示し，反応前後での水溶液の色の変化を答えなさい．

問2　下線部 ② の水酸化カルシウムを加えたときに**沈殿ウ**が生じた反応をイオン反応式で示しなさい．

問3　下線部 ③ の反応で生じた**気体オ**のにおいを答えなさい．

問4　下線部 ③ の反応で生じた**気体オ**をヨウ素ヨウ化カリウム水溶液（ヨウ素溶液）に通じたとき，液が脱色し，白濁した．この反応を化学反応式で示しなさい．

問5　下線部 ④ の酢酸バリウムを加えたときに生じた**沈殿カ**は何か，化合物名で答えなさい．

問6　下線部 ⑤ の酢酸鉛を加えたときに生じた**沈殿ク**は何か，化学式で答えなさい．

問7　下線部 ⑥ の**溶液ケ**に含まれるイオンは下線部 ① の陰イオンのうちどれか，イオン式で答えなさい．

III

次の文章を読み，問に答えなさい．ただし，25℃における AgCl, AgI の K_{sp} はそれぞれ，1.8×10^{-10} (mol/L)^2, 2.1×10^{-14} (mol/L)^2, また，それぞれの式量は 143 および 235 とし，必要なら，$\sqrt{1.8} = 1.3$ を用いなさい．【配点 24】

フッ化銀を除くハロゲン化銀（AgX）は難溶性塩であり，純水にその固体を加えると，ごく一部が溶解して飽和水溶液となる．そのとき，式（1）に示した平衡が成立している．

$$\mathrm{AgX(固)} \rightleftarrows \mathrm{Ag^+} + \mathrm{X^-} \quad \cdots\cdots\cdots \quad (1)$$

このときの平衡定数 K は，式（2）のように表すことができる．

$$K = \frac{[\mathrm{Ag^+}][\mathrm{X^-}]}{[\mathrm{AgX(固)}]} \quad \cdots\cdots\cdots \quad (2)$$

溶け残っている AgX の濃度 [AgX(固)] は，一定であると考えられるので，式（2）は式（3）へ変形できる．

$$K_{sp} = K[\mathrm{AgX(固)}] = [\mathrm{Ag^+}][\mathrm{X^-}] \quad \cdots\cdots\cdots \quad (3)$$

この K_{sp} を ［ア］ と呼び，温度が同じであれば常に一定の値をとる．Ag^+ と X^- が共存する場合，両者のモル濃度の積が K_{sp} を超えない場合は，沈殿が生じない．

また，AgX の飽和水溶液に同じ X^- を含む易溶性の塩を加えると沈殿が生じる．このような現象を ［イ］ 効果という．

さらに，2 種類のハロゲン化物イオンが共存する水溶液に Ag^+ を加えると，それぞれの K_{sp} にしたがってハロゲン化銀の沈殿が生じる．

問1 ［ ア ］, ［ イ ］ に適切な語句を入れなさい.

問2 25℃における AgCl 飽和水溶液の Ag^+ の濃度 (mol/L) を求め, 有効数字 2 桁で答えなさい.

問3 25℃において, 0.20 mol/L の NaCl 水溶液に, よく撹拌しながら高濃度の $AgNO_3$ 水溶液を加えていくと, やがて沈殿が生じ始める. この沈殿が生じ始めるときの Ag^+ の濃度 (mol/L) を求め, 有効数字 2 桁で答えなさい. ただし, 水溶液の体積変化は無視できるものとする.

問4 25℃において, Cl^- と I^- をそれぞれ 0.30 mol/L, 0.10 mol/L で含む水溶液 500 mL に, 0.30 mol/L の $AgNO_3$ 水溶液 500 mL をよく撹拌しながら加えたところ, 沈殿が生じた. この沈殿の質量は何 g か, 有効数字 2 桁で答えなさい.

問5 **問4** で得られた沈殿を含む液に, 過剰のアンモニア水を加えると, AgCl か AgI のいずれか一方が完全に溶解した. このときの沈殿が溶解する反応をイオン反応式で示しなさい.

問6 **問5** の操作後に残った沈殿の色を答えなさい. また, その沈殿の質量は何 g か, 有効数字 2 桁で答えなさい.

IV

次の文章を読み，問に答えなさい．ただし，原子量は C = 12.0, H = 1.00, O = 16.0, Br = 80.0 とする．【配点 24】

有機化合物 **A** は，二重結合をもつ直鎖状構造の炭化水素であり，その分子量は 96.0 である．この **A** に対して以下の **実験 1 ～ 4** を行った．

(実験 1) 57.6 mg の **A** を溶解させた四塩化炭素溶液に臭素水を滴下したところ，192 mg の臭素が消費された．

(実験 2) 1 mol の **A** をオゾン分解すると，2 mol の化合物 **B** と 1 mol の化合物 **C** が生成した．なお，オゾン分解は一般に次に示した反応である．

$$\mathrm{R^1R^2C{=}CR^3R^4} \xrightarrow[\text{2) Zn}]{\text{1) } \mathrm{O_3}} \mathrm{R^1R^2C{=}O} + \mathrm{O{=}CR^3R^4}$$

(R^1 ~ R^4 : 炭化水素基または H)

(実験 3) **実験 2** で生成した **B** をアルカリ性水溶液中でヨウ素と反応させると黄色沈殿を生じた．さらに **B** に硫酸酸性の二クロム酸カリウム水溶液を加えて加熱すると化合物 **D** が生成した． **D** は無水酢酸に水を加えて加熱することによっても生成する．

(実験 4) **実験 2** で生成した **C** にフェーリング液を加えて加熱すると赤色の固体が析出するとともに，1 種類の 2 価カルボン酸 (ジカルボン酸) **E** が生成した．

問 1　**実験 1** の結果より，化合物 A には二重結合があることがわかる．その数を答えなさい．

問 2　炭素数 n の直鎖状アルカンの分子式は，一般式 C_nH_{2n+2} で表される．この表記に従って，**問 1** で解答した数の二重結合をもつ炭素数 n の直鎖状炭化水素の一般式を示しなさい．

問 3　**問 2** の条件を満たす $n = 4$ の炭化水素の構造式を下の例にならって 1 つ書きなさい．

問 4　**実験 4** の下線部の赤色固体は何か，化学式で答えなさい．

問 5　化合物 B の名称を答えなさい．

問 6　化合物 E の構造式を下の例にならって書きなさい．

問 7　化合物 A として考えられる幾何異性体の数を答えなさい．また，そのうち 1 つの構造式を下の例にならって書きなさい．

(例)

```
H              CH2—CH3
  \           /
   C ═══ C
  /           \
Br             COOH
```

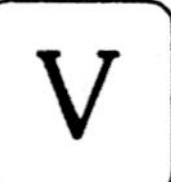

次の文章を読み，問に答えなさい．ただし，原子量は H = 1.00，O = 16.0 とし，オキシドールの密度は 1.00 g/cm³ とする．【配点 21】

酸化還元滴定は医薬品の分析によく用いられるが，その一つの方法として，ヨウ素滴定法と呼ばれるものがある．ヨウ素滴定法では，測定の対象とする医薬品とヨウ化カリウムとの反応によって，ヨウ素を発生させて，そのヨウ素をチオ硫酸ナトリウム水溶液で滴定する．その際の滴定値から，医薬品の量を求める．チオ硫酸イオンは，水溶液中で以下のイオン反応式に従って，還元剤として働く．

$$2S_2O_3^{2-} \longrightarrow S_4O_6^{2-} + 2e^-$$

たとえば，希薄な ①過酸化水素水であるオキシドールは，消毒薬として用いられる．その濃度は，②過マンガン酸カリウム水溶液を用いて分析されるのが一般的である．しかし，ヨウ素滴定法によっても過酸化水素の濃度を求めることができる．実際の実験例を以下に示した．

(実験)

オキシドール 10 mL をホールピペットで ［ア］ に取り，純水を加え正確に 100 mL とした．その ③溶液 10 mL を正確に取り，希硫酸 5 mL と 1 mol/L ヨウ化カリウム水溶液10 mL を加え，栓をして 30 分間放置した．その液を 0.10 mol/L チオ硫酸ナトリウム水溶液で滴定したところ，18 mL 加えたところで終点に達した．④指示薬としてデンプン溶液を用いた．

問1　下線部 ① の過酸化水素に含まれる酸素原子の酸化数を答えなさい.

問2　下線部 ② の硫酸酸性下における過マンガン酸カリウムと過酸化水素の反応を化学反応式で示しなさい.

問3　**ア** に適切な実験器具の名称を入れなさい.

問4　下線部 ③ の過酸化水素とヨウ化カリウムの反応を化学反応式で示しなさい.

問5　下線部 ④ の指示薬としてデンプン溶液を用いた場合について, 滴定終点前後における溶液の色の変化を答えなさい.

問6　ヨウ素滴定法では, 過酸化水素が 1 mol あれば, チオ硫酸ナトリウムは何 mol 消費されるか答えなさい.

問7　オキシドール中の過酸化水素は, 質量パーセント濃度 (%) でいくらか, 有効数字 2 桁で答えなさい.

英 語

問題

27年度

B入試

I 次の英文を読んで，下の問いに答えなさい．【配点 26】

Efficient, effective measures must be implemented to curb the adverse effects of global warming.

An Environment Ministry research team has put together a report on the various effects of global warming on Japan. It predicts that if greenhouse gas emissions continue to increase, the average temperature in Japan is expected to rise by a maximum of 6.4℃, and the sea level is anticipated to go up by 60-63 cm, (A)both by the end of this century. In all likelihood, global warming will have a serious impact on people's daily lives.

The northern limit for rice production will move further northward. It will become possible to grow Tankan mandarins, a subtropical citrus fruit, instead of Satsuma oranges even in the Kanto region, while 85 percent of the country's sandy beaches will (　B　). These changes would deal a blow to such regional industries as agriculture and tourism.

Due to the elevation of the sea level, Okino Torishima, the southernmost island that marks the beginning of Japan's exclusive economic zone, could submerge.

It is appalling to see predictions of such enormous damage. Annual flood damage, which totaled about 200 billion yen at the end of the 20th century, is expected to expand to a maximum of approximately 480 billion yen. The damage caused by high tides is likely to increase by about 260 billion yen a year.

Efforts must be made to reduce such damage as much (　C　) possible. Of course, the most crucial goal in efforts against global warming is to reduce greenhouse gas emissions. It was natural for the report to point out that if cuts in gas emissions prevail globally, it will dramatically lessen the adverse effects of global warming on Japan.

(D)Holding the key in this regard are China and the United States, which together account for more than 40 percent of the world's total gas emissions. Japan should proactively commit itself to ensuring that a new framework for gas emission controls, which is scheduled to take the place of the Kyoto Protocol in 2020, leads to emission cuts by the two countries. (*The Yomiuri Shimbun*, March 22, 2014)

implement 実行する	curb 抑制する
Environmental Ministry 環境省	emission 排出量
citrus かんきつ類	Satsuma orange 温州みかん
submerge 水没する	appalling ぞっとする
high tide 高潮	crucial 決定的な
proactively 先を見越して	framework 枠組み

問1 下線部(A)の内容を日本語で説明しなさい.

問2 (B)に入るべき適切な動詞を下から選び, 記号で答えなさい.

① appear ② come ③ disappear

④ emerge ⑤ hollow ⑥ reproduce

問3 (C)に入るべき適切な単語を下から選び, 記号で答えなさい.

① as ② away ③ in

④ of ⑤ on ⑥ to

問4 下線部(D)の内容を日本語で表現しなさい.

問5 地球温暖化対策で最も重要なことは何か. 日本語で簡潔に答えなさい.

II 次の英文を読んで，下の問いに答えなさい．【配点 24】

Why should Americans care about the Japanese health-care system? An easy question. Japan has an exceptionally (ア) population, number one in the world in terms of life expectancy and infant mortality, and excellent by other less precise criteria as well. (イ) Although medical care is not the main determining factor in good health, certainly it is not irrelevant that everyone in Japan has access to medical care of decent quality at little direct cost to the consumer. Moreover, Japan achieves these good results with an exceptionally small burden on the economy: spending on medical care is only slightly more than half of (ウ) that of the United States, and indeed is lower than in most advanced nations.

(エ) The Japanese were not always so successful in holding down spending. Back in the 1970s, health-care costs were (オ) in Japan as in America, going up at a much faster rate than inflation or economic growth. Japanese officials responded in the early 1980s with some small but significant adjustments to their system. These succeeded in constraining spending – since that time health care has continued at a level of about 7 percent of Gross Domestic Product (GDP) – without cutting back on access or significantly altering the way medical care is delivered. (*The Art of Balance in Health Policy: Maintaining Japan's Low-Cost, Egalitarian System*, John Creighton Campbell and Naoki Ikegami, Cambridge University Press)

mortality 死亡率　　criteria　基準
irrelevant　無関係な　　constrain　抑制する
GDP　国内総生産

問 1 (ア)に入るべき最も適切な単語を下から選び，記号で答えなさい．

① dense	② elderly	③ female
④ healthy	⑤ native	⑥ small

問 2 下線部（イ）の内容を日本語で表現しなさい．

問 3 下線部（ウ）の内容を日本語で答えなさい．

問 4 下線部（エ）の内容を日本語で表現しなさい．

問 5 (オ)に入るべき最も適切な単語を下から選び，記号で答えなさい．

① changing	② decreasing	③ exploding
④ reducing	⑤ sinking	⑥ urging

III 次の英文の意味が通るように，空所にそれぞれ適語を選び，記号で答えなさい．【配点 20】

1. Glaciers on Mt. Everest have shrunk by 14 percent in the last 50 years. Researchers are warning that the (　　　) will likely pose a major impact on water resources.

　① apology　② decline
　③ moment　④ pleasure

2. As we watched the ceremony on TV, the Oscar-winning actress was welcomed with great (　　　) as she made her way to the stage.

　① applause　② exception
　③ principle　④ storage

3. James and I have been friends for a long time, but I'd like him better if he had more humility and less (　　　).

　① calm　② harmony
　③ reality　④ pride

4. I hear that doctors are debating whether or not the patient should have the (　　　) to remove the cancer.

　① definition　② issue
　③ proof　④ surgery

5. The latest product of our company has gained a high (　　　) from home and overseas customers and is selling very well.

　① feather　② knowledge
　③ reputation　④ transport

6. Before leaving the office, she said to us, "It has been a great (　　　　) for me to serve as President for the past four years and to work with you."

① exercise　② grief
③ privilege　④ violence

7. Although they will ask you a lot of questions, you are under no (　　　　) to answer their questions.

① dignity　② obligation
③ situation　④ welfare

8. When the professor asked me what my (　　　　) of the last line of that poem was, I had a hard time answering the question.

① finance　② interpretation
③ laughter　④ reward

9. It is not an exaggeration to say that there was no hint of (　　　　) in your speech on the new tax policies.

① flexibility　② manufacture
③ society　④ wilderness

10. The ruling party should know better than to push the (　　　　) through the Lower House without the opposition's participation.

① budget　② jealousy
③ quantity　④ substance

IV 以下の各文には，下線部に文法的誤りがあるものが，それぞれ１つ含まれている．該当するものを選び，記号で答えなさい．【配点 10】

1. 1) Although it 2) was raining very hard, we 3) were able to reach 4) to the top of the mountain.

2. 1) The blue trousers 2) hanging over there 3) hasn't been 4) ironed yet.

3. If John's grandmother 1) is here, she would not 2) spoil him and 3) make him 4) clean his mess.

4. Mike is 15cm 1) taller as his 2) older brother, but 3) their weights are about 4) the same.

5. 1) Could you please 2) look up it in your 3) electronic dictionary and tell me what 4) it means?

6. This antique 1) glass vase is very 2) delicate and 3) must be handled with 4) caring.

7. Our 1) head office is 2) usual closed 3) on Saturdays and Sundays 4) in August.

8. She is not very 1) athletic, but 2) walk is her 3) favorite form of 4) exercise.

9. 1) My brother and his wife 2) called me 3) one hour ago, and they will 4) be soon joining us.

10. 1) New our bus 2) schedules will go into 3) effect on the 4) first day of April.

V 下線部（1），（2）の内容を英語で表現しなさい．【配点 20】

新聞の社会面を見ても，街中を見回してみても，大人になりきれていない大人が増えている．（1）<u>現代において，身体的特徴や年齢以外に，大人と子供の違いはどこにあるだろうか</u>．

子供は，義務を果たすように大人から命令される代わりに，生命の保護と未来への可能性が与えられている．他方，（2）<u>大人は，自分の意志で事を実行する自由が与えられている．しかし，社会に対して責任を担うことも求められている</u>．責任の伴わない自由の行使ばかりを権利として主張する人間は，大人失格であろう．

数 学

問題

27年度

B入試

I 次の問いに答えなさい. [配点 25]

(1) 1から110までの整数の集合を全体集合Uとし，その中で4の倍数の集合をA, 6の倍数の集合をBとする．このとき，$A \cup B$の補集合 $\overline{A \cup B}$ の要素の個数をkとすると，$k =$ (A) である.

(2) $\left(2+\sqrt{-p}\right)\left(3+\sqrt{-p}\right)=q+5\sqrt{-2}$ を満たす実数p, qの値はそれぞれ$p =$ (B) , $q =$ (C) である.

(3) 座標平面上の3点P$(2,3)$, Q$(-2,3)$, R$(3,2)$を通る円をC_1とし，点S$(3,4)$を中心とする半径3の円をC_2とする．このとき，C_1とC_2の共有点の個数をnとすると，$n =$ (D) である.

(4) aを実数とする．xの2次関数

$$f(x) = -x^2 + 2(a+1)x - 5a + 1$$

の極値の絶対値をbとする．このとき，bをaの関数として求め，そのグラフをab座標平面上にかきなさい．解答は (あ) に記しなさい.

II 次の問いに答えなさい. [配点 25]

(1) xy 座標平面において, 2 次関数 $y = x^2 + ax + b$ のグラフを x 軸方向に 1, y 軸方向に a だけ平行移動したグラフを表す関数が $y = x^2 + bx + 2$ のとき, 実数の定数 a, b の値は, $a =$ [(E)] であり, $b =$ [(F)] である.

(2) 不等式

$$\left(\frac{1}{2}\right)^n < \left(\frac{2}{9}\right)^{27}$$

を満たす最小の整数 n の値は $n =$ [(G)] である. ただし, $\log_{10} 2 = 0.3010$, $\log_{10} 3 = 0.4771$ とする.

(3) 2 次関数 $f(x)$ は等式

$$f(x) = 3(x^2 - 1) + \int_0^1 x f(t)\, dt + \int_{-1}^1 f(t)\, dt$$

を満たしている. このとき, xy 座標平面上の放物線 $y = f(x)$ と x 軸で囲まれる部分の面積 S の値を [(い)] で求めなさい.

III 次の問いに答えなさい. [配点 25]

n を自然数とする. 1 から 6 までの目が同様に確からしく出るさいころを投げ, 1 か 2 の目が出たならば 1 点, 3 以上の目が出たならば 2 点を得点とするゲームを繰り返し行う. n 回ゲームを行った時点での得点の和を S_n とする数列 $\{S_n\}$ を考える.

(1) $S_4 = 6$ である確率を a とすると, a の値は $a =$ [(H)] である.

(2) S_1, S_2, S_3 の 3 つの値がこの順で等差数列となる確率を b とすると, b の値は $b =$ [(I)] である.

(3) S_2 が奇数である確率を p_1 とし, S_4 が奇数である確率を p_2 とし, …… というように, S_{2n} が奇数である確率を p_n とする数列 $\{p_n\}$ を考える.

(i) p_{n+1} は, p_n を用いて表すと $p_{n+1} =$ [(J)] と表される.

(ii) 初項 p_1 の値を求め, さらに一般項 p_n を求めなさい. 解答は [(う)] に記しなさい.

(iii) 数列 $\{q_n\}$ は

$$q_n = \frac{1}{p_n}\sum_{k=1}^{n} {}_{2n}\mathrm{C}_{2k-1} \times 2^{2k-1}$$

を満たすものとする. このとき, 一般項 q_n は, n を用いて表すと $q_n =$ [(K)] である. ただし, $k = 1, \cdots\cdots, n$ のとき, ${}_{2n}\mathrm{C}_{2k-1} \times 2^{2k-1}$ は $2n$ 個から $(2k-1)$ 個取る組合せの総数と 2^{2k-1} の積である.

IV 次の問いに答えなさい． [配点 25]

平面上に $\triangle$OAB と，辺 AB 上に点 P がある．また，P を通り辺 OA に平行な直線が，辺 OB と交わる点を Q とする．OA$=a$, OB$=b$ とし，$\angle$AOP$=\alpha$, $\angle$POB$=\beta$ とする．ただし，a, b, α, β は正の実数で，$\alpha+\beta<\pi$ とし，P は，A と B のいずれにも一致しないものとする．

(1) 以下の文章を完成させるよう，空欄(L), (M), (N)に当てはまるものを下の選択肢のア〜クのうちからひとつずつ選び，その記号を書きなさい．ただし，該当するものがない場合は「該当なし」と書きなさい．

「OA と PQ は平行であるから，$\angle$OPQ= [(L)] である．よって，$\triangle$OPQ において，正弦定理から $\dfrac{\text{PQ}}{\text{OQ}}=$ [(M)] がわかる．

また，P は辺 AB 上にあるから，$\overrightarrow{\text{OP}}$ は実数 t を用いて

$$\overrightarrow{\text{OP}}=t\,\overrightarrow{\text{OA}}+(1-t)\,\overrightarrow{\text{OB}}$$

と表すことができる．以上のことから，$\triangle$OAB と $\triangle$QPB は相似であることを利用すると，$t=$ [(N)] がわかる．」

選択肢

ア: α　イ: β　ウ: $\dfrac{\sin\alpha}{\sin\beta}$　エ: $\dfrac{\sin\beta}{\sin\alpha}$　オ: $\dfrac{a\sin\alpha}{a\sin\alpha+b\sin\beta}$

カ: $\dfrac{b\sin\beta}{a\sin\alpha+b\sin\beta}$　キ: $\dfrac{a\sin\beta}{a\sin\beta+b\sin\alpha}$　ク: $\dfrac{b\sin\alpha}{a\sin\beta+b\sin\alpha}$

(2) $\triangle$OAB を固定し，点 P が辺 AB 上を動くとき，$\triangle$OPQ の面積 S の値が最大となる P についての α, β それぞれの値を α_0, β_0 とする．$a=3, b=2$ である $\triangle$OAB についての α_0, β_0 が，$2\alpha_0=\beta_0$ を満たすとき，$\cos\beta_0$ の値を [(え)] で求めなさい．

化 学

問題

27年度

B入試

I **問1 ～ 問8**に答えなさい.【配点 33】

問1 下図は，塩素の発生装置である.（1），（2）に答えなさい.

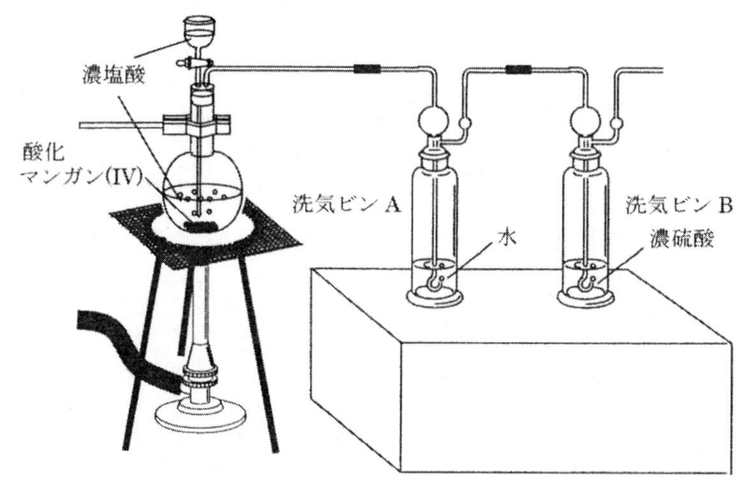

（1） 塩素を発生させるため，酸化マンガン(IV) に濃塩酸を加えて加熱した．このときの反応を化学反応式で示しなさい.

（2） 次の文章の ア ～ ウ に適切な語句を入れなさい.

発生させた塩素に混入する ア を除去するために，洗気びん **A** の水に気体を通す．さらに，塩素を イ させるため，洗気びん **B** の濃硫酸に気体を通す．塩素は，ウ 置換法で捕集する.

問2 以下の熱化学方程式に基づいて，エタノール(液)の燃焼熱を求め，整数で答えなさい．

エタノール(液)の生成熱；

$$2C(黒鉛) + 3H_2(気) + \frac{1}{2}O_2(気) = C_2H_5OH(液) + 278\ kJ$$

一酸化炭素(気)の生成熱；

$$C(黒鉛) + \frac{1}{2}O_2(気) = CO(気) + 111\ kJ$$

一酸化炭素(気)の燃焼熱；

$$CO(気) + \frac{1}{2}O_2(気) = CO_2(気) + 283\ kJ$$

水(液)の生成熱；

$$H_2(気) + \frac{1}{2}O_2(気) = H_2O(液) + 286\ kJ$$

問3　次の文章を読み，［ア］～［ウ］に適切な語句を入れなさい．

沸騰した水に塩化鉄（Ⅲ）水溶液を少しずつ加えていくと，赤褐色のコロイド溶液ができる．このコロイド溶液を限外顕微鏡で観察すると，［ア］運動と呼ばれる不規則な動きを観察することができる．また，この溶液に硫酸アルミニウムなどの電解質を少量加えると，電解質から生じるイオンの影響で沈殿が生じる．このような性質を示すコロイドを［イ］コロイドという．一方，タンパク質などのコロイド溶液は，多量の電解質を加えることで沈殿する．この現象を［ウ］という．

問4　次の（1），（2）の水溶液の pH をそれぞれ小数第 1 位まで求めなさい．ただし，強酸，強塩基は完全に電離しており，ギ酸の電離定数 K_a は，3.0×10^{-4} mol/L, 水のイオン積 K_w は，1.0×10^{-14} $(\text{mol/L})^2$ とする．また，必要なら，$\log 2 = 0.30$, $\log 3 = 0.48$ を用いなさい．

（1） 1.0×10^{-1} mol/L の塩酸と 5.0×10^{-2} mol/L の水酸化ナトリウム水溶液を体積比 1：4 の割合で混合した水溶液

（2） 2.0×10^{-1} mol/L のギ酸

問5 次の ①～⑥ のうち，炭素原子間の結合距離の大小関係を正しく示しているものを1つ選び，記号で答えなさい.

① ベンゼン < エタン < エチレン

② エチレン < ベンゼン < エタン

③ エチレン ＝ ベンゼン < エタン

④ エタン < ベンゼン < エチレン

⑤ エタン < エチレン ＝ ベンゼン

⑥ ベンゼン < エチレン < エタン

問6 次の（1），（2）に答えなさい.

（1） 油脂に水酸化ナトリウム水溶液を加えて，加熱するとき，すべての油脂から共通して生成する化合物の名称を答えなさい．また，同時に生成する物質の一般名称を答えなさい.

（2） 酵母によるグルコースの発酵を化学反応式で示しなさい.

問 7　プロピン（メチルアセチレン）1 分子に対して，白金触媒下，1 分子の水素を付加した．生成物の構造式を例にならって書きなさい．

(例)

問 8　下図に示す芳香族化合物の反応における化合物 **A**, **B**, **C** は何か，それぞれの構造式を下図の構造式にならって書きなさい．
ただし，図中の **aq** は水溶液であることを表している．

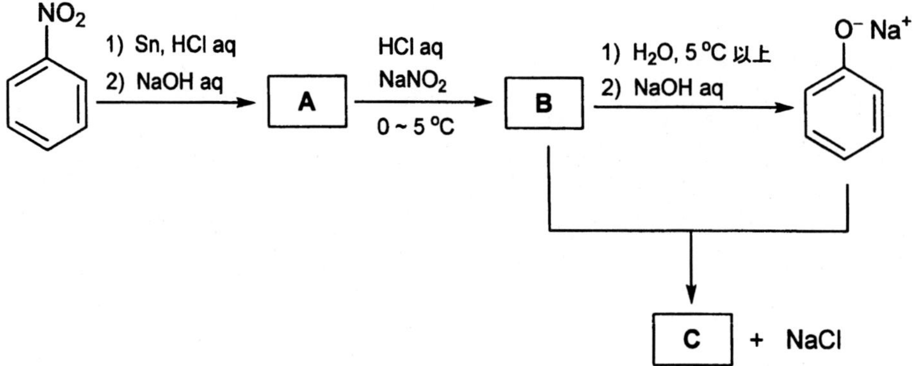

II 次の文章を読み，問に答えなさい．【配点 16】

高校の化学部に所属する薬大太郎君は，化学の授業で「水酸化ナトリウムは空気中の二酸化炭素を吸収する．」と習った．そこで，空気中に放置した水酸化ナトリウムが，実際にどの程度の二酸化炭素を吸収するかを調べるため，顧問の先生から配布されたプリントを参考に，実験を行った．

（プリント）

NaOHとNa_2CO_3の混合物の水溶液に塩酸を加えていくと，まず ① 式の中和反応が起こり，さらに ② 式の中和反応が起こる．①，② 式の反応完了後に ③ 式の中和反応が起こる．

混合水溶液と塩酸の滴定曲線は，２か所で pH が大きく変化する．② 式の中和点を第１中和点とよび，［ア］の変色により判定できる．また，③ 式の中和点を第２中和点とよび，［イ］の変色により判定できる．

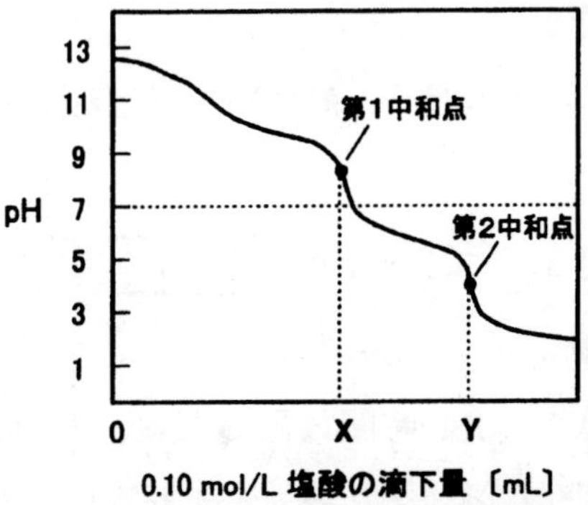

NaOHとNa_2CO_3の混合物の水溶液を塩酸で滴定したときの滴定曲線

$NaOH + HCl \rightarrow NaCl + H_2O$ …①

$Na_2CO_3 + HCl \rightarrow NaCl + NaHCO_3$ …②

$NaHCO_3 + HCl \rightarrow NaCl + H_2O + CO_2$ …③

滴定開始から第１中和点までに要した 0.10 mol/L 塩酸の量を **X** mL，滴定開始から第２中和点までに要した 0.10 mol/L 塩酸の量を **Y** mL とした場合，**X** と **Y** を用いると，混合物中のNa_2CO_3の物質量は［ウ］$\times 10^{-4}$ mol，NaOHの物質量は［エ］$\times 10^{-4}$ mol と表される．

(実験)

シャーレに粒状の水酸化ナトリウムを放置した．しばらく観察すると，水酸化ナトリウムが空気中の水分を吸収し，溶け始めた．そして 24 時間後には，表面が白い固体で覆われていた．シャーレの中の物質をすべて純水に溶かし，全量 500 mL とした．その溶液を正確に 20 mL 取り，0.10 mol/L の塩酸を滴下した．滴定開始から第 1 中和点，第 2 中和点までに要した 0.10 mol/L の塩酸の量は，それぞれ 16.0 mL，20.0 mL であった．

問 1　プリント中の **ア** ， **イ** に適切な指示薬名を入れなさい．

問 2　下線部の水酸化ナトリウムのように空気中の水分を吸収して溶ける性質は，一般に何と呼ばれているか答えなさい．

問 3　プリント中の **ウ** ， **エ** に **X** と **Y** を用いた適切な式を入れなさい．

問 4　24 時間放置した後，残存していた水酸化ナトリウムの質量を求め，有効数字 2 桁で答えなさい．ただし，水酸化ナトリウムの式量は 40.0 とする．

問 5　24 時間放置した際，水酸化ナトリウムが吸収した二酸化炭素の標準状態 (0℃, 1.01×10^5 Pa) における体積を求め，有効数字 2 桁で答えなさい．

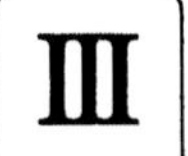

次の文章を読み，問に答えなさい．【配点 18】

元素 **A, B, C, D** がある．これら 4 種類の元素の最外殻電子数はいずれも 1 であり，元素 **A, B, C** は第 4 周期に属し，元素 **D** のみが第 4 周期以外に属している．また，これらの元素の原子番号は，いずれも亜鉛よりも小さい．

元素 **A, B, C, D** の単体のうち，1 種類のみが常温で気体であり，他はすべて常温で固体である．①元素 **C** の単体は常温で水と反応して，元素 **D** の単体を生じる．他の元素の単体は，常温では水とほとんど反応しない．②元素 **A** の単体は塩酸には溶けないが，希硝酸には気体を発生しながら溶解する．また，元素 **B** の単体は，③空気中でその表面に酸化被膜を形成するため，腐食されにくい．

④元素 **A, B, C, D** のイオンを，それぞれ 1 種類ずつ含む溶液のうち，2 種類が異なる色の炎色反応を示し，その色は赤紫色と青緑色である．

また，元素 **A, B, C, D** が化合物中で通常とり得る酸化数のうち，最大のものは，⑤元素 **B** の +6 である．また，元素 **A** は通常，化合物中で 2 種類の酸化数のいずれかをとる．そのうち，⑥酸化数が +2 である元素 **A** と酸素との化合物に元素 **D** の単体を高温で反応させると，元素 **A** の単体が得られる．

問1 元素A ～ D はそれぞれ何か，元素名で答えなさい．

問2 下線部 ① の元素Cの単体と水との反応を化学反応式で示しなさい．

問3 下線部 ② の元素 A が気体を発生しながら希硝酸に溶解する反応を化学反応式で示しなさい．

問4 下線部 ③ のような酸化被膜に覆われて腐食され難い状態は何と呼ばれているか，答えなさい．

問5 下線部 ④ の 2 種類の色の炎色反応は，それぞれいずれの元素によるものか，元素記号で答えなさい．

問6 下線部 ⑤ の元素 B が酸化数 +6 をとる化合物として，その元素のオキソ酸塩がよく知られている．この塩は硫酸酸性下で強い酸化作用を示す．この塩が酸化剤として働くときの反応を電子 e^-を含むイオン反応式で示しなさい．

問7 下線部 ⑥ の元素 A の酸化物と元素 D の単体との反応を化学反応式で示しなさい．

Ⅳ

次の文章を読み，問に答えなさい．ただし，電極上の反応以外の反応は起こっていないものとし，必要なら，原子量は次の値を用いなさい．H = 1.00， O = 16.0， S = 32.0， Pb = 207．【配点 16】

電池とは，酸化還元反応に伴って放出されるエネルギーを電気エネルギーとして取り出す装置である．電池から電流を取り出すことを ア といい，このとき，酸化反応と還元反応が異なる電極上で起こる．①イ 反応が起こる電極を正極，ウ 反応が起こる電極を負極という．電池には，ア すると起電力を失う一次電池と，ア しても，②起電力よりも大きな電圧を掛けることで起電力が回復する二次電池（蓄電池）と呼ばれるものがある．この二次電池における，起電力を回復させる操作を充電という．

鉛蓄電池は，自動車用電池等に用いられている二次電池であり，③正極には酸化鉛（Ⅳ），負極には エ ，電解液として希釈した硫酸が用いられている．

問1 [ア] ～ [エ] に適切な用語または物質名を入れなさい.

問2 下線部 ① に関して，鉛蓄電池において，電池から電気を取り出したときに正極で起こる反応を，電子 e^- を含むイオン反応式で示しなさい.

問3 下線部 ② に関して，鉛蓄電池に起電力よりも大きな電圧を掛けたときに負極で起こる反応を，電子 e^- を含むイオン反応式で示しなさい.

問4 下線部 ③ について，電解液として質量パーセント濃度で 38.0% の硫酸を 1.00 L 入れた鉛蓄電池を使用したところ，負極の質量が使用前より 96.0 g 増加していた.（1）～（3）に答えなさい. ただし，38.0% の硫酸の密度を 1. 20 g/cm^3 とする.

（1） 使用した後，正極の質量は使用前よりも何 g 増加したか，整数で答えなさい.

（2） 使用した後，電解液中の硫酸は何 g 減少し，水は何 g 増加したか，整数で答えなさい.

（3） 使用した後に，電解液中の硫酸は質量パーセント濃度（%）でいくらになったか，整数で答えなさい.

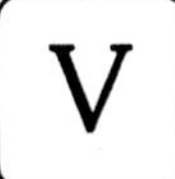

次の文章を読み，問いに答えなさい． 【配点 17】

A ～ Dの分離： 有機化合物A ～ Dは，ジエチルエーテル，水酸化ナトリウム水溶液，希塩酸を用いて，下図のように分離できる．ただし，A ～ D は，化学的に安定で，酸や塩基による分解を受けずに各層へ移行するものとする．

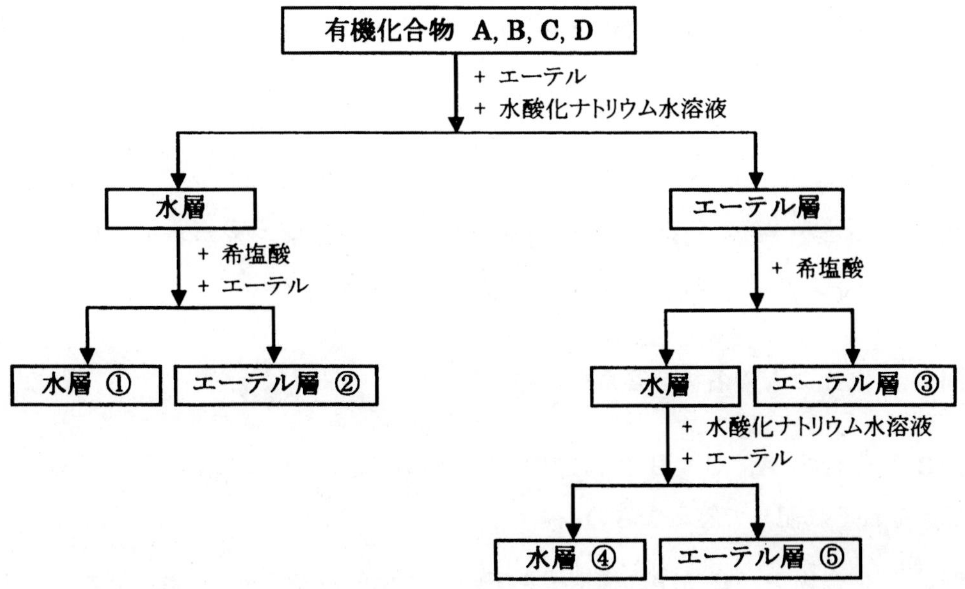

A の製法： A は，ナトリウムフェノキシドに高温・高圧で二酸化炭素を反応させて生じた化合物に希硫酸を作用させて得られる化合物である．

B の特徴： B は，分子式 C_7H_9N で示され，ベンゼン環に 2 個の置換基をもつ化合物である．また，B は，図中のエーテル層 ⑤ に分離される．B のベンゼン環の水素原子 1 個を塩素原子で置換したとすると，生成物として 2 つの構造異性体が考えられる．

C の特徴： C は，分子式 $C_3H_7NO_2$ で示され，1 つの不斉炭素原子を有する．C を無水酢酸と反応させると，アミド結合をもった化合物が生成する．また，C に酸を触媒としてメタノールを加えて反応させると，エステル結合をもった化合物が生成する．

D の反応性： D は，芳香族化合物であり，分子式 $C_9H_{10}O_2$ で示される．D を加水分解すると化合物 E と酢酸が生成する．また，この E はナトリウムの単体と反応して水素を発生するが，$FeCl_3$ 水溶液との反応では特有の呈色反応を示さない．

問1　化合物 A ～ D の分離において，エーテル層と水層をよく振って，抽出するために使用する実験器具の名称を答えなさい．

問2　化合物 A の名称を答えなさい．

問3　化合物 A，C，D は，図中の ①～④ のどの層に分離されているか，それぞれ記号で答えなさい．

問4　化合物 B，C，D の構造式を下の例にならって，それぞれ書きなさい．ただし，C の光学異性体は考慮しなくてよい．

問5　化合物 E の構造異性体で，ナトリウムの単体と反応せず，$FeCl_3$ 水溶液に対する呈色反応も示さない芳香族化合物がある．その構造式を下の例にならって書きなさい．

(例)

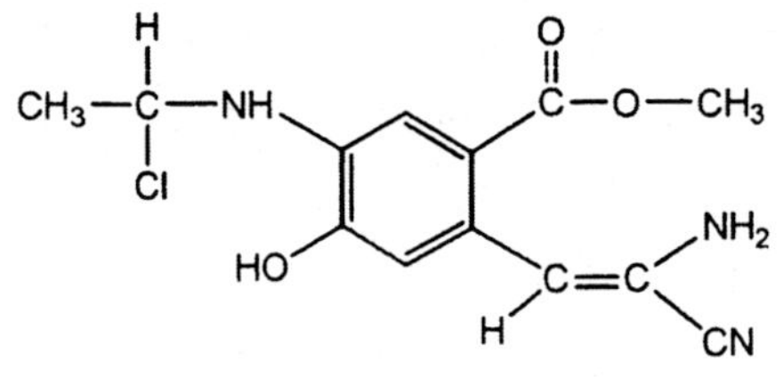

英 語

解答

27年度

一般入試 A

I

〔解答〕

問1．(A)ウ (B)エ (C)イ (D)ア (E)オ

問2．国際司法裁判所は、5月31日に、捕鯨調査は日本政府が主張していたような科学的な目的ではないと裁停し、日本の南極での捕鯨調査に対する一時差し止めを命令した。

問3．この決定は、倫理的な根拠で捕鯨に反対するオーストラリアと環境団体の大勝利であるのだが、これが捕鯨の終わりを意味しないだろう。

問4．Ⓐ

〔全訳〕

ハーグ国際司法裁判所は、5月31日に、捕鯨調査は日本政府が主張していたような科学的な目的ではないと裁停し、日本の南極での捕鯨調査に対する一時差し止めを命令した。オーストラリアは、氷で覆われた南洋での捕鯨を終わらせることを期待して、両国の紛争を解決するために、国連の高等裁判所に日本に対する訴えを起こしていた。

16人の裁判団による12対4の決定を読み、裁判長であるPeter Tomkaは、現在の南極の調査捕鯨の計画の下で、日本が捕鯨する必要があるとしているミンククジラは年間850頭であり、この莫大な数を正当化することができないとし、とにかくそれほどの数を捕鯨していないとした。また、日本が捕鯨しようとしていた50頭のナガスクジラと50頭のザトウクジラの数にはあとわずかな数で達しなかった。これらを考えると、捕鯨は科学的な目的であるとする日本の主張には疑念があると彼女は述べた。

「裁判所は、クジラを殺したり、捕まえたり、処理するような日本が与えた特別な許可は科学的調査の目的ではないと結論を下している」とTomkaは述べた。裁判所は、少なくとも計画が完全に見直されるまでは、日本がいかなる捕鯨の許可を出すことを停止するよう命令を下した。

日本の外務省のスポークスマンであるNoriyuki Shikataは、報道陣に次のように話した。この決定にわが国は「遺憾であり、とても残念である」。しかし、「国際法を尊重する一国家として、国際社会の責任ある一員として、日本は裁判所の裁定に従う。」

オーストラリアの前環境大臣であるPeter Garrettは、4年前に裁判を開始するのに尽力したのだが、裁判所の決定で正当性が立証されたと感じていると述べた。「私は非常に満足している。というのも、科学的捕鯨調査の見え透いた言い訳を目にしたかった全ての人々がこれを最後に終わりとなるからである。」Garrettは、オーストラリアのラジオ放送で「このことが意味するのは、一切の疑いもなく、科学という名目の下、南洋で我々が捕鯨を目にすることがなくなるということだと考えている。」と話した。

この決定は、倫理的な根拠で捕鯨に反対するオーストラリアと環境団体の大勝利であるのだが、これが捕鯨の終わりを意味しないだろう。日本は、二番目のより小さな科学調査を北太平洋で行っており、これも同様に問題となりそうである。一方で、ノルウェーとアイスランドは、国際捕鯨委員会によって課された商業目的の捕鯨に関する1986年の一時停止をきっぱりと拒絶している。にもかかわらず、環境団体は喜んだのだ。

II

〔解答〕

問1．母親と新生児が周知で効果的な介入を受ければ、これらの死の3分の2までは防ぐことができる。

問2．さらに、低体重で生まれた赤ちゃんは、とりわけ早産である場合には、その他の新生児よりも死んでしまうあるいは病気にかかる危険性が非常に高い。

問3．思春期から、妊娠前、妊娠、出産、そして新生児の期間の生命周期における連続と、家庭と地域から、健康センターや病院そして再び家庭と地域へ戻る治療の連続である。

問4．(A)③ (B)④ (C)① (D)②

〔全訳〕

2004年の推計では、毎年、約370万人の赤ちゃんが生後最初の4週間で亡くなっている。これらの新生児の大半は、発展途上国で生まれており、大半が自宅で亡くなっている。母親と新生児が周知で効果的な介入を受ければ、これらの死の3分の2までは防ぐことができる。出生前治療がどこでも受けることができ、熟練した出産看護、初期の出産後治療を促進する戦略は、母子の死亡率の維持された削減に貢献するだろう。

母子の両方が出産後の期間の治療を必要とするのだが、本報告は、新生児の治療と新生児の証拠に焦点を当てている。研究によれば、家庭を基点とした新生児の治療により、統制された状況下での高い死亡率の環境では、30%から60%の新生児の死亡が防止されうる。それゆえ、WHOとUNICEFは、現在、新生児の生存率を高めるために、生後1週間のあいだに家庭訪問をすることを推奨している。

5歳以下の全ての子供の死亡のほぼ40%が、新生児の時期である生後28日の間に起きている。3つの原因である、感染、呼吸停止、早産を合わせただけで、これらの死亡のほぼ80%を占める。さらに、低体重で生まれた赤ちゃんは、とりわけ早産である場合には、その他の新生児よりも死んでしまうあるいは病気にかかる危険性が非常に高い。

母親、新生児、子供の健康計画の根本にある核となる原則は、「治療の連続」であるべきだ。この用語は、二つの意味を持つ。思春期から、妊娠前、妊娠、出産、そして新生児の期間の生命周期における連続と、家庭と地

域から、健康センターや病院そして再び家庭と地域への治療の連続である。妊娠中や出産中、そして産後期間における熟練した治療により、母子の合併症を防止し、合併症の早期発見および適切な管理が可能になる。

あらゆる新生児の死亡件数の 4 分の 3 が、生後一週間のあいだに起こっており、25%から 45%が 24 時間以内に起きている。この期間は、母親の大半の死が生じる期間でもある。発展途上国の全ての母親と新生児の 47%が出産中に熟練した治療を受けておらず、病院の外で生まれた全ての赤ちゃんの 72%がいかなる出産後の治療も受けていない。これらは、治療の連続体のなかの決定的な格差である。

Ⅲ

(1) Nevertheless, our life is finite. It is impossible for us to experience all that we would like to do.

(2) We have the imagination innately that will enable us to feel things as if we experienced them even though we have not experienced it.

一般入試 B

Ⅰ

〔解答〕

問 1．日本の平均温度は最大で 6.4 度上がり、海面は 60 から 63 センチまで上昇すると予測されていること。

問 2．③

問 3．①

問 4．この点において鍵となるのは、中国とアメリカであり、両国を合わせると世界全体の排出量の 40% 以上を占めている。

問 5．日本が、先を見越して、世界全体の温室効果ガス排出の 40% 以上を占める中国とアメリカの排出削減につながるような取り組みに関与していくべきであること。

問 2．① appear、② come、④ emerge の選択肢では意味に違いが出ない。⑤ hollow「うつろの、くぼんだ」という形容詞なので不適。⑥ reproduce「～を複製する、～を繁殖させる」。

〔全訳〕

地球温暖化の悪影響を抑制するために、効率的で有効な手段が実行されなければならない。環境省の研究チームは、地球温暖化の日本への様々な影響に関する報告書をまとめた。報告書の予測によれば、温室効果ガスの排出が増加し続けるならば、今世紀の終わりまでにどちらも日本の平均温度は最大で 6.4 度上がり、海面は 60 から 63 センチまで上昇すると予測されている。おそらく、地球温暖化は人々の日常生活へ深刻な影響を及ぼすだろう。

米の生産に対する北方の制限は、さらに北へと移動するだろう。関東地方でさえミカンの代わりに、亜熱帯地方の柑橘系果実であるタンカンを栽培することが可能になり、一方で日本の砂浜の 85% が消えるだろう。これらの変化が農業や観光業のような地域産業へ打撃を与えうるだろう。

海面上昇により、日本の排他的経済水域の基点であり、最も南に位置する沖ノ鳥島が水没してしまう可能性もある。

そのような膨大な被害額の予想を見るのもぞっとする。20 世紀の終わりまでには、年間約 2000 億円だった洪水被害額が、最大でおよそ 4800 億円にまで増加する。高潮によって引き起こされる被害も年間で約 2600 億円増える可能性がある。

こうした被害を可能な限り軽減するための取り組みがなされなければならない。

もちろん、温暖化対策の取り組みで最も重要な目標は、温室効果ガスの排出量を減らすことである。排出削減が世界規模で進めば、地球温暖化の日本への悪影響が劇的に軽減されると報告書が指摘しているのは当然だ。

この点において鍵となるのは、中国とアメリカである。両国を合わせると世界全体の排出量の 40% 以上を占める。京都議定書に代わり、2020 年に発効する予定であるガス排出規制への新たな枠組みが両国の排出削減につながるように、日本も先を見越して関与していくべきである。

II

〔解答〕

問1．④

問2．医療サービスがよい健康を左右するような主要因ではないが、日本のあらゆる人々が、利用者にとってほとんど直接的な費用を負担することなく、まともな質の医療サービスを受けることができるということと無関係ではない。

問3．医療サービスへの支出

問4．日本人は、支出を抑えることにおいて、常にそれほどにも成功したわけではなかった。

問5．③

〔全訳〕

どうしてアメリカ人は日本の健康医療システムを気にかけるのだろうか。答えは簡単である。日本は例外的に健康的な民族であり、平均寿命と幼児死亡率の観点で、世界一であり、他のより正確性の落ちる規準においても同様に素晴らしい数値である。医療サービスがよい健康における主要因ではないが、日本のあらゆる人々が、利用者にとってほとんど直接的な費用がかからない額で、まともな質の医療サービスを受けられることと無関係ではない。さらに、日本は、経済へ例外的にわずかな負担しかかけずに、これらの結果を達成している。医療サービスへの支出は、アメリカの医療サービスへの支出の半分をわずかに上回り、実際に、先進諸国のなかでもっとも低い支出である。

日本人は、それほどにも支出を抑えることにいつも成功したわけではなかった。1970年代には、医療サービスへの支出はアメリカと同様に日本でも激増し、インフレ率や経済成長率よりもはるかに速い割合で上昇した。日本の官僚は、1980年初期に、当該制度に小さいが重要であるいくつかの修正を加えることで対応した。これらが支出を抑えることに成功した。それ以来、医療サービスへの支出は国内総生産の約7%水準であり続け、医療サービスへのアクセスを削減することもなく、医療サービスのあり方を変更することもなかった。

III

〔解答〕

1．②　2．①　3．④　4．④　5．③

6．③　7．②　8．②　9．①　10．①

〔出題者が求めたポイント〕

1．apology「謝罪」。decline「下落」。moment「瞬間、重要性」。pleasure「喜び、娯楽」。

2．applause「拍手」。exception「例外」。principle「原則、主義」。storage「貯蔵、保管」。

3．calm「静かな」。harmony「調和」。reality「現実」。pride「誇り」。

4．definition「定義」。issue「問題、発行」。proof「証明」。surgery「外科(手術)」。

5．feather「羽」。knowledge「知識」。reputation「評判、名声」。transport「輸送、交通手段」。

6．exercise「運動、練習」。grief「深い悲しみ」。privilege「特権、名誉」。violence「暴力」。

7．dignity「威厳、品位」。obligation「義務、責務」。situation「状況」。welfare「福利、福祉」。

8．finance「金融、財政」。interpretation「解釈」。laughter「笑い」。reward「報酬、報い」。

9．flexibility「柔軟性」。manufacture「大規模生産」。society「社会」。wilderness「荒野」。

10．budget「予算」。jealousy「嫉妬」。quantity「量」。substance「物質、実質」。

IV

〔解答〕

1．④　2．③　3．①　4．①　5．②

6．④　7．②　8．②　9．③　10．①

〔出題者が求めたポイント〕

1．⇒ the top

2．⇒ haven't

3．⇒ were または was

4．⇒ taller than

5．⇒ look it up

6．⇒ care

7．⇒ usually

8．⇒ walking

9．⇒ an hour ago

10．⇒ Our new bus

V

〔解答〕

1．What is the difference between adults and children except their physical characteristics or their age today?

2．Adults are given freedom to do their things at will, whereas they are supposed to have a duty to their society.

数 学

解答

27年度

A 入試

I

〔解答〕

(1)(A) イ　(2)(B) -4

(3)(C) $\dfrac{3-4\sqrt{3}}{10}$　(4)(D) -4

(5) (あ)は解答のプロセスと同じ。

〔出題者が求めたポイント〕

(1) 命題の否定

(2) 剰余の定理

(3) 倍角公式

(4) $\log_2(Z)$ の形にして Z の Max を求める。真数条件に注意。

(5) 内積計算(ベクトル方程式を使う方法もある)

〔解答のプロセス〕

(1) p, q を命題としたとき p かつ q の否定($\overline{p\text{かつ}q}$ と表示)は $\overline{p\text{かつ}q} \iff \overline{p}$ または $\overline{q}$ になる。

$\overline{a>2\text{かつ}b\leqq 1} \iff \overline{a>2}$ または $\overline{b\leqq 1}$

$\iff a\leqq 2$ または $b>1$

(4 択のイ) (答)

(2) 整式 $P(x)$ を $x-3$ で割った余り $=P(3)$ (剰余の定理)

$P(x)=x^3+kx^2+x+2$ なので

$P(3)=32+9k=k$ 　$\therefore$ $k=-4$ (答)

(3) 倍角公式は $\cos 2\theta=2\cos^2\theta-1$, $\sin 2\theta=2\sin\theta\cos\theta$ だが，$1+\tan^2\theta=\dfrac{1}{\cos^2\theta}$ を使うと

$$\cos 2\theta=2\left(\frac{1}{1+\tan^2\theta}\right)-1=\frac{1-\tan^2\theta}{1+\tan^2\theta} \quad \cdots\cdots ①$$

$$\sin 2\theta=2\cos^2\theta\left(\frac{\sin\theta}{\cos\theta}\right)$$
$$=2\left(\frac{1}{1+\tan^2\theta}\right)\tan\theta$$
$$=\frac{2\tan\theta}{1+\tan^2\theta} \quad \cdots\cdots ②$$

そこで $\tan\alpha=3$ 　$0<\alpha<\dfrac{\pi}{2}$ に適用すると

$$\cos 2\alpha=\frac{1-\tan^2\alpha}{1+\tan^2\alpha}=-\frac{4}{5},\ \sin 2\alpha=\frac{3}{5} \quad \cdots\cdots ③$$

加法定理より

$$\sin\left(2\alpha+\frac{\pi}{3}\right)=\sin 2\alpha\cos\frac{\pi}{3}+\cos 2\alpha\sin\frac{\pi}{3}$$
$$=\frac{3}{5}\times\frac{1}{2}+\left(-\frac{4}{5}\right)\times\frac{\sqrt{3}}{2}$$
$$=\frac{3-4\sqrt{3}}{10} \quad \text{(答)}$$

(4) $x>0$, $y>0$, $x^2+4y=1$ ……①

$2\log_2 x+\log_2 y$

$=\log_2 x^2+\log_2 y=\log_2(x^2y)$ ……②

そこで $z=x^2y$ の Max を求める。ただし条件①の範囲で。

①より

$$x^2=1-4y>0 \iff 0<y<\frac{1}{4} \quad \cdots\cdots ③$$

$$z=x^2y=(1-4y)y=-4y^2+y$$

この式の③における Max を求めると

$$z=-4\left(y-\frac{1}{8}\right)^2+\frac{1}{16}$$

$y=\dfrac{1}{8}$ は③をみたすので　z の Max $=\dfrac{1}{16}$

底 $2>1$ より　与式 $\log_2(x^2y)$ の

$$\text{Max}=\log_2\left(\frac{1}{16}\right)=-4 \quad \text{(答)}$$

(5) $|\vec{a}|=7$, $|\vec{b}|=6$, $|\vec{a}+\vec{b}|=9$ より

$|\vec{a}+\vec{b}|^2=|\vec{a}|^2+2\vec{a}\cdot\vec{b}+|\vec{b}|^2=81$ を用いると

$\vec{a}\cdot\vec{b}=-2$ になる。

$|(1-2t)\vec{a}+t\vec{b}|$ を Min にする t は $|(1-2t)\vec{a}+t\vec{b}|^2$ の Min を与える t である。

$$|(1-2t)\vec{a}+t\vec{b}|^2$$
$$=(1-2t)^2|\vec{a}|^2+2t(1-2t)\vec{a}\cdot\vec{b}+t^2|\vec{b}|^2$$
$$=49(1-2t)^2-4t(1-2t)+36t^2$$
$$=240t^2-200t+49$$
$$=240\left(t-\frac{5}{12}\right)^2+\frac{22}{3}$$

よって，与式は　$t=\dfrac{5}{12}$ (答) で最小値をとる。

(参考) $\vec{p}=(\vec{b}-2\vec{a})t+\vec{a}$ を位置ベクトル表示すると，$\vec{p}$ の方向ベクトルは $\vec{b}-2\vec{a}$

$\vec{p}\perp(\vec{b}-2\vec{a})$ のとき $|\vec{p}|$ が Min。

よって　$(\vec{b}-2\vec{a})\cdot\vec{p}=0$

$\iff |\vec{b}-2\vec{a}|^2t+\vec{a}\cdot(\vec{b}-2\vec{a})=0$

$\iff t=\dfrac{-\vec{a}\cdot(\vec{b}-2\vec{a})}{|\vec{b}-2\vec{a}|^2}$ を計算しても OK。

$t=\dfrac{100}{240}=\dfrac{5}{12}$ になる。

II

〔解答〕

(1)(E) $b-\dfrac{a^2}{12}$　(2)(F) 4

(3)(G) $\dfrac{3-b}{a+6}$　(H) $\dfrac{13}{36}$

(4) (い)は解答プロセスと同じ

〔出題者が求めたポイント〕

(1) 平方完成(頂点)

(2) C と m の交点を求める。

(3) a と b のとり得る値を調べる。

(4) 解と係数の関係を使うが，a，b が整数であることに注意して調べる。

〔解答のプロセス〕

(1) $f(x)=3x^2+ax+b=3\left(x^2+\dfrac{a}{3}x\right)+b$

$=3\left(x+\dfrac{a}{6}\right)^2-\dfrac{a^2}{12}+b$

$y=f(x)$ の頂点は $\left(-\dfrac{a}{6},\ b-\dfrac{a^2}{12}\right)$ なので，

$q=b-\dfrac{a^2}{12}$ (答)

(2) C 上の点 $(1,\ f(1))=(1,\ 3+a+b)$ における接線 l の傾き $=f'(1)$

$f'(x)=6x+a$ より　$f'(1)=6+a$

よって l の方程式は，

$y=(6+a)(x-1)+3+a+b$

$\Longleftrightarrow y=(6+a)x+b-3$ ……①

l を y 軸方向に 3 平行移動した直線 m の式は

$y=(6+a)x+b-3+3$

$\Longleftrightarrow y=(6+a)x+b$ ……②

C と m の交点を求めると

$3x^2+ax+b=(a+6)x+b$ を解けば

$\Longleftrightarrow 3x^2-6x=0 \Longleftrightarrow x=0,\ x=2$ (図)

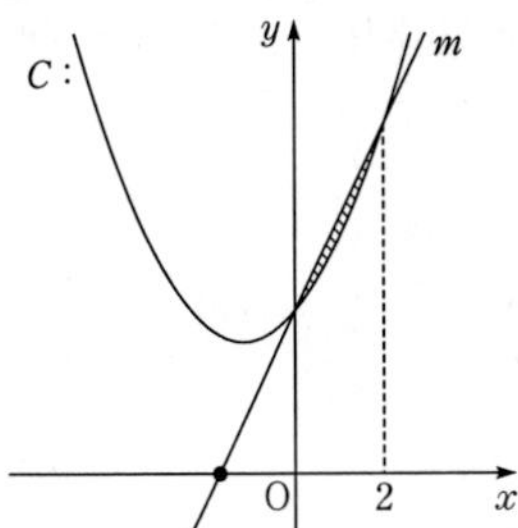

$S=\displaystyle\int_0^2 (m\text{ の式})-(C\text{ の式})dx$

$=\displaystyle\int_0^2(-3x^2+6x)dx$

$=\Big[-x^3+3x^2\Big]_0^2=4$ (答)

(3) l と x 軸の交点は $(6+a)x+b-3=0$ を解くと

$x=\dfrac{3-b}{6+a}=r$ (答)

大きいさいころの目を a，小さいさいころの目を b として，2 個のさいころを投げると $(a,\ b)$ の目の出方は $6\times6=36$ 通りある。

このうち，$0\leqq\dfrac{3-b}{6+a}\leqq\dfrac{1}{6}$ ……③

をみたす $(a,\ b)$ の個数を調べる。

$3-b\geqq0$ より，$b=1,\ 2,\ 3$ ……④

また　$\dfrac{3-b}{6+a}\leqq\dfrac{1}{6}\Longleftrightarrow 6(3-b)\leqq6+a$

$\Longleftrightarrow 6(2-b)\leqq a$ ……⑤

④と⑤をともにみたす $(a,\ b)$ は，

$b=1$ のとき $a=6$ のみ，

$b=2$ のときは $a=1,\ 2,\ 3,\ 4,\ 5,\ 6$,

$b=3$ のときも $a=1,\ 2,\ 3,\ 4,\ 5,\ 6$

以上のことより $(a,\ b)$ の個数は 13 通り。

そこで $P=\dfrac{13}{36}$ (答)

(4) (この部分は模範解答の筆記を求められているので，改めて条件①，②，③……と番号を書き直す。)

C と x 軸の共有点は 2 個あり，その x 座標を α，β とする ($\alpha<\beta$)。

α・β は $3x^2+ax+b=0$ の実数解なので

$D>0$ かつ 解と係数の関係より

$\alpha+\beta=-\dfrac{a}{3},\ \alpha\beta=\dfrac{b}{3}$ ……①

$D=a^2-12b>0$ ……②

さらに a，b は $1\leqq a\leqq6$，$1\leqq b\leqq6$ をみたす整数である。 ……③

$\alpha^2+\beta^2=(\alpha+\beta)^2-2\alpha\beta=\dfrac{a^2}{9}-\dfrac{2}{3}b=\dfrac{a^2-6b}{9}$ の

Max，Min を調べる。

まず②と③をみたす $(a,\ b)$ を領域で図示。

(a：横軸，b：縦軸)

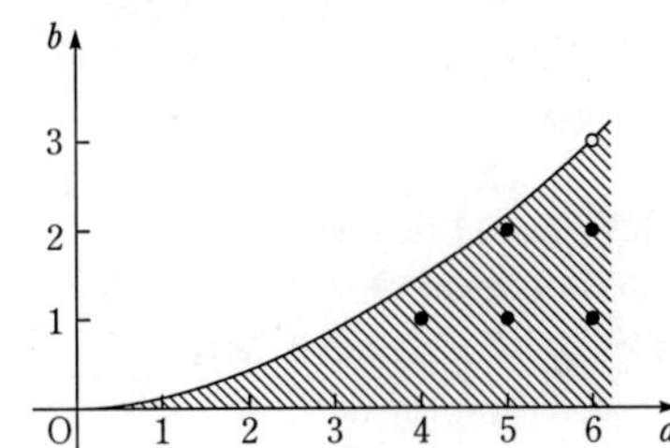

$b<\dfrac{a^2}{12}$ かつ $\begin{cases}a=1,\ 2,\ 3,\ 4,\ 5,\ 6\\ b=1,\ 2,\ 3,\ 4,\ 5,\ 6\end{cases}$

領域内にある $(a,\ b)$ は $(4,\ 1)$，$(5,\ 1)$，$(5,\ 2)$，$(6,\ 1)$，$(6,\ 2)$ の 5 点。

この 5 点に対して a^2-6b の値を求めると，順に 10, 19, 13, 30, 24 になる。

だから，$\dfrac{a^2-6b}{9}$ の Min，Max は $\dfrac{10}{9}\leqq\dfrac{a^2-6b}{9}\leqq\dfrac{30}{9}$

よって　$\alpha^2+\beta^2$ の Min $=\dfrac{10}{9}$ ($a=4$，$b=1$)

Max $=\dfrac{10}{3}$ ($a=6$，$b=1$)

III

〔解答〕

(1) (ウ) 解答のプロセスと同じ

(2)(i)(I) $2n$　(J) $\dfrac{1}{2}n(n+1)$

(ii)(K) 6　(iii)(L) 20

〔出題者が求めたポイント〕

(1) 4で割った余りrの処理 ($r=0$, 1, 2, 3)
(2)(i) 等差数列，階差数列の一般項を求める。
(ii) 集合A, Bの要素を書き出す。Bの要素の法則性をみつけて(iii)につなげる。
(iii) $C\cup D$なのでDの中の奇数要素をしらべるが，1つトリックあり。

〔解答のプロセス〕

(1)(ア) 自然数mを4でわった余り$r=0$のとき
$m=4q$ (qは正の整数)
このとき$m(m+1)=4q(4q+1)$なので，4でわった余りは0になる。
一方 $r(3-r)=0\times3=0$なので成立。

(イ) $r=1$のときは $m=4q+1$ ($q\geqq0$, 整数)
この場合は $m(m+1)=(4q+1)(4q+2)$
$=16q^2+12q+2$
$=4(4q^2+3q)+2$
よって余りは2。一方$r(3-r)=1\times2=2$なので成立。

(ウ) $r=2$のとき $m=4q+2$ ($q\geqq0$, 整数)
$m(m+1)=(4q+2)(4q+3)$
$=16q^2+20q+6$
$=4(4q^2+5q+1)+2$
ゆえに余りは2になる。
一方 $r(3-r)=2\times1=2$, 成立する。

(エ) $r=3$のとき $m=4q+3$($q\geqq0$, 整数)
よって$m(m+1)=(4q+3)(4q+4)$
$=4(4q+3)(q+1)$
ゆえに余りは0になるが，
$r(3-r)=0$なので成立。
(ア)(イ)(ウ)(エ)より，題意は成り立つ。

(2)(i) $a_n=a_1+(n-1)d$ (d…公差) より
$a_n=2+2(n-1)=2n$ (答)

$b_{n+1}-b_n=\dfrac{a_{n+1}}{2}$なので

$b_{n+1}-b_n=\dfrac{2(n+1)}{2}$

$=n+1$ …(b_nの階差)

よって$b_n=b_1+\displaystyle\sum_{k=1}^{n-1}(k+1)$

$=1+\dfrac{1}{2}(n-1)n+(n-1)$

$=\dfrac{1}{2}n(n+1)$ ($n\geqq2$)

これは$n=1$で成立する。

$b_n=\dfrac{1}{2}n(n+1)$ (答)

(ii) $A=\{a_n|n$は39以下の自然数$\}$
$=\{a_1,\ a_2,\ a_3,\ \cdots\cdots,\ a_{39}\}$
$=\{2,\ 4,\ 6,\ 8,\ \cdots\cdots,\ 78\}$ (全部偶数)
$B=\{b_n|n$は12以下の自然数$\}$
$=\{b_1,\ b_2,\ b_3,\ \cdots\cdots,\ b_{12}\}$
$=\{1,\ 3,\ ⑥,\ ⑩,\ 15,\ 21,\ ㉘,\ ㊱,\ 45,\ 55,\ (66),\ (78)\}$

$A\cap B$はBの要素の中で偶数のものをとり出せばよいので，$A\cap B$の要素の個数$s=6$ (答)

(iii) t…自然数
$C=\{a_n|n$は100以下の自然数$\}$
$=\{a_1,\ a_2,\ a_3,\ \cdots\cdots,\ a_{99},\ a_{100}\}$
$=\{2,\ 4,\ 6,\ \cdots\cdots,\ 198,\ 200\}$
…(200以下の正の偶数)
$D=\{b_n|n$はt以下の自然数$\}$
$=\{b_1,\ b_2,\ b_3,\ \cdots\cdots,\ b_t\}$

数列$b_n=\dfrac{1}{2}n(n+1)$の配列は次のようになる。

1, 3, 6, 10 | 15, 21, 28, 36 | 45, 55, 66, 78 | 91, ……| …… なので，4個ずつブロックで分けると |奇 奇 偶 偶|の配置になる。
$n(C\cup D)$ ($C\cup D$の個数)$=111$ ……③
だから，Dの奇数を11個とり出せばよい。
(⇒トリックである！)
$(b_1,\ b_2)$, b_3, b_4 | $(b_5,\ b_6)$, b_7, b_8 | $(b_9,\ b_{10})$, b_{11}, b_{12} | $(b_{13},\ b_{14})$, b_{15}, b_{16} | $(b_{17},\ b_{18})$, b_{19}, b_{20} | $(b_{21},\ b_{22})$, b_{23}, b_{24} | ……
11番目の奇数$=b_{21}$になるが，$t\fallingdotseq21$
その理由は，$b_{19}=190$, $b_{20}=210$なので，Cの要素にb_{20}が入っていない。
よって，$(b_1,\ b_2)$, $(b_5,\ b_6)$, $(b_9,\ b_{10})$, $(b_{13},\ b_{14})$, $(b_{17},\ b_{18})$の10個にb_{20}を加えるとOK。
以上の考察により，$t=20$ (答)

B入試

I

〔解答〕

(1)(A) 74　(2)(B) 2　(C) 4

(3)(D) 2　(4) (あ)は解答のプロセスと同じ。

〔出題者が求めたポイント〕

(1) $A \cup B$, $\overline{A \cup B}$ の意味。

(2) 虚数計算

(3) 円の方程式。2つの円 C_1, C_2 の交点の個数。

(4) グラフ。絶対値の外し方。

〔解答のプロセス〕

(1) 集合 P の要素の個数を $n(P)$ と表記する。

$U=\{1, 2, 3, \cdots\cdots, 110\}$ なので　$n(U)=110$

$A=\{x|x \in U$ かつ x は4の倍数$\}$,

$B=\{x|x \in U$ かつ x は6の倍数$\}$

これより, $n(A)=\left[\dfrac{110}{4}\right]=27$, ($[x]$はガウス記号。$x$ を超えない最大の整数)

$n(B)=\left[\dfrac{110}{6}\right]=18$

$A \cap B=\{x|x \in U$ かつ x は12の倍数$\}$より

$n(A \cap B)=\left[\dfrac{110}{12}\right]=9$

公式 $n(A \cup B)=n(A)+n(B)-n(A \cap B)$ を使うと,

$n(A \cup B)=27+18-9=36$

よって　$n(\overline{A \cup B})=110-n(A \cup B)=74$　(答)

(2) $(2+\sqrt{-p})(3+\sqrt{-p})=q+5\sqrt{-2}$ (p, q は実数)

右辺が虚数になるので $p>0$ が必要。

よって, $\sqrt{-p}=\sqrt{p}\,i$ $(i=\sqrt{-1})$

左辺 $=(2+\sqrt{p}\,i)(3+\sqrt{p}\,i)=6+5\sqrt{p}\,i+pi^2$

$=6-p+5\sqrt{p}\,i$　……①

右辺 $=q+5\sqrt{2}\,i$ なので①を考えると

$6-p=q$ かつ $5\sqrt{p}=5\sqrt{2}$

ゆえに　$p=2$ (答)　$q=4$ (答)

(3) $C_1: x^2+y^2+ax+by+c=0$ とおく。P(2, 3), Q(−2, 3), R(3, 2)を通るので代入すると

$13+2a+3b+c=0$　……①

$13-2a+3b+c=0$　……②

$13+3a+2b+c=0$　……③

①, ②, ③を連立すると, $a=0$, $b=0$, $c=-13$

よって C_1 の式は

$x^2+y^2=13$(中心 O(0, 0), 半径 $r_1=\sqrt{13}$)

C_2 は中心 S(3, 4), 半径 $r_2=3$ の円である。

2円 C_1, C_2 が2点で交わる条件は,

$|r_1-r_2|<\text{OS}<r_1+r_2$ (OS は中心間の距離)

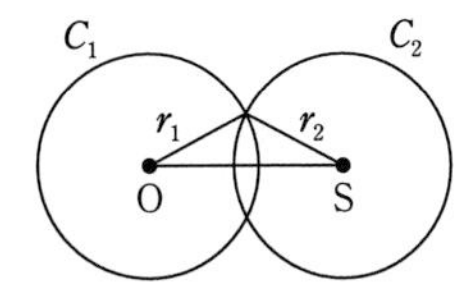

実際, $\sqrt{13}-3<5<\sqrt{13}+3$ $(\text{OS}=\sqrt{9+16}=5)$

をみたしているので, C_1 と C_2 の共有点の個数 n は

2 (答)

(4) $f(x)=-x^2+2(a+1)x-5a+1$ の極値は

$f'(x)=-2x+2(a+1)$ より $f'(x)=0$

$x=a+1$ に対する $f(a+1)$ が極大値になる。(頂点の y 座標)

題意より　$b=|f(a+1)|=|a^2-3a+2|$　……①

ab 座標に $b=|a^2-3a+2|$ のグラフをかけば OK。

$$b=\begin{cases} a^2-3a+2 & (a^2-3a+2 \geqq 0) \\ -a^2+3a-2 & (a^2-3a+2<0) \end{cases}$$

を図示すると,

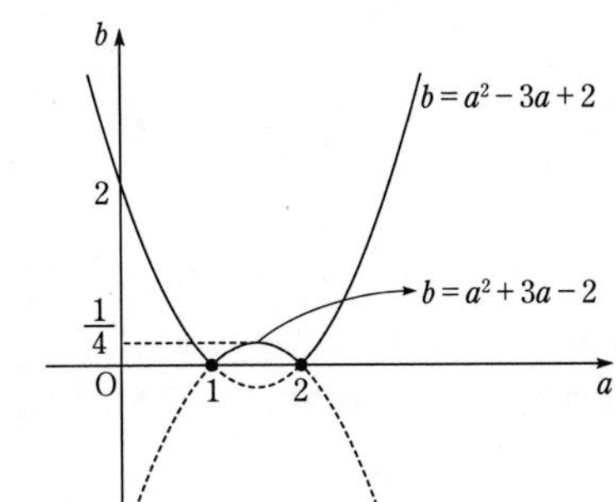

$\left(b=a^2+3a-2=-\left(a-\dfrac{3}{2}\right)^2+\dfrac{1}{4}\right.$ なので

$\left.\text{頂点}\left(\dfrac{3}{2}, \dfrac{1}{4}\right)\right)$

II

〔解答〕

(1)(E) 3　(F) 1　(2)(G) 59

(3) (い)は解答のプロセスと同じ。

〔出題者が求めたポイント〕

(1) 2次関数の平行移動。

(2) 対数計算

(3) 積分方程式を解く。面積計算だが, $\dfrac{|a|}{6}(\beta-\alpha)^3$ を使ってもよい。

〔解答のプロセス〕

(1) $y=x^2+ax+b$ を x 軸方向に1, y 軸方向に a, 平行移動したグラフの式は $x \to x-1$, $y \to y-a$ を代入すると求まる。

その式は　$y-a=(x-1)^2+a(x-1)+b$

$\iff y=x^2+(a-2)x+b+1$　……①

①式が $y=x^2+bx+2$ と一致するので $b=a-2$,

$b+1=2$ を解くと，$a=3$ (答)，$b=1$ (答)

(2) $\left(\dfrac{1}{2}\right)^n<\left(\dfrac{2}{9}\right)^{27}$ の逆数をとると

$2^n>\left(\dfrac{9}{2}\right)^{27}$ ……①

①式の両辺で底 10 の対数をとると

$n\log_{10}2>27\log\dfrac{9}{2}$

$\Longleftrightarrow n\log_{10}2>27(\log_{10}9-\log_{10}2)$

$=27(2\log_{10}3-\log_{10}2)$ ……②

②式に $\log_{10}2=0.3010$，$\log_{10}3=0.4771$ を代入して計算すると

$0.3010n>27(0.9542-0.3010)=17.6364$ より

$n>\dfrac{17.6364}{0.3010}=58.59\cdots$ ……③

③をみたす最小の整数 n は，$n=59$ (答)

(3) $f(x)=3(x^2-1)+\int_0^1 xf(t)dt+\int_{-1}^1 f(t)dt$ ……①

①式は，$f(x)=3(x^2-1)+x\int_0^1 f(t)dt+\int_{-1}^1 f(t)dt$

と書き直せる。

$a=\int_0^1 f(t)dt$ ……② $b=\int_{-1}^1 f(t)dt$ ……③

とおくと，$f(x)=3(x^2-1)+ax+b$ ……④

②，③の右辺に④の $f(t)$ を代入して計算する。

$a=\int_0^1(3t^2+at+b-3)dt$

$=\left[t^3+\dfrac{a}{2}t^2+(b-3)t\right]_0^1=1+\dfrac{a}{2}+b-3$

$\Longleftrightarrow a=2(b-2)$ ……⑤

$b=\int_{-1}^1(3t^2+at+b-3)dt$

$=\left[t^3+\dfrac{a}{2}t^2+(b-3)t\right]_{-1}^1$

$=2+2(b-3)$

$\Longleftrightarrow a=4$，$b=4$ になる。

よって④より $f(x)=3x^2+4x+1$ ……⑥

$y=f(x)$ のグラフは図。

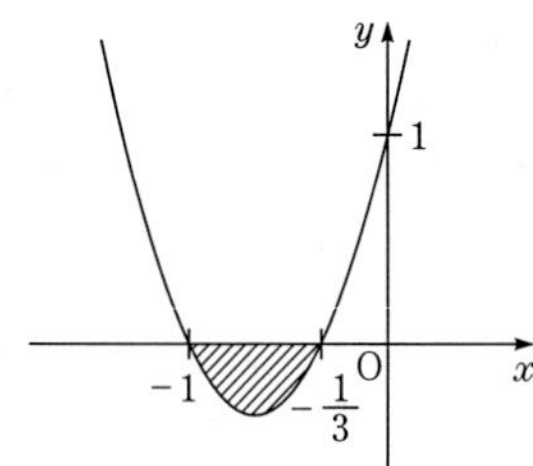

$S=\int_{-1}^{-\frac{1}{3}}-(3x^2+4x+1)dx$

$=-\left[x^3+2x^2+x\right]_{-1}^{-\frac{1}{3}}$

$=-\left(-\dfrac{1}{27}+\dfrac{2}{9}-\dfrac{1}{3}\right)+(-1+2-1)$

$=\dfrac{4}{27}$ (答)

(参考) $S=\dfrac{3}{6}\left(-\dfrac{1}{3}+1\right)^3=\dfrac{4}{27}$ (答) でも OK

Ⅲ

〔解答〕

(1)(H) $\dfrac{8}{27}$ (2)(I) $\dfrac{5}{9}$

(3)(i)(J) $\dfrac{1}{9}p_n+\dfrac{4}{9}$

(ii) (う)は解答のプロセスと同じ

(iii)(K) $q_n=9^n$

〔出題者が求めたポイント〕

(1) 反復事象の確率。

(2) 場合分けする。

(3)(i) 確率漸化式。(ii) 漸化式を解く。(iii) 2 項定理

〔解答のプロセス〕

1 回サイコロを投げたとき，1の目または2の目が出ると得点 1，3456のいずれかが出ると得点 2。

そこで，得点 1 が加わる確率 $=\dfrac{1}{3}$，

得点 2 が加わる確率 $=\dfrac{2}{3}$ ……①

このゲームを n 回くり返して，各回の得点の和を S_n とせよ，というのが出題者の指示である。

(1) $S_4=6$ となるケースを考えると，1 点＋1 点＋2 点＋2 点の反復事象。

よって，この確率 $a={}_4C_2\times\left(\dfrac{1}{3}\right)^2\times\left(\dfrac{2}{3}\right)^2=\dfrac{8}{27}$ (答)

(2) S_1，S_2，S_3 のそれぞれの可能性は次のようになっている。

$S_1=\begin{cases}1 & \text{(または)}\\ 2\end{cases}$，$S_2=\begin{cases}2 & \text{(または)}\\ 3 & \text{(または)}\\ 4\end{cases}$，

$S_3=\begin{cases}3 & \text{(または)}\\ 4 & \text{(または)}\\ 5 & \text{(または)}\\ 6\end{cases}$

そこで (S_1, S_2, S_3) がこの順で等差数列になるのは，$(S_1, S_2, S_3)=$(ア)(1, 2, 3)，(イ)(1, 3, 5)，(ウ)(2, 3, 4)，(エ)(2, 4, 6)

の 4 つのケースがある。(ア)，(イ)，(ウ)，(エ)の各ケースの確率を求める。

(ア) 1 回目 2 回目 3 回目

得点(1 , 1 , 1)

なので $\dfrac{1}{3}\times\dfrac{1}{3}\times\dfrac{1}{3}=\dfrac{1}{27}$

(イ) 1 回目 2 回目 3 回目

得点(1 , 2 , 2)

なので $\dfrac{1}{3}\times\dfrac{2}{3}\times\dfrac{2}{3}=\dfrac{4}{27}$

(ウ)　1 回目　2 回目　3 回目

得点(2 ,　1 ,　1)

なので　$\dfrac{2}{3}\times\dfrac{1}{3}\times\dfrac{1}{3}=\dfrac{2}{27}$

(エ)　1 回目　2 回目　3 回目

得点(2 ,　2 ,　2)

なので　$\dfrac{2}{3}\times\dfrac{2}{3}\times\dfrac{2}{3}=\dfrac{8}{27}$

以上(ア)～(エ)の和が

$$b=\frac{1}{27}+\frac{4}{27}+\frac{2}{27}+\frac{8}{27}=\frac{15}{27}=\frac{5}{9}\quad(\text{答})$$

(3)　S_2 が奇数である確率を p_1, S_{2n} が奇数である確率を p_n $(n=1,\ 2,\ 3,\ \cdots\cdots)$ とおく。

(i)

	2n 回目	(得点) 2n+1 回目	(得点) 2(n+1) 回目		
	和が奇数	→ 1	→ 1	(オ)	これらの 4 つの場合は $S_{2(n+1)}$ が奇数になる
		→ 2	→ 2	(カ)	
(または)	和が偶数	→ 1	→ 2	(キ)	
		→ 2	→ 1	(ク)	

(オ)の確率 $=p_n\times\dfrac{1}{3}\times\dfrac{1}{3}$

(カ)の確率 $=p_n\times\dfrac{2}{3}\times\dfrac{2}{3}$

(キ)の確率 $=(1-p_n)\times\dfrac{1}{3}\times\dfrac{2}{3}$

(ク)の確率 $=(1-p_n)\times\dfrac{2}{3}\times\dfrac{1}{3}$

求める p_{n+1} は(オ)～(ク)の和になる。

$$p_{n+1}=\frac{1}{9}p_n+\frac{4}{9}p_n+\frac{2}{9}(1-p_n)+\frac{2}{9}(1-p_n)$$
$$=\frac{1}{9}p_n+\frac{4}{9}\quad(\text{答})$$

(ii)　S_2 が奇数になるのは $\overset{1\text{回目}}{2}+\overset{2\text{回目}}{1}$ または $\overset{1\text{回目}}{1}+\overset{2\text{回目}}{2}$ なので

$$p_2={}_2\mathrm{C}_1\times\left(\frac{1}{3}\right)\times\left(\frac{2}{3}\right)=\frac{4}{9}\quad\cdots\cdots①$$

$p_{n+1}=\dfrac{1}{9}p_n+\dfrac{4}{9}$ を解く。

特性方程式 $\alpha=\dfrac{1}{9}\alpha+\dfrac{4}{9}$ を利用すると $\alpha=\dfrac{1}{2}$ を用いて

$$p_{n+1}-\frac{1}{2}=\frac{1}{9}\left(p_n-\frac{1}{2}\right)\quad\cdots\cdots②$$

②より，$\left\{p_n-\dfrac{1}{2}\right\}$ は公比 $\dfrac{1}{9}$ の等比数列になる。

$$p_n-\frac{1}{2}=\left(p_1-\frac{1}{2}\right)\times\left(\frac{1}{9}\right)^{n-1}$$
$$=-\frac{1}{18}\times\left(\frac{1}{9}\right)^{n-1}$$

$$\therefore\quad p_n=\frac{1}{2}-\frac{1}{18}\times\left(\frac{1}{9}\right)^{n-1}$$
$$=\frac{1}{2}\left(1-\left(\frac{1}{9}\right)^n\right)\ (n=1,2,3,\cdots\cdots)\quad(\text{答})$$

(3)(iii)　$q_n=\dfrac{1}{p_n}\displaystyle\sum_{k=1}^{n}{}_{2n}\mathrm{C}_{2k-1}\times2^{2k-1}$ を計算するために，

$$(1+x)^{2n}=\sum_{l=0}^{2n}{}_{2n}\mathrm{C}_l x^l\quad\cdots\cdots①$$

$$(1-x)^2=\sum_{l=0}^{2n}{}_{2n}\mathrm{C}_l(-x)^l\quad\cdots\cdots②$$

を利用する。①－②式を作ると，

$$(1+x)^{2n}-(1-x)^{2n}$$
$$=2\sum_{k=1}^{n}{}_{2n}\mathrm{C}_{2k-1}x^{2k-1}\quad\cdots\cdots③$$

③の $x=2$ を代入。

$$3^{2n}-(-1)^{2n}=2\sum_{k=1}^{n}{}_{2n}\mathrm{C}_{2k-1}\times2^{2k-1}\ \text{より}$$

$$\sum_{k=1}^{2n}{}_{2n}\mathrm{C}_{2k-1}\times2^{2k-1}=\frac{3^{2n}-1}{2}\quad\cdots\cdots④$$

これらを q_n の右辺に代入する。

$$q_n=\frac{2\times9^n}{9^n-1}\times\frac{9^n-1}{2}=9^n\quad(\text{答})$$

IV

〔解答〕

(1)(L)　ア　　(M)　エ　　(N)　カ

(2)　解答のプロセスと同じ。

〔出題者が求めたポイント〕

(1)　図形を正確に書く。正弦定理。相似比。

(2)　△OPQ の面積を t を用いて表す。面積の最大値をとるときの t を求めるが，その後倍角公式を用いる。良問ではない。

〔解答のプロセス〕

(1)　題意をみたす図形は以下のようである。

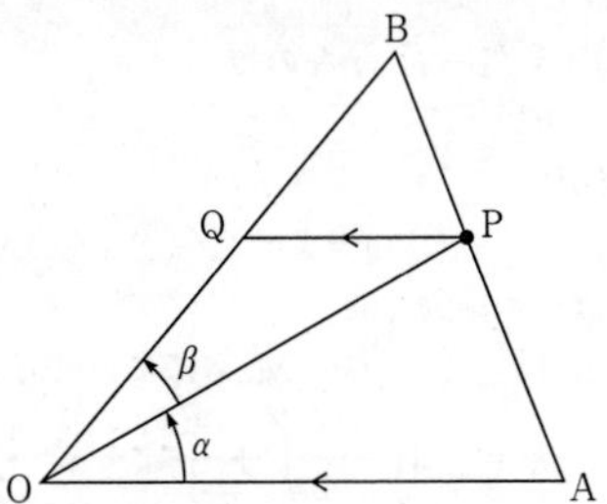

$\mathrm{OA}=a$, $\mathrm{OB}=b$, $\angle\mathrm{AOP}=\alpha$, $\angle\mathrm{POB}=\beta$

a, b, α, β は正の実数。$\alpha+\beta<\pi$

PQ//OA より　$\angle\mathrm{OPQ}=\angle\mathrm{AOP}=\alpha$　(L)はア　(答)

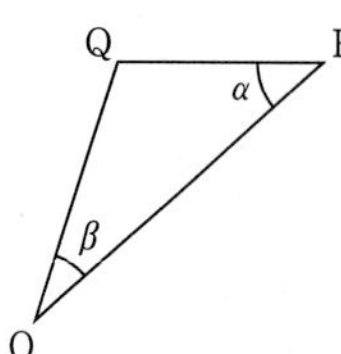

正弦定理より $\dfrac{PQ}{\sin\beta}=\dfrac{OQ}{\sin\alpha} \iff \dfrac{PQ}{OQ}=\dfrac{\sin\beta}{\sin\alpha}$

(M)はエ (答)

$\overrightarrow{OP}=t\overrightarrow{OA}+(1-t)\overrightarrow{OB}$ を表すと AP : PB $=(1-t):t$ である。

△BQP∽△BOA より $\dfrac{QP}{OA}=t$

∴ $QP=ta$ ……①

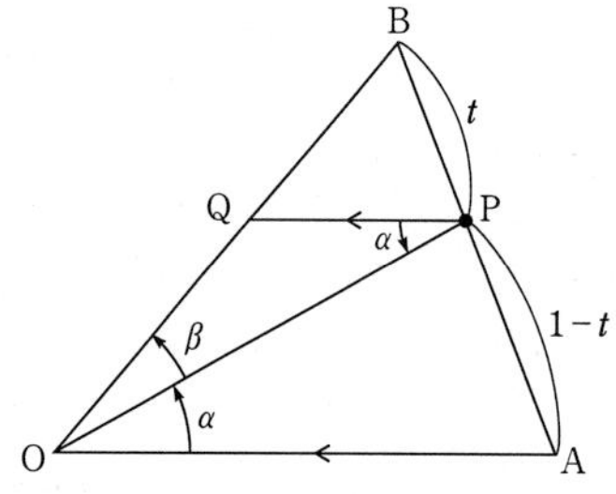

また，BQ : QO = BP : PA $=t:1-t$ より

$QO=(1-t)OB$ ∴ $OQ=(1-t)b$ ……②

これを $\dfrac{PQ}{OQ}=\dfrac{\sin\beta}{\sin\alpha}$ を代入すると

$$\frac{ta}{(1-t)b}=\frac{\sin\beta}{\sin\alpha}$$

$\iff ta\sin\alpha=(1-t)b\sin\beta$

$\iff t(a\sin\alpha+b\sin\beta)=b\sin\beta$

$\iff t=\dfrac{b\sin\beta}{a\sin\alpha+b\sin\beta}=$ [カ] (N)

(2) △OAB の面積を略して△OAB と表記する。

△OPQ $=S$(と略記)

$\dfrac{\triangle OPB}{\triangle OAB}=t$ なので △OPB $=t$(△OAB) ……③

OQ : QB $=(1-t):t$ なので

$$\frac{\triangle OPQ}{\triangle OPB}=1-t \quad \cdots\cdots④$$

③と④から △OPQ $=S=(1-t)t$(△OAB) ……⑤

t は $0<t<1$ を動く。

S の Max は $t(1-t)$ の Max によって与えられる。

$t(1-t)=-\left(t-\dfrac{1}{2}\right)^2+\dfrac{1}{4}$ より $t=\dfrac{1}{2}$ で S は Max になる。

ところで(1)のカより $t=\dfrac{b\sin\beta}{a\sin\alpha+b\sin\beta}$ ……⑥

⑥式に $a=3$, $b=2$, $t=\dfrac{1}{2}$, $\alpha=\alpha_0$, $\beta=\beta_0=2\alpha_0$ を代入すると

$$\frac{1}{2}=\frac{2\sin\beta_0}{3\sin\alpha_0+2\sin\beta_0}$$

$\iff 3\sin\alpha_0+2\sin\beta_0=4\sin\beta_0$

$\iff \sin\beta_0=\dfrac{3}{2}\sin\alpha_0$ ……⑦

$\sin2\alpha_0=\dfrac{3}{2}\sin\alpha_0$ に倍角公式を使って,

$2\sin\alpha_0\cos\alpha_0=\dfrac{3}{2}\sin\alpha_0$

$\sin\alpha_0>0$ より $\cos\alpha_0=\dfrac{3}{4}$ ……⑧

よって，$\cos\beta_0=\cos2\alpha_0=2\cos^2\alpha_0-1$

$=2\times\left(\dfrac{3}{4}\right)^2-1=\dfrac{1}{8}$ (答)

化 学

解答

27年度

A方式

I

〔解答〕

問 1 A：① B：③ C：③

問 2 (1) ②③⑤ (2) ③

問 3 ①②⑤

問 4 (1) N_2 の分圧：1.2×10^5(Pa)，全圧：1.6×10^5(Pa)

(2) N_2 の分圧：1.2×10^5(Pa)，全圧：1.7×10^5(Pa)

問 5 (1) 1.7 (2) 2.5 (3) 10.7

問 6 (1) 名称：アセチルサリチル酸

構造式：

```
            O
            ‖
     ○-O-C-CH3
     |
     C-OH
     ‖
     O
```

(2) 解熱鎮痛作用 (3) ③ (4)

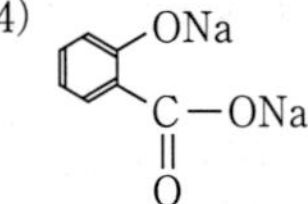

問 7 (1) 抗生物質 (2) 3 つ (3) ④

〔出題者が求めたポイント〕

結晶の分類，極性分子，平衡の移動，気体の法則，pH の計算，サリチル酸の反応，ペニシリンについての知識・構造

〔解答のプロセス〕

問 1 イオン結晶は，固体では電気を通さないが，融解するとイオンの移動が可能になるため電気を通す。

問 2 電気陰性度の差により生じた結合の極性が，分子の形により打ち消されるかどうかを考える。

(1) ① N_2：結合の極性がない無極性分子。

② NH_3：三角錐形の極性分子。

③ HCl：直線形の極性分子。

④ CO_2：直線形の無極性分子。

⑤ H_2O：折れ線形の極性分子。

⑥ CCl_4：正四面体形の無極性分子。

(2) (1)の極性分子の電子式は次のとおり。

② H:N̤̈:H（下に H） ③ H:C̤̈l: ⑤ H:Ö:H

問 3 外部からの変化を打ち消す方向に平衡は移動。

① 吸熱方向，つまり左方向に移動。

② 気体の総物質量が減少する方向，つまり左方向に移動。(固体の物質量は考えない。)

③ 気体の総物質量が増加する方向に平衡は移動するが，気体の係数の和が，左辺と右辺等しいので，平衡は移動しない。

④ 触媒を加えても平衡は移動しない。

⑤ CH_3COO^-が増加するので，それを打ち消す方向，つまり左方向に移動。

問 4 一定量で，一定温度の気体なのでボイルの法則が成立。

(1) 操作 2 を行った後の N_2 の分圧を P_{N_2}，O_2 の分圧を P_{O_2} とすれば，ボイルの法則より，

$2.0\times10^5\times3.0=P_{N_2}\times(3.0+2.0)$

$\therefore\ P_{N_2}=1.2\times10^5$ (Pa)

$1.0\times10^5\times2.0=P_{O_2}\times(3.0+2.0)$

$\therefore\ P_{O_2}=0.40\times10^5$ (Pa)

よって，(混合気体の全圧)$=P_{N_2}+P_{O_2}$

$=1.6\times10^5$ (Pa)

(2) シリンダー内の He をすべて注入したので，シリンダー部分の体積は 0 L となる。

He を注入しても，N_2 と O_2 の温度，体積，物質量に変化はないので，分圧は(1)と変わらない。また，全圧は He の分圧の分だけ増える。

操作 3 の後の He の分圧を P_{He} とすれば，

$1.0\times10^5\times0.50=P_{He}\times(3.0+2.0)$

$\therefore\ P_{He}=0.10\times10^5$ (Pa)

(1)の結果とあわせて，

(混合気体の全圧)$=P_{N_2}+P_{O_2}+P_{He}$

$=1.7\times10^5$ (Pa)

問 5 (1) H_2SO_4 は 2 価の強酸(電離度 1)なので，

$[H^+]=1.0\times10^{-2}\times1\times2$

$=2.0\times10^{-2}$ (mol/L)

$pH=2-\log2=1.7$

(2) pH 2.0 つまり 1.0×10^{-2} mol/L の塩酸 20 mL と，pH 12.0 つまり 1.0×10^{-2} mol/L の NaOHaq10 mL を混合する。

$$\mathrm{HCl}：1.0\times10^{-2}\times\frac{20}{1000}=\frac{0.20}{1000}\ (\mathrm{mol})$$

$$\mathrm{NaOH}：1.0\times10^{-2}\times\frac{10}{1000}=\frac{0.10}{1000}\ (\mathrm{mol})$$

よって，HCl が過剰で，これが溶液 20＋10＝30 (mL) 中に存在する。HCl は 1 価の強酸(電離度 1)なので，

$$[H^+]=\underbrace{\left(\frac{0.20}{1000}-\frac{0.10}{1000}\right)}_{\mathrm{HCl(mol)}}\times\underbrace{\frac{1000}{30}}_{[\mathrm{HCl}]}\times1\times1$$

$$=\frac{1}{3}\times10^{-2}(\mathrm{mol/L})$$

$$pH=2-\log\frac{1}{3}=2.48\fallingdotseq2.5$$

(3) NH_3 は弱塩基なので，電離定数 K_b とモル濃度 C mol/L より，

$[OH^-]=\sqrt{C\cdot K_b}$

$=\sqrt{1.0\times10^{-2}\times2.5\times10^{-5}}$

$=5.0\times10^{-4}$(mol/L)

$$[H^+]=\frac{Kw}{[OH^-]}=\frac{1.0\times10^{-14}}{5.0\times10^{-4}}$$

$= 2.0 \times 10^{-11}$(mol/L)

よって，pH = 11 − log2 = 10.7

問 6 (3)　ヒドロキシ基の−H をアセチル基−$COCH_3$ で置換するので，アセチル化という。この結果，エステル結合が生じるので，エステル化でもある。

(4) フェノール性ヒドロキシ基−OH とカルボキシル基−COOH が NaOHaq により中和される。

問 7 (2)　C*が不斉炭素原子。

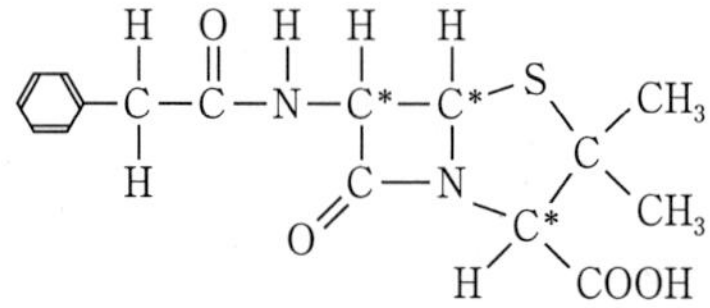

(3)　環状アミド結合をもつ物質をラクタムといい，環を構成する炭素数により，α−，β−，…と命名される。

II

〔解答〕

問 1 反応式：$2CrO_4^{2-} + 2H^+ \rightleftarrows Cr_2O_7^{2-} + H_2O$

色の変化：黄色から赤橙色になる。

問 2 $CO_3^{2-} + Ca^{2+} \longrightarrow CaCO_3$

問 3 腐卵臭

問 4 $I_2 + H_2S \longrightarrow S + 2HI$

問 5 クロム酸バリウム

問 6 PbI_2

問 7 NO_3^-

〔出題者が求めたポイント〕

沈殿および遊離反応を利用した陰イオンの系統分析

〔解答のプロセス〕

操作の概要は以下のとおり。

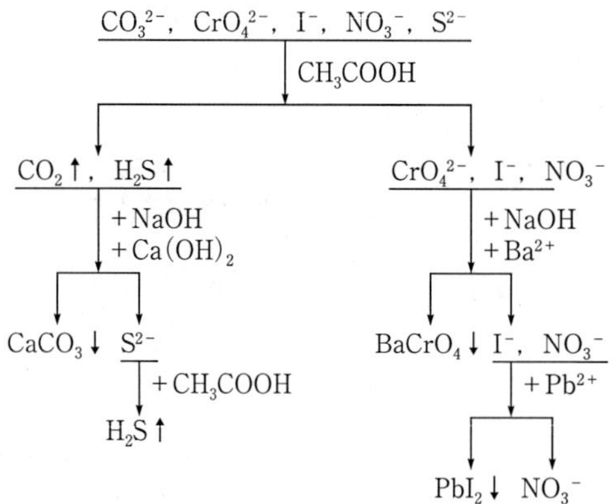

問 2，3　CH_3COOH(カルボン酸)を加えて遊離するのはカルボン酸より弱酸である $H_2O + CO_2$↑(炭酸)と H_2S↑(硫化水素)。…気体ア

これを NaOH で捕集し，再び CO_3^{2-}，S^{2-}とし，Ca^{2+}を加える。一般に，アルカリ土類金属のイオンはS^{2-}と沈殿をつくらない。

問 4　H_2S(還元剤)と I_2(酸化剤)が反応。I_2(ヨウ化カリウム水溶液中では褐色)がI^-(無色)となることで脱色。水溶液中で H_2S より生じた S により白濁する。

問 5 〜 7　CH_3COOH より強酸である H_2CrO_4，HI，HNO_3 は遊離せずイオンのまま溶液イ中に存在。このうち，Ba^{2+}，Pb^{2+}とも沈殿をつくらないのは，NO_3^-(溶液ケ)。また，$BaCrO_4$(黄色沈殿)は暗記すべき難溶性の塩なので，沈殿クが PbI_2 と予測できるであろう。

III

〔解答〕

問 1 ㋐ 溶解度積　㋑ 共通イオン

問 2 1.3×10^{-5} (mol/L)

問 3 9.0×10^{-10} (mol/L)

問 4 2.6×10 (g)

問 5 $AgCl + 2NH_3 \longrightarrow [Ag(NH_3)_2]^+ + Cl^-$

問 6 色：黄色，質量：1.2×10 (g)

〔出題者が求めたポイント〕

溶解度積の計算

〔解答のプロセス〕

問 2　AgCl 飽和水溶液において AgCl が x mol/L 溶けたとすると，$AgCl \rightleftarrows Ag^+ + Cl^-$ より

$$[Ag^+] = [Cl^-] = x \text{ (mol/L)}$$

飽和溶液中では，

$$[Ag^+][Cl^-] = K_{sp} = 1.8 \times 10^{-10} \text{ (mol/L)}^2$$

を満たすので，$x^2 = 1.8 \times 10^{-10}$ より，

$$x = \sqrt{1.8} \times 10^{-5} \fallingdotseq 1.3 \times 10^{-5} \text{ (mol/L)}$$

問 3　NaCl は完全に電離するので，

$$[Cl^-] = 0.20 \text{ (mol/L)}$$

このとき$[Ag^+][Cl^-] > K_{sp}$ となると AgCl の沈殿が生じるので，生じ始める瞬間の$[Ag^+]$は

$$[Ag^+] = \frac{K_{sp}}{[Cl^-]} = \frac{1.8 \times 10^{-10}}{0.20} = 9.0 \times 10^{-10} \text{(mol/L)}$$

問 4　Cl^-，I^-，Ag^+とも十分存在するので，加えたイオンの大部分が沈殿すると考えられる。

溶解度積の小さい AgI から先に沈殿するので，量的関係は次のとおり。

$$I^- : 0.10 \times \frac{500}{1000} = 0.050 \text{ (mol)}$$

$$Ag^+ : 0.30 \times \frac{500}{1000} = 0.15 \text{ (mol)}$$

生じる AgI は 0.050 mol で，

Ag^+が 0.15 − 0.050 = 0.10 (mol)に残る。

これがさらに AgCl となり沈殿する。

$$Cl^- : 0.30 \times \frac{500}{1000} = 0.15 \text{ (mol)}$$

よって，生じる AgCl は 0.10 mol で，Cl^-が 0.15 − 0.10 = 0.050 (mol)溶液中に残る。

Cl^-は500＋500＝1000 (mL)＝1 (L)中に0.050 mol残るので,

(沈殿が生じた後の[Cl^-])
＝5.0×10^{-2} (mol/L)

よって，イオンとして存在している(＝溶けている)Ag^+の濃度は,

$$[Ag^+]=\frac{K_{sp}}{[Cl^-]}=\frac{1.8\times10^{-10}}{5.0\times10^{-2}}=3.6\times10^{-9}\ (mol/L)$$

はじめに加えた0.30 mol/Lに比べてはるかに小さいことがわかるので，Ag^+として存在する分は無視できる。

以上より,

(生じたAgI)＝0.050×235＝11.75 (g)

(生じたAgCl)＝0.10×143＝14.3 (g)

なので，求める質量は26.05≒26 (g)

問5, 6　溶けずに残るのはAgIの方で，その質量は問4より，11.75≒12 (g)

Ⅳ

〔解答〕

問1　2つ　　問2 C_nH_{2n-2}

問3

$$H_2C=CH-CH=CH_2$$

問4 Cu_2O　　問5 アセトアルデヒド

問6 HOOC－CH_2－COOH

問7 3つ

(例)

$$H_3C-CH=CH-CH_2-CH=CH-CH_3$$

〔出題者が求めたポイント〕

オゾン分解・ヨードホルム反応・フェーリング反応などによる構造決定

〔解答のプロセス〕

問1　化合物A(分子量96.0)中にC＝Cがx個含まれているとすると,

(Aのmol)：(付加するBr_2のmol)＝1：x

なので,

$$\frac{57.6}{96.0}:\frac{192}{160}=1:x \qquad \therefore\ x=2$$

問2　C＝Cがx個あるとH原子はアルカンより$2x$(個)減る。

問5　実験3より，無水酢酸に水を加えて加熱することより生じる化合物Dは酢酸。二クロム酸カリウムの酸化により酢酸が生じるのはエタノールかアセトアルデヒドであるが，オゾン分解により化合物Bは得られるのでアセトアルデヒドとわかる。なお，構造式の[点線枠]がヨードホルム反応を示す部分となる。

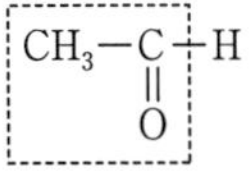

(アセトアルデヒド)

問6　化合物Aの分子量M＝96.0より，炭素数はn＝7と決まる。よって，分子式C_7H_{12}。C＝Cを2つもち，B(アセトアルデヒド)を2 mol生じたこと，また直鎖状であることからAの骨格は次のようになる。

A C－C＝C－C－C＝C－C（＝の位置でオゾン分解）→ B　C　B

よって，Cはアルデヒド基を2個有する化合物。

実験4でフェーリング液を還元した後，アルデヒド基自身は酸化されてカルボキシル基となる。

問7　化合物Aの2つのC＝Cに注目すると，それぞれに幾何異性体が存在することがわかる。

(a)　(シス，シス)　　(b)　(シス，トランス)

(c)　(トランス，シス)　　(d)　(トランス，トランス)

このうち，(b)と(c)は同一物質となる。解答例は(a)の構造式。次の別解でもよい。

(b)(c)の構造式

$$H_3C-CH=CH-CH_2-CH=CH-CH_3$$

(d)の構造式

$$H_3C-CH=CH-CH_2-CH=CH-CH_3$$

Ⅴ

〔解答〕

問1　－1

問2 $2KMnO_4+5H_2O_2+3H_2SO_4 \longrightarrow 2MnSO_4+5O_2+8H_2O+K_2SO_4$

問3 メスフラスコ

問4 $H_2O_2+2KI+H_2SO_4 \longrightarrow I_2+2H_2O+K_2SO_4$

問5 青紫色から無色に変化する。

問6 2 mol

問7 3.1 (%)

〔出題者が求めたポイント〕

ヨウ素滴定の計算

〔解答のプロセス〕

問1　酸化数とは，原子がもともともっていた電子の数を基準として，何個電子が増減したかを数値化したものであり，分子の構造と電気陰性度の差で調べることができる。

H_2O_2 の電子式： H:Ö:Ö:H
　　　　　　　　　−1 −1

問2　酸化剤：$MnO_4^- + 8H^+ + 5e^-$
$\longrightarrow Mn^{2+} + 4H_2O$ ……①
還元剤：$H_2O_2 \longrightarrow O_2\uparrow + 2H^+ + 2e^-$ ……②
①×2＋②×5 より e^- を消去。両辺に $2K^+$，$3SO_4^{2-}$ を加える。

問4　希硫酸酸性の条件なので，
酸化剤：$H_2O_2 + 2H^+ + 2e^- \longrightarrow 2H_2O$ ……③
還元剤：$2I^- \longrightarrow I_2 + 2e^-$ ……④
③＋④より e^- を消去。両辺に $2K^+$, SO_4^{2-} を加える。

問5～7　問4より，十分量 KI があれば，
H_2O_2 1 mol より I_2 1 mol が生じる。
ここに，デンプンを加えると，ヨウ素デンプン反応により青紫色に呈色する。この I_2 がチオ硫酸ナトリウム $Na_2S_2O_3$ と次のように反応。
酸化剤：$I_2 + 2e^- \longrightarrow 2I^-$ ……⑤
還元剤：$2S_2O_3^{2-} \longrightarrow S_4O_6^{2-} + 2e^-$ ……⑥
⑤＋⑥より e^- を消去。両辺に $4Na^+$ を加えると，

$$I_2 + 2Na_2S_2O_3 \longrightarrow 2NaI + Na_2S_4O_6$$

I_2 がすべて滴定されたとき，色が無色に変化する。このとき，I_2 1 mol 滴定するのに $Na_2S_2O_3$ は 2 mol 消費されるので，問4とあわせて，

$$(H_2O_2\text{ の mol}) : (Na_2S_2O_3\text{ の mol}) = 1 : 2$$

以上より，オキシドール中の H_2O_2 のモル濃度を x mol/L とすると，メスフラスコで 10 倍希釈していることに注意して，

$$\frac{x}{10}\text{ mol/L} \times \frac{10}{1000}\text{ L} : 0.10 \times \frac{18}{1000} = 1 : 2$$

$$\therefore\ x = 0.90\text{(mol/L)}$$

オキシドールの密度は 1.00 g/cm^3，H_2O_2 の分子量 34.0 より，1 L あたりの濃度で考えて，

$$(\text{質量パーセント濃度}) = \frac{0.90 \times 34.0\text{(g)}}{1000 \times 1.00\text{(g)}} \times 100$$
$$= 3.06$$
$$\fallingdotseq 3.1(\%)$$

B 方式

I

〔解答〕

問 1 (1) $MnO_2 + 4HCl \longrightarrow MnCl_2 + Cl_2 + 2H_2O$

(2) [ア] 塩化水素 [イ] 乾燥 [ウ] 下方

問 2 1368 (kJ/mol)

問 3 [ア] ブラウン [イ] 疎水 [ウ] 塩析

問 4 (1) 12.3 (2) 2.1

問 5 ②

問 6 (1) すべての油脂から生成する化合物：グリセリン
同時に生成する物質：セッケン

(2) $C_6H_{12}O_6 \longrightarrow 2C_2H_5OH + 2CO_2$

問 7 H(H)C=C(CH₃)H

問 8

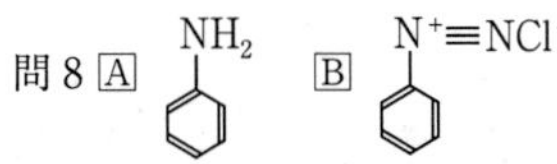

[A] NH_2 が結合したベンゼン環　[B] $N^+\equiv NCl^-$ が結合したベンゼン環

[C] ベンゼン環−N=N−ベンゼン環−OH

〔出題者が求めたポイント〕

塩素の発生法，熱化学方程式の計算，コロイド，
pH の計算，炭素間結合距離，有機化合物に関する知識

〔解答のプロセス〕

問 1 濃塩酸を加熱することで揮発した塩化水素と，反応により生じた水分が，発生した塩素に混入するので除去する必要がある。

問 2 エタノール(液)の燃焼熱を表す熱化学方程式は次のとおり。燃焼熱を Q (kJ/mol)とする。

C_2H_5OH(液) + $3O_2$(気)

$= 2CO_2$(気) + $3H_2O$(液) + Q kJ

また，CO(気)の生成熱と燃焼熱より，CO_2(気)の生成熱は，

C(黒鉛) + O_2(気) = CO_2(気) + 394 kJ

よって，(反応熱) = (生成物の生成熱の総和)

− (反応物の生成熱の総和)

より，$Q = (2\times394 + 3\times286) - 278 = 1368$ (kJ/mol)

問 3 [ア] 水などの分散媒がコロイド粒子に衝突することで観察できる現象。

[イ] 疎水コロイドは少量の電解質により沈殿する。この現象を凝析という。

問 4 (1) 塩酸を x (L)とすると，水酸化ナトリウム水溶液は $4x$ (L)とおける。

HCl : $1.0\times10^{-1}\times x = x\times10^{-1}$ (mol)

NaOH : $5.0\times10^{-2}\times 4x = 2x\times10^{-1}$ (mol)

よって，NaOH が過剰で，これが溶液 $x + 4x = 5x$ (L)中に存在する。NaOH は 1 価の強塩基なので，

$$[OH^-] = \frac{2x\times10^{-1} - x\times10^{-1}}{5x}\times1\times1$$

（↑[NaOH]）

$$= 2.0\times10^{-2}(mol/L)$$

$$[H^+] = \frac{K_w}{[OH^-]} = \frac{1}{2}\times10^{-12}(mol/L)$$

$$\therefore\ pH = 12 - \log\frac{1}{2} = 12.3$$

(2) ギ酸の電離度は 1 に比べて極めて小さいので，モル濃度 $C = 2.0\times10^{-1}$(mol/L)より，

$$[H^+] = \sqrt{CK_a}$$
$$= \sqrt{2.0\times10^{-1}\times3.0\times10^{-4}}$$
$$= \sqrt{6.0\times10^{-5}}(mol/L)$$

$$\therefore\ pH = \frac{1}{2}(5 - \log6)$$

$$= 2.11 \fallingdotseq 2.1$$

(注)細かい計算をするのであれば，$1-\alpha \fallingdotseq 1$ の近似解が使えるかどうかの判定が必要。

$\alpha = \sqrt{\dfrac{K_a}{C}} \fallingdotseq 4\times10^{-2}$ となり，α は極めて小さいとみなせる。

問 5 炭素原子間の結合距離は

C≡C(1.20Å) < C=C(1.34Å)

< ベンゼンの結合距離(1.40Å) < C−C(1.54Å)

問 6 (1) 油脂は，グリセリン 1 分子に高級脂肪酸が 3 分子エステル結合したものなので，NaOHaq を加えて加熱し，加水分解すると，グリセリンと高級脂肪酸のナトリウム塩(セッケン)が生成する。

問 7 $CH\equiv C-CH_3 + H_2 \longrightarrow CH_2=CH-CH_3$

(プロピン)

問 8 ベンゼン環−NO_2 を Sn と HClaq で還元すると，ベンゼン環−NH_3Cl が生じ，NaOHaq で遊離させるとベンゼン環−NH_2 (A)となる。これを HClaq と $NaNO_2$ でジアゾ化(0 〜 5℃下)すればベンゼン環−N_2Cl (B)が生成。化合物 B(塩化ベンゼンジアゾニウム)は加熱すると分解し，ベンゼン環−OH が生じる。これをナトリウム塩とした後，化合物 B とカップリングすることで化合物 C(*p*-フェニルアゾフェノール)が生成。

II

〔解答〕

問 1 [ア] フェノールフタレイン [イ] メチルオレンジ

問 2 潮解性

問 3 [ウ] (Y − X) [エ] (2X − Y)

問 4 1.2(g)　問 5 2.2×10^{-1} (L)

〔出題者が求めたポイント〕

Na_2CO_3 の二段滴定

〔解答のプロセス〕

実験の滴定曲線は次の図のようになる。

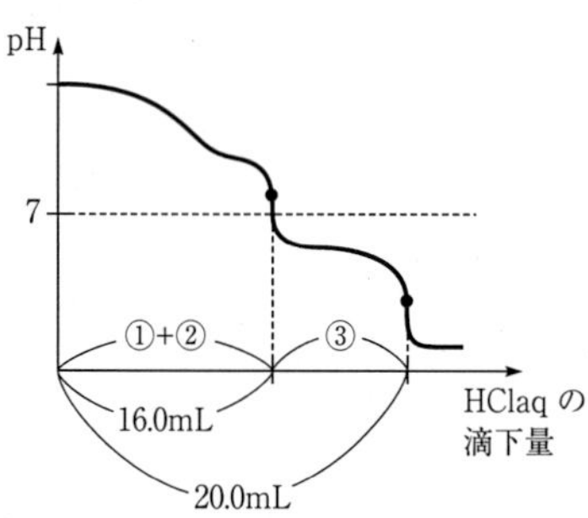

問 3　NaOH は強塩基性なので，酸性酸化物である CO_2 と一部次のように反応する。

$$2NaOH + CO_2 \longrightarrow Na_2CO_3 + H_2O \quad \cdots\cdots(*)$$

このとき生じた Na_2CO_3 が NaOH の表面を覆った白い固体である。塩酸で滴定した溶液 20 mL 中に NaOH が a mol，Na_2CO_3 が b mol 溶けているとすれば，プリントの反応式の係数比より，

①式：$NaOH + HCl \longrightarrow NaCl + H_2O$
　　　a mol　a mol

②式：$Na_2CO_3 + HCl \longrightarrow NaCl + NaHCO_3$
　　　b mol　b mol　　　　b mol

③式：$NaHCO_3 + HCl \longrightarrow NaCl + H_2O + CO_2$
　　　b mol　b mol

つまり，

(第 1 中和点までに要した HCl の mol)

$$= 0.10\times\frac{X}{1000} = a + b$$

(滴定開始から第 2 中和点までに要した HCl の mol)

$$= 0.10\times\frac{Y}{1000} = a + b + b$$

なので，連立して $a = (2X - Y)\times10^{-4}$(mol)，$b = (Y - X)\times10^{-4}$(mol)

問 4　実験では，X = 16.0(mL)，Y = 20.0(mL) より，20 mL 中に含まれていた

NaOH：$a = 12\times10^{-4}$(mol)

Na_2CO_3：$b = 4\times10^{-4}$(mol)

実験においては，シャーレの中の物質を純水に溶かし，全量 500 mL とした溶液のうち 20 mL を取り滴定しているので，

$$(\text{残存していた NaOH}) = \underbrace{12\times10^{-4}\times\frac{500\text{mL}}{20\text{mL}}}_{\text{NaOH(mol)}}\times40.0$$

$$= 1.2(\text{g})$$

問 5　20 mL 中に存在した Na_2CO_3 ($b = 4\times10^{-4}$ mol) は，(*)式により生じたものなので，吸収した CO_2 は係数比より，

$$\underbrace{4\times10^{-4}\times\frac{500}{20}}_{\text{500mL 中の }Na_2CO_3\text{(mol)}}\times\underbrace{1}_{\text{吸収した }CO_2\text{(mol)}}\times22.4 = 0.224(\text{L})$$

Ⅲ

〔解答〕

問 1 A：銅　B：クロム　C：カリウム　D：水素

問 2 $2K + 2H_2O \longrightarrow 2KOH + H_2$

問 3 $3Cu + 8HNO_3 \longrightarrow 3Cu(NO_3)_2 + 2NO + 4H_2O$

問 4 不動態

問 5 赤紫色：K　青緑色：Cu

問 6 $Cr_2O_7^{2-} + 14H^+ + 6e^- \longrightarrow 2Cr^{3+} + 7H_2O$

問 7 $CuO + H_2 \longrightarrow Cu + H_2O$

〔出題者が求めたポイント〕

金属に関する反応・性質

〔解答のプロセス〕

最外殻電子数が 1 となるのは周期表の 1 族または遷移元素の一部である。

C の単体が水と反応し D の単体を生じることから，C は第 4 周期のアルカリ金属であるカリウム(炎色反応は赤紫色)で，発生する気体は H_2 であることから，D は水素。

A は希塩酸に溶けないが，酸化力のある希硝酸に溶けること，また，炎色反応が青緑色であることなどから銅とわかる。

第 4 周期で最外殻電子数が 1 なのは K，Cr，Cu のみなので，残った Cr が元素 B であるが，不動態をつくること，酸化数 +6 の化合物が酸化剤としてはたらくことなどからも予測できる。

Ⅳ

〔解答〕

問 1 ㋐ 放電　㋑ 還元　㋒ 酸化　㋓ 鉛

問 2 $PbO_2 + 4H^+ + SO_4^{2-} + 2e^- \longrightarrow PbSO_4 + 2H_2O$

問 3 $PbSO_4 + 2e^- \longrightarrow Pb + SO_4^{2-}$

問 4 (1) 64(g)　(2) 硫酸：196(g)，水：36(g)
(3) 25(%)

〔出題者が求めたポイント〕

鉛蓄電池に関する知識・計算

〔解答のプロセス〕

問 3　電池の起電力よりも大きな電圧をかけ，起電力を回復させることを充電と呼ぶ。このとき，放電とは逆の反応がおこる。

問 4 (1)　負極の反応：$Pb + SO_4^{2-} \longrightarrow PbSO_4 + 2e^-$ より，電子 2 mol の放電で負極は SO_4 1 mol 分つまり 96.0 g 質量が増加する。よって，今回流れた電子は 2 mol である。

また，正極の反応(問 2)より，電子 2 mol の放電で正極は SO_2 1 mol 分つまり 64.0 g 質量が増加する。

(2)　電池全体の反応式

$$Pb + PbO_2 + 2H_2SO_4 \xrightleftharpoons{2e^-} 2PbSO_4 + 2H_2O$$

より，電子 2 mol の放電で，電解液である希硫酸中の H_2SO_4(溶質)は 2 mol 減少し，H_2O(溶媒)は 2 mol 増加することがわかる。今回流れた電子は 2 mol なので，

(減少した H_2SO_4) $= 2 \times 98.0 = 196.0$(g)

(増加した H_2O) $= 2 \times 18.0 = 36.0$(g)

(3) 放電前の希硫酸 1.00 L は

$1000\text{cm}^3 \times 1.20\ \text{g/cm}^3 = 1200$(g)

であったことより，

$$H_2SO_4 : 1200 \times \frac{38.0}{100} = 456(\text{g})$$

(2)より，溶質，溶媒の変化を考えれば，

$$\frac{456 - 196(\text{g})}{1200 - 196 + 36(\text{g})} \times 100 = 25(\%)$$

V

〔解答〕

問 1 分液ろうと

問 2 サリチル酸

問 3 A：② C：① D：③

問 4 B：（NH_2 と CH_3 がパラ位のベンゼン環） C：$CH_3-C^{}(H)(COOH)-NH_2$

D：（ベンゼン環）$-CH_2-O-C(=O)-CH_3$

問 5 （ベンゼン環）$-O-CH_3$

〔出題者が求めたポイント〕

芳香族化合物の分離などを利用した構造決定

〔解答のプロセス〕

分離操作は水に可溶な塩になってるかどうかがポイント。

問 3・4 A について：分離操作は次のとおり。

（サリチル酸：COOH, OH）$\xrightarrow{+\text{NaOHaq}}$（$COO^-Na^+$, O^-Na^+）（水層）

$\xrightarrow{+\text{HClaq}}$（COOH, OH）（エーテル層②）

B について：エーテル層⑤に分離されたことからアミノ基 $-NH_2$ をもつことがわかる。分子式 C_7H_9N の二置換体なので考えられる構造は次の 3 つ。

（NH_2, CH_3 のオルト体・メタ体・パラ体の構造式；パラ体に対称面）

対称面

このうち，ベンゼン環の水素原子 1 個を塩素原子で置換したとき生成する異性体の数は，上図の↑の数となる。

C について：無水酢酸と反応しアミド結合ができることよりアミノ基 $-NH_2$ をもつことがわかり，メタノールと反応しエステル結合ができることよりカルボキシル基 $-COOH$ をもつことがわかる。不斉炭素原子 C* をもつことから，アラニンとわかる。

$CH_3-C^*H(COOH)-NH_2$

よって，分離操作は次のとおり。

$CH_3-C^*H(COOH)-NH_2 \xrightarrow{+\text{NaOHaq}} CH_3-C^*H(COO^-Na^+)-NH_2$ （水層）

$\xrightarrow{+\text{HClaq}} CH_3-C^*H(COOH)-NH_3^+$ （水層①）

D について：加水分解することよりエステル結合をもつ。このときおこる反応は，

$C_9H_{10}O_2$ (D) $+ H_2O \longrightarrow$ E $+ CH_3COOH$

よって，E は分子式 C_7H_8O でヒドロキシ基 $-OH$ を有する化合物である。これが $FeCl_3aq$ で呈色反応を示さないことから，フェノール性ヒドロキシ基ではなく，アルコール性ヒドロキシ基とわかるので，E の構造は，（ベンゼン環）$-CH_2-OH$

化合物 D はエステル(中性物質)なので，塩になることはなくずっとエーテル層に移行する。

問 5 分子式 C_7H_8O で表される化合物は次の 5 つ。

（o-, m-, p-クレゾール（CH_3, OH），（ベンゼン環）$-CH_2-OH$，（ベンゼン環）$-O-CH_3$）

金属 Na と反応しないことから $-OH$ をもたない構造である。

平成26年度

問　題　と　解　答

英 語

問題

26年度

F方式

I 次の英文を読んで，下の問いに答えなさい．【配点 36】

(1) China, one of the most visited countries in the world, has seen sharply fewer tourists this year, with worsening air pollution partly to blame.

Numbers of foreign visitors have declined following January's "Airpocalypse," when already eye-searing levels of smog soared to new highs.

Tourists have been (A) off by news about smog and other problems, said Frano Ilic of travel agency Studiosus in Munich. He said the number of people booking trips to China through his company has tumbled 16 percent this year. "You are reading about smog. All the news which is coming from China concerning the nontouristic things are bad, frankly speaking," said Ilic.

China is the world's No. 3 destination for international travel after France and the U.S. Weakness in visitor numbers could hurt Beijing's efforts to reduce reliance on trade-driven manufacturing by promoting cleaner service industries such as tourism. Foreign visitors are outnumbered by Chinese tourists but spend more.

(2) The decline could be long-term if Beijing fails to make visible progress in combating pollution, experts say.

That China's air and water are badly polluted following three decades of breakneck growth is not news. But January's record-setting bout of smog got world-wide news coverage and was so bad that some longtime foreign residents (B) the country.

From January to June, the total number of foreign visitors, including business travelers and residents, entering China declined by 5 percent to just under 13 million (C) with the same period last year, according to the China National Tourism Administration. Overall, visitors from Asia, Australia, Europe and the Americas all declined.

In Beijing, with major attractions including the Great Wall and the Imperial Palace, the drop was even more striking. The number of foreign tourists visiting the Chinese capital fell by 15 percent in the first six months of the year to 1.9 million, the Beijing Tourism Administration reported. (中略)

How long the tourist decline lasts is (D) to how quickly the smog clears, economists suggest.

Air and water pollution from factories and cars is the outcome of successful economic development and "difficult to control because it is difficult or politically infeasible to identify responsible parties," said Tim Tyrrell, former director of the Center for Sustainable Tourism at Arizona State University.

"(3) Thus, the air pollution trends in China will be difficult to reverse and their impacts will be significantly negative on the tourism industry," he said.

(*The Japan Times*, August 15, 2013)

Airpocalypse 最悪の大気汚染	eye-searing 目が焼け付くような
reliance 依存	outnumber 数で勝る
breakneck 猛烈な速さの	bout 一時的な期間
infeasible 実行不可能な	Sustainable Tourism 持続的観光

問1 下線部 (1) を訳しなさい.

問2 下線部 (2) を訳しなさい.

問3 下線部 (3) で述べられていることの理由を日本語で説明しなさい.

問4 (A) ～ (D) に入るべきものを，それぞれ下から選び，記号で答えなさい.

(A) ① taken ② set ③ cleaned ④ put

(B) ① cheered ② left ③ raised ④ missed

(C) ① connected ② struggled ③ compared ④ corresponded

(D) ① increased ② linked ③ polluted ④ organized

[II] 次の英文を読んで，下の問いに答えなさい．【配点 44】

Humans are unique. It is the how and the why that have been intriguing scientists, philosophers, and even lawyers (A) centuries. When we are trying to distinguish between animals and humans, controversies arise and battles are fought over ideas and the meaning of data, and when the smoke clears, we are left (B) more information on which to build stronger, tighter theories. Interestingly, in this quest, it appears that many opposing ideas are proving to be partially correct.

Although it is obvious to everyone that humans are physically unique, it is also obvious that we differ from other animals in far more complex aspects. (1) We create art, pasta Bolognese, and complex machines, and some of us understand quantum physics. We don't need a neuroscientist to tell us that our brains are calling the shots, but we do need (2) one to explain how it is done. How unique are we, and how are we unique?

How the brain drives our thoughts and actions has remained elusive. (C) the many unknowns is the great mystery of how a thought moves from the depths of the unconscious to become conscious. (3) As methods for studying the brain have become more sophisticated, some mysteries are solved, but it seems that solving one mystery often leads to the creation of many more. Brain imaging studies have caused some commonly accepted tenets to come into question and others to be completely discounted. For example, the idea that the brain works as a generalist, processing all input information equally and in the same manner and then meshing it together, is less well accepted than it was even fifteen years ago. Brain imaging studies have revealed that specific parts of the brain are active for specific types of information. When you look at a tool (a man-made artifact created with a specific purpose in mind), your entire brain is not engaged (D) the problem of studying (4) it; rather there is a specific area that is activated for tool inspection.

(Michael S. Gazzaniga, *Human: The Science Behind What Makes Us Unique*, 2008)

intriguing 興味をそそる	controversies 論争
Bolognese ボローニャ風	quantum 量子
neuroscientist 神経科学者	call the shots 支配権を持つ
elusive 解明されていない	sophisticated 高度化される
tenet 考え，信条	discounted 軽んじられる
mesh かみ合わせる	artifact 人工物

問1　下線部 (1) は，どのような主張をするための例を示しているのか，日本語で説明しなさい.

問2　下線部 (2) は何を指しているか，英語で答えなさい.

問3　下線部 (3) を訳しなさい.

問4　下線部 (4) は何を指しているか，英語で答えなさい.

問5　脳画像による研究でどういうことが解明されたか，日本語で説明しなさい.

問6　(A) ～ (D) に入るべき単語を次の中から選び，記号で答えなさい.

ア. for　　イ. in　　ウ. among　　エ. with

Ⅲ 下線部(1), (2)の内容を英語で表現しなさい.【配点 20】

（1）言葉には不思議な力がある. どんなに疲れていても,「ありがとう」と言われるだけで, 疲れは吹き飛ぶ. 逆に,「余計なことをして」とか「意味がない」などと言われてしまうと, 疲労感は極まる. いわばストレスが増す.

（2）一人ひとりが, 周りの人々に感謝といたわりの心を持って, その気持ちを言葉で表していれば, 多くの人のストレスは減っていくだろう.

数　学

問題

26年度

F方式

I　次の問いに答えなさい．　［配点 30］

(1) 底面の半径が 2 で高さが h の円錐の体積と，半径 3 の球の体積が等しいとき，$h=$ (A) である．

(2) 2 次方程式 $x^2+5x+5=0$ の 2 つの解を α，β とする．このとき，$\dfrac{1}{\alpha}+\dfrac{1}{\beta}$ の値は (B) である．

(3) 成功する確率が $\dfrac{1}{2}$ の実験を 5 回繰り返すとき，5 回目の実験がちょうど 3 度目の成功となる確率は (C) である．ただし，どの実験の結果も他の実験の結果に影響を及ぼさないとする．

(4) 1 辺の長さが 6 の正四面体 ABCD において，辺 BC を 1 : 5 に内分する点を P とするとき，$\cos\angle \mathrm{APD}=$ (D) である．

(5) θ が $0\leqq\theta\leqq 2\pi$ の範囲を動くとき，関数

$$f(\theta)=(1+2\cos\theta)(3-\cos 2\theta)$$

の最大値と最小値を (あ) で求めなさい．

II 次の問いに答えなさい. [配点 35]

tを実数とする. 座標平面上の2次関数 $y=f(x)$ のグラフCは, 軸がy軸, 頂点が原点Oの放物線であり, 点$(-2,1)$を通る. C上の点$\mathrm{P}(t, f(t))$における接線をlとし, 点$\mathrm{Q}(-1,0)$を通り, lと垂直な直線をmとする.

(1) $f(1)$の値は [(E)] である.

(2) lの方程式をtを用いて表すと, $y=$ [(F)] である.

(3) tが$-1 \leqq t \leqq 1$の範囲を動くとき, 線分PQを$1:2$に外分する点Gの軌跡を [(い)] で求め, またそれを図示しなさい.

(4) mがCの接線となるとき, $t=$ [(G)] である. このとき, Cとlおよびmで囲まれる部分の面積は [(H)] である.

III 次の問いに答えなさい. [配点 35]

辺 AB の長さが 1 の △OAB について, $\overrightarrow{OA}=\vec{a}$, $\overrightarrow{OB}=\vec{b}$ で表す.

n を自然数とする. 辺 AB の中点を M とし, 線分 AM の中点を X_1, 線分 AX_1 の中点を X_2, $\cdots$, 線分 AX_n の中点を X_{n+1}, $\cdots$ とする. また, $\triangle OAX_1$ の重心を P_1, $\triangle OAX_2$ の重心を P_2, $\cdots$, $\triangle OAX_n$ の重心を P_n, $\cdots$ とする. 同様に線分 BM の中点を Y_1, 線分 BY_1 の中点を Y_2, $\cdots$, 線分 BY_n の中点を Y_{n+1}, $\cdots$ とし, $\triangle OBY_1$ の重心を Q_1, $\triangle OBY_2$ の重心を Q_2, $\cdots$, $\triangle OBY_n$ の重心を Q_n, $\cdots$ とする.

(1) $\overrightarrow{OX_1}$ と $\overrightarrow{P_1Q_1}$ を $\vec{a}$, $\vec{b}$ を用いて表すと, $\overrightarrow{OX_1}=$ [(I)], $\overrightarrow{P_1Q_1}=$ [(J)] である.

(2) 線分 AX_n の長さを n を用いて表すと, $AX_n=$ [(K)] である.

(3) $\overrightarrow{P_nQ_n}$ は n, $\vec{a}$, $\vec{b}$ を用いてどのように表されるかを [(う)] で求めなさい.

(4) 線分 P_nQ_n の長さに関する不等式

$$0.666666 < P_nQ_n$$

を満たす最小の自然数 n は [(L)] である. ただし, $\log_2 10 = 3.3219$ とする.

化 学

問題

26年度

F方式

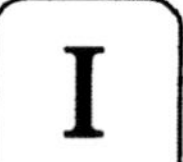

問1〜問7に答えなさい.【配点 45】

問1 次の操作で発生する気体とその捕集法がともに適切なものを①〜⑤から1つ選び，記号で答えなさい.

① 銅に濃硝酸を加える.

② 炭化カルシウム（カーバイド）に水を加える.

③ 銅に濃硫酸を加えて加熱する.

④ 塩化アンモニウムと水酸化カルシウムの混合物を加熱する.

⑤ 塩化ナトリウムに濃硫酸を加えて加熱する.

捕集法

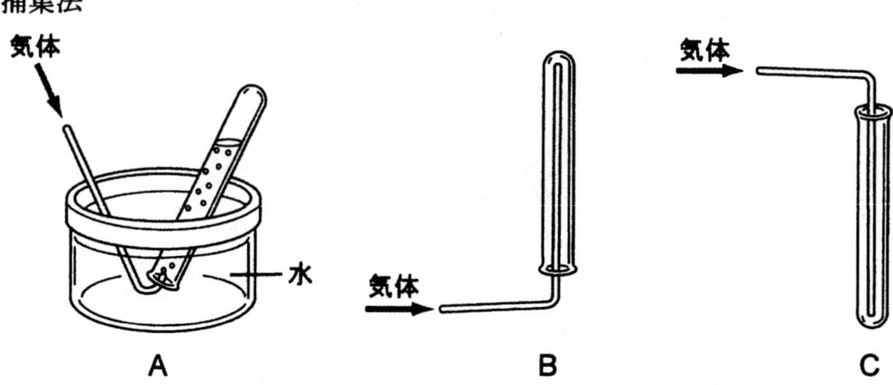

操作	発生する気体	捕集法
①	一酸化窒素	B
②	エチレン	A
③	二酸化硫黄	C
④	アンモニア	C
⑤	塩化水素	B

問2 次の典型元素に関する記述で**間違っているもの**はどれか，1つ選び記号で答えなさい．

① 同じ元素の原子で，陽子数の異なるものはない．

② 陽子，電子，中性子の数がすべて等しい原子がある．

③ 質量数が 12 で中性子数が 6 の原子と，質量数が 13 で中性子数が 7 の原子は，互いに同位体である．

④ 最外殻電子の数は，原子番号の順に周期的に変化する．

⑤ Na^+と F^-は同じ電子配置をもつが，イオンの大きさはF^-の方が小さい．

問3 (1)，(2) に答えなさい．

(1) 二クロム酸カリウムは酸性条件下で強い酸化作用を示す．この二クロム酸カリウムが酸化剤として働くときの反応を，電子 e^- を含むイオン反応式で示しなさい．

(2) (1) の反応におけるクロム原子の酸化数の変化を答えなさい．

問4 次の（1）～（3）の各水溶液の pH を小数第 1 位まで求めなさい．ただし，強酸，強塩基の電離度は 1，酢酸の電離定数 K_a は 1.8×10^{-5} mol/L，水のイオン積 K_w は 1.0×10^{-14} $(mol/L)^2$，$\log_{10}2 = 0.30$，$\log_{10}3 = 0.48$ とする．

（1）pH 2.0 の塩酸 100 mL に水 100 mL を加えた水溶液

（2）0.20 mol/L の酢酸水溶液

（3）0.10 mol/L の塩酸 10 mL に，0.050 mol/L の水酸化ナトリウム水溶液 30 mL を加えた水溶液

問5 圧力 1.0×10^5 Pa，温度 0 °C において，水素および酸素は，1.0 L の水にそれぞれ 1.0×10^{-3} mol，2.2×10^{-3} mol 溶ける．（1）～（3）に答えなさい．ただし，水素および酸素は理想気体とし，各 1 mol の体積は 0 °C，1.0×10^5 Pa で 22.4 L，原子量は H = 1.0，O = 16.0 とする．また，これらの水への溶解はヘンリーの法則に従うものとする．

（1）温度 0 °C において，酸素を全圧 3.0×10^5 Pa を保ったまま 2.0 L の水と接触させ，平衡状態にした．このとき水に溶けている酸素の体積はこの温度・圧力で何 L か．有効数字 2 桁で答えなさい．

（2）温度 0 °C において，水素と酸素を体積比で 1 : 4 の割合で混ぜた混合気体を，全圧 4.0×10^5 Pa を保ったまま 1.0 L の水と接触させ，平衡状態にした．このとき水に溶けている水素の質量 (g) を求め，有効数字 2 桁で答えなさい．

（3）（2）の場合，水に溶けている酸素の体積は 0 °C，1.0×10^5 Pa に換算して何 L か．有効数字 2 桁で答えなさい．

問6 （1）～（3）の反応によって生成する有機化合物は何か．それぞれ構造式を下の例にならって書きなさい．

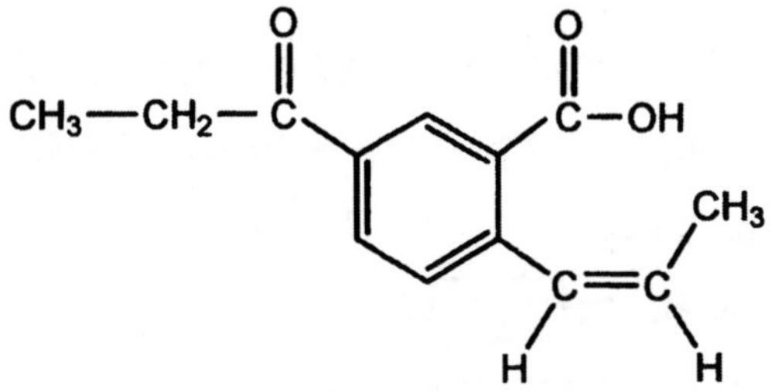

（1）エタノールに濃硫酸を加え，約 130℃ で加熱した．

（2）エタノールに濃硫酸を加え，約 170℃ で加熱した．

（3）塩化ベンゼンジアゾニウムの水溶液を 5℃ 以上に温めた．

問7 次の文章中の ア ～ エ に入る適切な語句をそれぞれの解答群より選び，記号で答えなさい．

下図のようにU字管の中央を半透膜で仕切り，A側またはB側の一方に純水を，他方に希薄なデンプン水溶液を液面の高さが同じになるように入れた．その後長時間放置すると図に示すように液面の高さに h の差が生じた．

この実験ではA側には ア が入っている．このように液面の高さに h の差が生じたのは，半透膜を介して イ 分子が ウ へ移動したためである．この状態でさらに純水を同体積ずつA，Bの両側に加えて長時間放置すると，液面の差は エ なると考えられる．

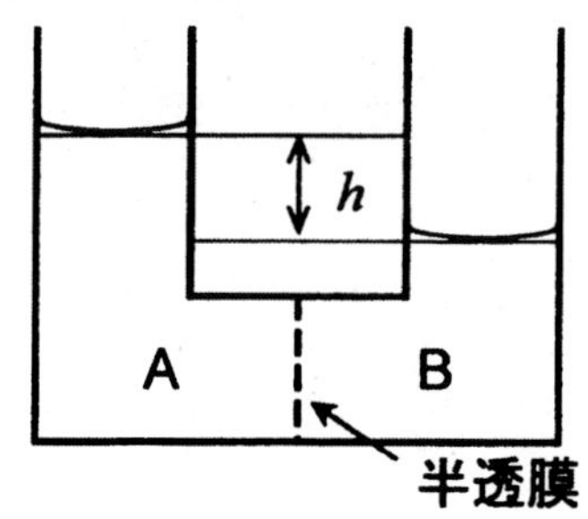

【アの解答群】 ① 純水 ② デンプン水溶液

【イの解答群】 ① 溶媒 ② 溶質 ③ 溶液

【ウの解答群】 ① A側からB側 ② B側からA側

【エの解答群】 ① h よりも小さく ② h と等しく ③ h よりも大きく

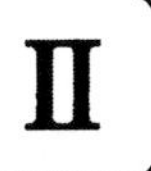

次の文章を読み，問に答えなさい．【配点 27】

A，B，C，D はすべて，アルファベット 1 文字の元素記号で表わされる典型元素である．A～D すべての原子量は 12 以上であるが，臭素の原子量よりは小さい．また，元素 A の原子番号のみが奇数で，他の元素の原子番号はすべて偶数である．

常温常圧では，元素 B の単体のみが気体で，他の元素の単体はすべて固体である．

元素 B 1原子と水素 2原子が結合した化合物 X は天然に非常に多く存在し，常温常圧ではおもに液体である．①この化合物 X に元素 A の単体は激しく反応して溶解するが他の元素の単体は化合物 X にほとんど溶けないか，わずかに溶けるだけである．また，②元素 C と水素とからなる気体は化合物 X に少し溶け，この溶液に硝酸銀水溶液を加えると沈殿が生じる．

元素 D と元素 B からなる化合物は 2 種類知られており，それらは何れも気体である．③そのうちの 1 種類を石灰水に通じると，白色沈殿を生じ，さらに通じ続けると沈殿が溶解する．

問1　下線部①の化合物 X と元素 A の反応を化学反応式で示しなさい．

問2　下線部②の硝酸銀水溶液を加えたときに生じる沈殿を化学式で答えなさい．また，その沈殿の色を答えなさい．

問3　下線部③の石灰水から白色沈殿が生じる反応を化学反応式で示しなさい．また，沈殿が溶解する反応を化学反応式で示しなさい．

問4　元素 A～D の元素記号をそれぞれ示しなさい．

III

次の文章を読み，問に答えなさい．
ただし，ファラデー定数は 9.65×10^4 C/mol，原子量は H = 1.00，O = 16.0，Na = 23.0，S = 32.0，Cu = 63.5 とする．【配点 15】

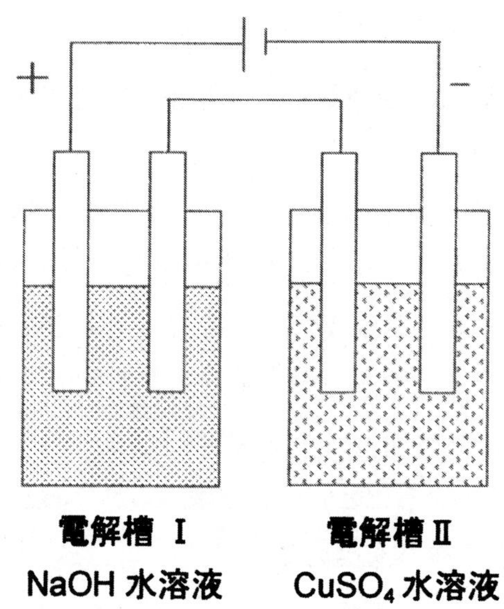

電解槽 I NaOH 水溶液　**電解槽 II** $CuSO_4$ 水溶液

電解槽 I に水酸化ナトリウム水溶液 100 mL，**電解槽 II** に硫酸銅(II) 0.100 mol を水に溶かして 100 mL とした溶液を入れ，4 本の白金電極を用いて図のような装置を組み立てた．この装置に一定の電流を 16 分 5 秒間通じ電気分解を行ったところ，**電解槽 I** の陽極では標準状態 (0 ℃, 1.01×10^5 Pa) で 22.4 mL の気体が発生し，**電解槽 II** の陰極では質量が増加していた．

また，**電解槽 I** に入れたものと同じ水酸化ナトリウム水溶液 1 mL をホールピペットでとり，蒸留水を 10 mL 加えた．これを 5.00×10^{-2} mol/L の塩酸で滴定したところ，中和点に達するまでに 40.0 mL を要した．<u>電気分解後，**電解槽 I** の溶液 1 mL をとり同様に 5.00×10^{-2} mol/L の塩酸を用いて中和反応を行った</u>．

問 1 電流を通じたとき**電解槽 I** の陽極の表面で起こる反応を，電子 e^- を含むイオン反応式で書きなさい.

問 2 この電気分解で通じた電流は平均何 A か. 有効数字 2 桁で答えなさい.

問 3 電気分解後，**電解槽 II** の陰極の質量は電気分解前に比べて何 mg 増加したか. 整数で答えなさい.

問 4 下線部の電気分解後の**電解槽 I** の溶液 1 mL の中和反応で，中和に要した塩酸の体積は何 mL か. 小数第 1 位まで答えなさい. ただし，**電解槽 I** の溶液の体積や質量は，電気分解の前後で変化しないものとする.

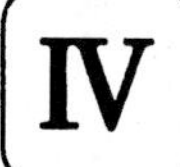

次の文章を読み，問に答えなさい．【配点 30】

原子，分子，イオンなどの粒子から構成されている純物質は，一般に，温度と圧力を定めると，固体，液体，気体のいずれかの状態をとる．温度や圧力を変化させると，これら三態に変化がおこる．この変化のうち，固体から液体になる変化は［ア］と呼ばれ，反対に液体から固体になる変化は［イ］と呼ばれる．

ビーカーの中で液体を加熱していくと，液体の表面近くの［ウ］圧が［エ］圧と等しくなり，液体の内部からも［オ］が泡となって発生する現象が見られる．この現象を沸騰といい，このときの温度は沸点と呼ばれる．富士山山頂では［カ］が平地よりも低いため，沸点は平地よりも低くなる．また図のように，沸点の高さが物質によって異なるのは，<u>液体の物質が気体になるために必要なエネルギー</u>が物質によって異なるためである．

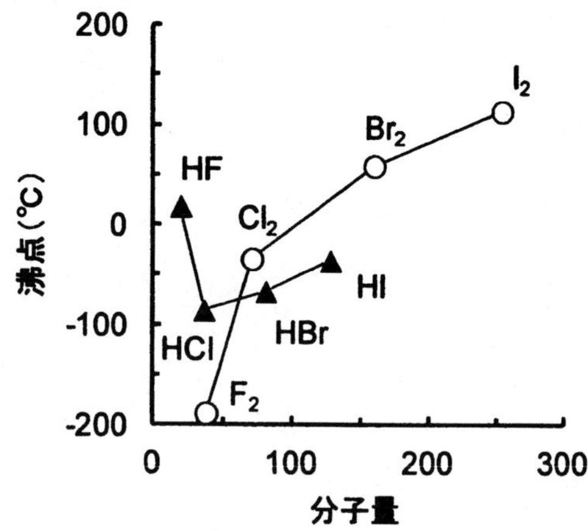

問 1　［ア］～［カ］に適切な語句を入れなさい．ただし，同じ語句を繰り返し用いてもよい．

問2 下線部のエネルギーについて Cl_2 分子を例に説明するとき，適切なものを次から 1 つ選び，記号で答えなさい．

a) Cl_2 分子内の Cl−Cl 間の共有結合を切って Cl 原子が自由に運動するためのエネルギー

b) Cl_2 分子から電子 1 つを引き離すためのエネルギー

c) Cl_2 分子が電子 1 つを分子内に取り込む際に放出されるエネルギー

d) Cl_2 分子の分子間にはたらく力を振り切って Cl_2 分子が自由に運動するためのエネルギー

e) Cl_2 分子の分子間を結ぶ新しい結合力を作るためのエネルギー

問3 図に示すように，ハロゲンの分子同士を比較すると分子量が大きくなるほど沸点が高い．この原因となっている結合を次から 1 つ選び，記号で答えなさい．

a) 共有結合　　b) イオン結合　　c) 金属結合

d) 配位結合　　e) ファンデルワールス力による結合

問4 図に示すように，HF は分子量が小さいにもかかわらず，他のハロゲン化水素よりも沸点が非常に高い．HF の沸点が高い理由を説明しなさい．

問5 二酸化ケイ素の沸点は 2950 ℃ であり，Cl_2 分子よりも著しく高い．二酸化ケイ素の沸点が高い理由を，**Cl_2 分子の場合と比較しながら**説明しなさい．

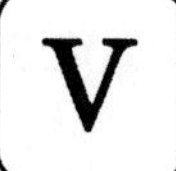

次の文章を読み，問に答えなさい．【配点 33】

グルタチオンは3種のアミノ酸A～Cが脱水縮合した構造をもつ医薬品であり，解毒剤として処方される．また，グルタチオンは図に示すように生体内で酸化型と還元型の2つの構造をとる．還元型グルタチオンは細胞内の有害な活性酸素を除く作用を有するため，美容や健康のサプリメントとしても用いられている．この化合物について以下の実験を行った．

還元型

酸化型

実験1　還元型グルタチオンに水酸化ナトリウム水溶液を加え加熱し，酢酸で中和後，酢酸鉛(Ⅱ)水溶液を加えると黒色沈殿を生じた．

実験2 還元型グルタチオンのアミド結合を加水分解し，得られたアミノ酸A〜Cについて，それぞれ平面偏光を用いて光学異性体の存在を調べたところ，アミノ酸Bのみ光学異性体が存在しなかった.

実験3 アミノ酸A〜CそれぞれについてさまざまなpHで電気泳動を行ったところ，移動しなかったpHはアミノ酸Cが最も小さかった.

問1 酸化型グルタチオンの構造式中 [ ] で示された S-S 結合は特に何と呼ばれるか，その名称を答えなさい.

問2 **実験1**で黒色沈殿が生じるのは構造中にアミノ酸 A を含むためである. アミノ酸 A の名称を答えなさい. また，その黒色沈殿の化学式を書きなさい.

問3 **実験2**において光学異性体が存在しないアミノ酸Bの名称を答えなさい. また，アミノ酸Bに光学異性体が存在しない理由を答えなさい.

問4 **実験3**の電気泳動でアミノ酸が移動しないpHを何というか，答えなさい. また，そのpHがアミノ酸Cで最も小さい理由を簡潔に答えなさい.

問5 アミノ酸Bは水溶液中において3種のイオンの平衡状態となる. 酸性，中性付近，塩基性の水溶液中でそれぞれ最も多く存在するイオンの構造式を，グルタチオンの構造式にならって書きなさい.

英 語

問題

26年度

G方式

I 次の英文を読んで，下の問いに答えなさい．【配点 28】

In its June 27th issue, Science published a highly anticipated update on the Voyager 1 spacecraft. Launched on September 5, 1977, the Voyager spacecraft has traveled through space for more than 35 years. Since its launch, Voyager 1 has traveled more than 18,556,000,000 km, making it the most distant human-made object from Earth. Despite this great distance and the passage of so much time, Voyager 1 remains mostly operational and continues to transmit data back to Earth. (1) <u>Naturally, this data is extremely valuable since it is coming from a region that has never before been reached by human instruments</u>.

Data received in March 2013 suggested that Voyager 1 may have finally exited the solar system and entered interstellar space. Despite the initial excitement, it was later announced that the data did not match scientists' expectations of what would be observed when Voyager 1 left the solar system. So, (2) <u>it was cautiously announced that Voyager 1 had likely passed into one of the final layers of the edge of the solar system</u>.

The recent publication in Science seems to have put to rest any discussion of whether Voyager 1 has reached interstellar space. Although still within the confines of the region of space influenced by our Sun, it is only a matter of time until Voyager 1 passes the final threshold and moves into interstellar space. It is not clear how long we will need to wait, but given the fact that many of Voyager 1's instruments are expected to remain functional for at least another decade, (3) <u>scientists will be able to make an announcement based on data, rather than conjecture</u>.

It is humbling to think that although recent data from the European Space Agency's Planck space telescope has allowed us to view the oldest light in the universe, we have only been able to explore a miniscule portion of the universe. However, to scientists, it is awe inspiring to realize how much of our universe remains to be explored and how much there is to learn.

("A Voyage of Human Technology" in SCIENCE NEWS, FORTE Science communications)

Science サイエンス誌	spacecraft 宇宙船
solar system 太陽系	interstellar space 恒星間空間
put to rest 解決する	confine 境界
conjecture 推測する	European Space Agency 欧州宇宙機関
miniscule 非常に小さい	awe inspiring 畏敬の念を起させる

問 1　下線部（1）を訳しなさい.

問 2　下線部（2）の理由を日本語で説明しなさい.

問 3　下線部（3）の理由を日本語で説明しなさい.

問 4　本文の内容と一致しているものを二つ選び，記号で答えなさい.

① ボイジャー1 号は，35 年以上かけ 185 億 5600 万 Km を飛行し，宇宙の旅を終えた.

② ボイジャー1 号は, 地球から最も遠い距離にある人工物体である.

③ 1977 年 9 月のデータから，ボイジャー1 号は，まだ恒星間空間に到達していないと推測された.

④ サイエンスの最近の記事は，ボイジャー1 号の現在の位置の議論に終止符を打つものであった.

⑤ ボイジャー1 号は，まだ数年程度は飛行することが出来る見込みである.

問 5　ボイジャー1 号は，実際には宇宙のどのあたりを飛行しているのかを日本語で説明しなさい.

II 次の英文を読んで，下の問いに答えなさい.【配点 22】

Government involvement in the relief of poverty and dependency was insignificant until the twentieth century because of our antipathy to government and because of our confidence that all of the deserving poor could be cared for by private efforts alone. (ア) This traditional approach crumbled in 1929 in the wake of the Depression when some misfortune befell nearly everyone. (イ) Americans finally confronted the fact that poverty and dependency would be the result of imperfections of the economic system itself. Americans held to their distinction between the deserving and undeserving poor but significantly altered these standards regarding who was deserving and who was not. And once the idea of an imperfect system was established, a large-scale public approach became practical not only to alleviate poverty but to redistribute wealth and to manipulate economic activity through fiscal policy.

(ウ) The architects of the original Social Security system in the 1930s were probably well aware that (エ) a large welfare system can be good *fiscal* policy. When the economy is declining and more people are losing their jobs or are retiring early, welfare payments go up automatically, thus maintaining consumer demand and making the "downside" of the business cycle shorter and shallower.

(Theodore J. Lowi and Benjamin Ginsberg, *American Government: Freedom and Power*, Brief 3rd edition. 1994)

antipathy 反感	deserving 援助に値する
crumbled くずれてなくなる	in the wake of ～の結果として
the Depression 大恐慌	hold to 固守する
alleviate 緩和する	redistribute 再分配する
manipulate 操作する	fiscal policy 財政政策
Social Security 社会保障	downside 下降局面

問 1　下線部（ア）の内容を日本語で説明しなさい.

問 2　下線部（イ）を訳しなさい.

問 3　下線部（ウ）の意味にもっとも近い表現を次の中からひとつ選び，記号で答えなさい.

a) The artists of public policies
b) The guardians for national security
c) The designers of welfare programs
d) The constructors of modern state
e) The moderators of political opinions

問 4　下線部（エ）の理由として最も適切なものを次の中から選び，記号で答えなさい.

a) 福祉支出によって消費が下支えされるので不況期が短縮できるから.
b) 経済活動を調整するだけでは貧困を緩和することができないから.
c) 多くの人々が仕事から解放されることで人間らしい生活を回復できるから.
d) 経済制度の欠陥が不況を招いているから.
e) 政府歳出が一定になることで景気循環を安定させることができるから.

Ⅲ 次の英文の意味が通じるように，(　　　　) 内に入れるべき最も適切な単語を選び，①～④の記号で答えなさい．【配点 20】

1. It is high time we (　　　　) how to coexist with the environment. We have been making use of natural resources and have destroyed the environment.

　① considered　　② exchanged
　③ isolated　　④ represented

2. We hear that students at a Hungarian university attended class wearing only their underwear to (　　　　) against the dress code ordered by the university head.

　① absorb　　② define
　③ measure　　④ protest

3. Some people say that Article 9 of Japan's Constitution prohibited the use of force to settle international disputes but did not deny the country's right to (　　　　) itself if attacked.

　① defend　　② instruct
　③ postpone　　④ wrap

4. Some doctor says, "In operation you (　　　　) a place inside yourself where time has no meaning. You do not perform the operation. The operation performs you."

　① consist　　② disagree
　③ reach　　④ speak

5. New Zealand's government has agreed to allow its postal service to deliver mail as infrequently as three days a week to most customers from 2015 as the volume of letters (　　　　) drastically.

　① declines　　② fulfills
　③ involves　　④ releases

6. The company charged high prices in its restaurants for cheap seafood and other items, so the president has resigned to take responsibility and customers are being ( ).

① associated ② compensated
③ established ④ perceived

7. For the first time in its history, the British Museum imposed an age restriction on visitors. Anyone under the age of 16 needed to be ( ) by a parent.

① accompanied ② disturbed
③ organized ④ threatened

8. As winter arrived in China, smog ( ) visibility to less than half a football field and small-particle pollution soared 40 times higher than international standard.

① accepted ② celebrated
③ extended ④ reduced

9. Experts say that the rate of twin births is rising globally, primarily in ( ) countries where fertility treatments are more rapidly available.

① complicated ② developed
③ improved ④ persuaded

10. Peter Higgs and Francois Englert won the Nobel Prize in physics for helping to ( ) how matter formed after the big bang.

① believe ② demand
③ explain ④ hesitate

IV それぞれの英文の意味が通るように，最も適切なものを下から選び，空所に補充しなさい．①～⑩の記号で答えなさい． 【配点 10】

1. Please keep an eye ( ) the baby, so that she stays safe in the crib.
2. I talked about the problem with her ( ) private.
3. ( ) my regret, I never graduated from high school.
4. He repaired a very old piano ( ) free.
5. I don't like to travel ( ) air because of the noise on the plane.
6. The new project is now ( ) way.
7. ( ) time to time, I like to go to a café to read some magazines.
8. Due to the heavy rain yesterday, some areas are ( ) risk of flooding.
9. She accepted the engagement ring ( ) delight.
10. The dictionary is ( ) print now.

① at	② by	③ for	④ from	⑤ in
⑥ on	⑦ out of	⑧ to	⑨ under	⑩ with

V 下線部（1），（2）の内容を英語で表現しなさい．【配点 20】

ひとの価値は地位・財産・職業に関係ありません．（1）知識・能力だけでひとを評価すると過ちを招きます．知識を生かす心と行いこそ大切です．ひとの価値は心と行いから生ずるのです．

（2）「知る」ということと「わかる」ことはちがうのです．知っていても実行されなければわかったことにはなりません．薬の効能書を読んだだけでは病気は治りません．禅も実行してはじめてわかることなのです．

『道元禅師からのメッセージ』

数 学

問題

26年度

G方式

I 次の問いに答えなさい. [配点 25]

(1) $\dfrac{\sqrt{5}+\sqrt{3}}{\sqrt{5}-\sqrt{3}}$ より大きい最小の整数は [(A)] である.

(2) 2次方程式 $x^2-2a^2x+8a=0$ の1つの解が $x=-2$ のとき，定数 a の値は [(B)] である.

(3) 四面体OABCにおいて，辺OAを1 : 2に内分する点をP，辺BCを2 : 3に内分する点をQ，線分PQを3 : 4に内分する点をMとする. $\overrightarrow{OM}$ を $\overrightarrow{OA}$, $\overrightarrow{OB}$, $\overrightarrow{OC}$ を用いて表すと，$\overrightarrow{OM}=$ [(C)] である.

(4) 3次方程式 $27x^3-9x-1=0$ の異なる実数解の個数は [(D)] 個である.

(5) 座標平面上の原点Oを通る直線 l は，関数 $y=\log_2(x-1)$ のグラフと2点P，Qで交わり，Pは線分OQを1 : 2に内分する. l の方程式を [(あ)] で求めなさい.

II 次の問いに答えなさい. [配点 25]

(1) 原点をOとする座標平面において，点$A(1,0)$，点$B(2,0)$および点$P(t,0)$ $(t \geqq 1)$と点Qがある．Qは$\angle OPQ=\dfrac{\pi}{3}$，$PQ=d$ $(d>0)$を満たしている．また，$AQ=y$，$BQ=z$とする．

(i) y^2をtとdを用いて表すと，$y^2=$ [(E)] である．

(ii) 命題「$y^2=z^2$となるPが端点A，Bを含む線分AB上に存在するならば$d \leqq 1$である」が真ならば「真」と，偽ならば「偽」と [(F)] に記入しなさい．

(iii) Pが端点A，Bを含む線分AB上を動くとき，y^2+z^2の最小値を [(い)] で求めなさい．

(2) nを自然数とする．数列$\{a_n\}$と数列$\{b_n\}$は次の条件によって定められる：

$$a_1=3, \qquad a_{n+1}=a_n+3,$$
$$\sum_{i=1}^{n} b_i = a_n + 3^n$$

(i) a_nの一般項をnを用いて表すと，$a_n=$ [(G)] である．

(ii) b_{100}の桁数は [(H)] である．ただし，$\log_{10}2=0.3010$，$\log_{10}3=0.4771$とする．

III 次の問いに答えなさい. [配点 25]

原点をOとする座標平面上の2次関数 $y=x-x^2$ のグラフを C とし, C 上のOにおける接線を l_1 とする. また, θ を $0<\theta<\dfrac{\pi}{4}$ とし, l_1 をOを中心に反時計回りに角 θ だけ回転して得られる直線を m_1 とする. さらに, C 上の点A(1,0) における接線を l_2 とし, l_2 をAを中心に反時計回りに角 θ だけ回転して得られる直線を m_2 とする.

(1) l_1 の方程式は, $y=$ [(I)] である.

(2) m_2 の方程式を $\tan\theta$ を用いて表すと, $y=$ [(J)] である.

(3) m_1 と m_2 の交点をPとする. θ が $0<\theta<\dfrac{\pi}{4}$ の範囲を動くとき, Pの軌跡は中心の座標が [(K)], 半径が [(L)] の円周の一部分である.

(4) C と m_2 で囲まれる部分の面積を S とし, C と m_2 および y 軸で囲まれる部分の面積を T とする. $S=T$ となるときの S の値を [(う)] で求めなさい.

IV 次の問いに答えなさい. ［配点 25］

p, q を正の実数とする. xy 座標平面上の原点 O と点 P$(p, 0)$ および点 Q$(0, q)$ を通る円を C とし, C の O における接線を l とする.

(1) C の方程式は, ［(M)］である.

(2) l の方程式は, $y =$ ［(N)］である.

(3) 1 から 6 までの目が同様に確からしく出る大小 2 つのさいころを投げる試行を考える. 大きいさいころの出る目を p, 小さいさいころの出る目を q とする.

(i) 円 C の面積の期待値を［(え)］で求めなさい. ただし, 円 C の面積とは円周を C とする円板の面積を意味する.

(ii) P と Q の 2 点を通る直線と l が交わる確率は［(O)］である.

(iii) C の P における接線と l の交点を R とする. $\triangle$OPR の面積が整数である確率は［(P)］である.

化 学

問題

26年度

G方式

I **問1～問6**に答えなさい.【配点 26】

問1 次の空欄に入る語句の組み合わせとして正しいものを下表の①～⑥から選び，記号で答えなさい.

ア は一般に同じ族の元素の間では原子番号が増すにつれて減少し，同じ周期の元素の間では原子番号が増すにつれて増加する傾向がある. ア の小さい原子ほどイオン化して陽イオンになりやすい. 一方， イ の大きい原子は陰イオンになりやすい. ア の小さい原子と イ の大きい原子との間には ウ 結合が生じやすい.

	ア	イ	ウ
①	電子親和力	原子半径	共有
②	イオン化エネルギー	電子親和力	イオン
③	原子半径	イオン化エネルギー	水素
④	イオン化エネルギー	原子半径	イオン
⑤	原子半径	電子親和力	共有
⑥	電子親和力	イオン化エネルギー	水素

問2 次の空欄に入る式として最も適切なものを次の①〜⑥から選び，記号で答えなさい．

各 1 モルの水酸化銅(Ⅱ)，塩化水素，硫酸それぞれに，過剰のアンモニア水を加えた．このとき，水酸化銅(Ⅱ)，塩化水素，硫酸と反応するアンモニアの最大物質量（モル）をそれぞれ a，b，c とすると，a，b，c の間には［　　］の関係が成立する．

① $a > b > c$　　② $a > c > b$　　③ $b > a > c$

④ $b > c > a$　　⑤ $c > a > b$　　⑥ $c > b > a$

問3 硝酸カリウムの水への溶解度(g/100 g 水）は，40 ℃で 62，20 ℃で 31 である． 40℃で飽和している硝酸カリウム水溶液 100 g を 20℃まで冷却した．そのとき析出する硝酸カリウムの質量 (g) を求め，有効数字 2 桁で答えなさい．

問4 エネルギー図1，2について下の表を用いて（1），（2）に答えなさい.

CH_4(気)の燃焼熱 890 kJ/mol	H–H の結合エネルギー432 kJ/mol
H_2O(液)の生成熱 286 kJ/mol	C–H の結合エネルギー411 kJ/mol
CO_2(気)の生成熱 394 kJ/mol	C–C の結合エネルギー366 kJ/mol

図1

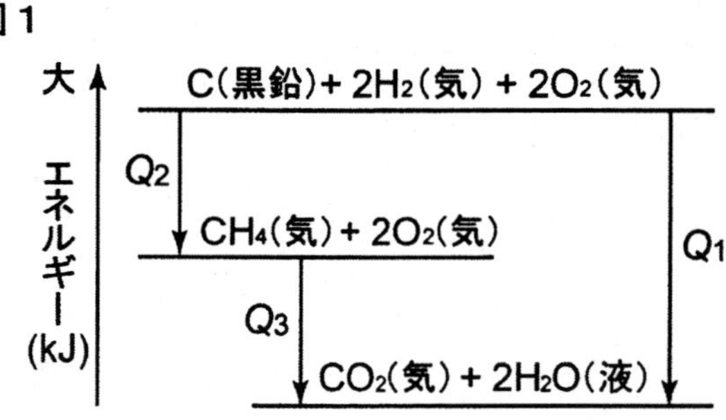

図2

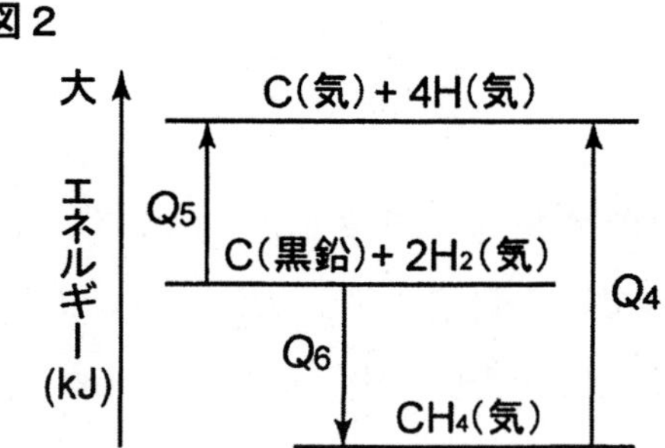

（1）**図1**および**図2**中の Q_3，Q_6 は次の①～⑤のどれに該当するか，適切なものをそれぞれ1つ選び記号で答えなさい.

① 燃焼熱　② 生成熱　③ 中和熱
④ 格子エネルギー　⑤ 結合エネルギー

（2）**図1**および**図2**中の Q_1，Q_3，Q_5 の値（絶対値）(kJ) を求め，整数で答えなさい.

問5 以下の合成高分子 A ～ C について，（1）～（3）に答えなさい.

A

$$\left[O-(CH_2)_2-O-\overset{\overset{O}{\|}}{C}-C_6H_4-\overset{\overset{O}{\|}}{C} \right]_n$$

B

$$\left[\underset{}{\overset{\overset{H}{|}}{N}}-(CH_2)_5-\overset{\overset{O}{\|}}{C} \right]_n$$

C

$$\left[\underset{\underset{H}{|}}{\overset{\overset{H}{|}}{C}}-\underset{\underset{Cl}{|}}{\overset{\overset{H}{|}}{C}} \right]_n$$

（1）A の合成樹脂を構成する 2 つの単量体の名称を答えなさい.

（2）B の合成繊維の名称を答えなさい.

（3）C の合成樹脂を構成する単量体の構造式を書きなさい.

問6 ［ア］～［ウ］に適切な語句を入れなさい.

フルクトース $C_6H_{12}O_6$ は果糖ともいわれる甘味の強い単糖である．この糖は酵母菌がもつ酵素群によって，［ア］と［イ］に分解される．この酵母菌によって分解される過程を［ウ］という.

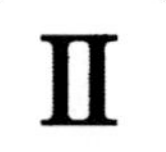

次の文章を読み，問に答えなさい．【配点 23】

気体 **A**，**B**，**C**，**D**，**E** はすべて二原子分子の単体である．

気体 **A** は，極めて反応性が高く，気体 **B** と混合すると爆発的に反応する．また，①気体 **A** は水とも激しく反応し，そのとき，気体 **C** が発生する．この気体 **A** が水と反応した後の水溶液は，弱酸性を示す．

気体 **C** は比較的反応性が高く，気体 **B** と混合して点火すると爆発的に反応する．

気体 **D** は気体 **A** ほどではないが気体 **C** よりも反応性に富み，②光を照射すると気体 **B** と爆発的に反応する．また，③気体 **D** を水に溶解するとその一部が水と反応し，2 種類の化合物が生じる．この水溶液は殺菌や漂白に用いられる．

気体 **E** は，これらの気体のうちで最も安定で，常温常圧では気体 **A** とも反応しないし，④気体 **B** とも触媒存在下で高温高圧にしなければ反応しない．また，気体 **C** とも常温では反応しないが，**E** と **C** を混合した気体を火花放電などで高温にすると反応し，無色の気体を生じる．この生じた気体は空気中で，すぐに赤褐色の気体に変化する．

問 1　下線部①の気体 **A** と水との反応を化学反応式で示しなさい．また，このとき，水は酸化剤として働いているか，還元剤として働いているか答えなさい．

問 2　下線部②の気体 **D** と気体 **B** の反応を化学反応式で示しなさい．

問 3　下線部③の気体 **D** と水との反応によって生じる 2 種類の化合物は何と何か，名称で答えなさい．

問4 気体 **D** をヨウ化カリウム水溶液に通じると液の色が変化する.

（1）溶液の色はどう変化するか，気体を通じる前後の変化を答えなさい.

（2）この変化を化学反応式で示しなさい.

問5 気体 **C** を実験室で発生させる方法を 1 つ，簡潔に述べなさい.

問6 下線部④に関して，気体 **E** と気体 **B** の触媒存在下，高温高圧での反応を利用して，ある化合物が工業的に製造されている.

（1）製造されている化合物は何か，化学式で答えなさい.

（2）この工業的製造法は何法と呼ばれているか答えなさい.

問7 気体 **A**，**B**，**C**，**D**，**E** のうち，有色のものが **2** 種類ある．それらの気体の名称をそれぞれ答えなさい.

III 次の文章を読み，問に答えなさい．【配点 16】

p-アミノ安息香酸エチルは最初に開発された合成局所麻酔薬である．いま，*p*-トルイジン（分子量：107）を出発原料として，次の方法で *p*-アミノ安息香酸エチル（分子量：165）の合成を行った．

原料である *p*-トルイジン 6.42 g を①無水酢酸で［ア］して化合物 A とし，次に化合物 A に過マンガン酸カリウムを作用させて［イ］した．得られた化合物 B を塩酸により［ウ］した後，中和することによって *p*-アミノ安息香酸とした．これをエタノールに溶解し，濃硫酸を加えて加熱した．冷却後，②反応液に 10 % Na_2CO_3 水溶液を弱塩基性になるまで加え，ジエチルエーテルで抽出すると目的物の *p*-アミノ安息香酸エチル 5.94 g が得られた．

NH_2
p-トルイジン（CH_3）
$\xrightarrow{(CH_3CO)_2O}$ 化合物 A $\xrightarrow{KMnO_4}$ 化合物 B

$\xrightarrow{HCl\ /\ H_2O}$ *p*-アミノ安息香酸（NH_2, COOH）$\xrightarrow[10\%\ Na_2CO_3\ aq.]{C_2H_5OH\ /\ H_2SO_4}$ *p*-アミノ安息香酸エチル（NH_2, $COOC_2H_5$）

構造式は以下の例にならって書きなさい.

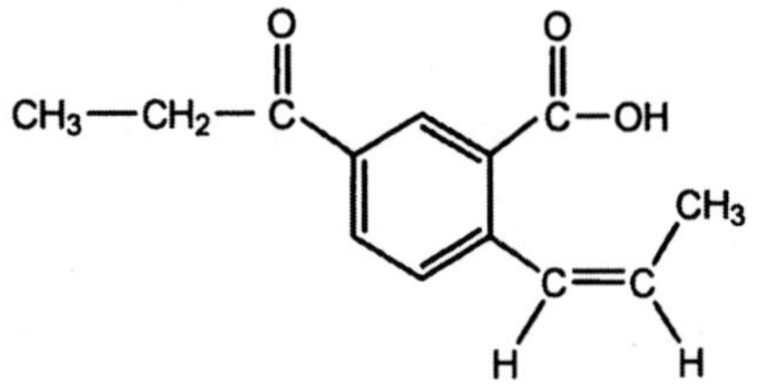

O　　　　　O
‖　　　　　‖
CH_3—CH_2—C　　　C—OH
CH_3
C=C
H　　H

問1　文中の ア ～ ウ に入る最も適切なものを下から選び，記号で答えなさい.

a　還元　　　b　酸化　　　c　アセチル化
d　付加　　　e　加水分解　　f　脱水

問2　下線部①の無水酢酸を作用させる反応を終える時，反応液に水を加える．これにより過剰な無水酢酸はある物質に変化し，反応性を失う．その物質の構造式を書きなさい.

問3　下線部②の反応液を 10 % Na_2CO_3 水溶液で弱塩基性にする操作の目的は何か，簡潔に答えなさい.

問4　化合物 A および B の構造式を書きなさい.

問5　この合成反応において，原料として使用した *p*-トルイジンのうち *p*-アミノ安息香酸エチルへと変化したのは何%か，整数で答えなさい.

次の文章を読み，問に答えなさい.【配点 21】

分子の間で化学反応が起きるためには，反応物の分子同士が互いに衝突しなければならないが，衝突したすべての分子が反応するわけではない．図に示すように，多くの化学反応には反応の途中で，[ア]と呼ばれるエネルギーの高い状態がある．反応物がこの状態になるために必要な最小のエネルギーE_aのことを[イ]という．E_a以上のエネルギーを持った分子が衝突するとき，そこではじめて原子間の結合に変化が生じ，その結果，生成物ができる．一般に，反応熱の大小に関わらず<u>反応温度を上げると，反応速度が速くなる</u>.

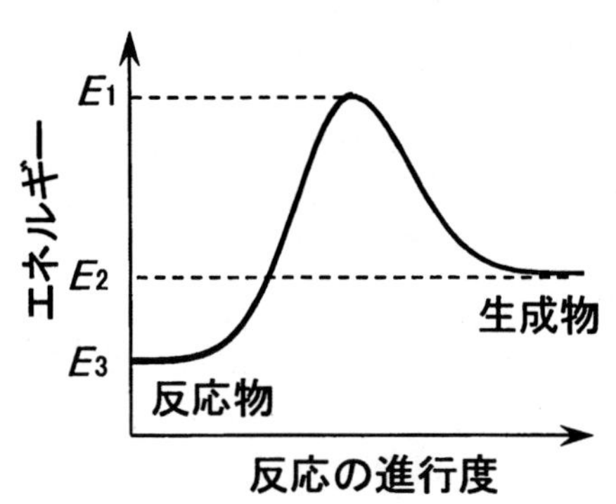

問1 [ア]，[イ]に適切な語句を入れなさい.

問2 上図のようなエネルギー変化を示す反応は，発熱反応，吸熱反応のいずれか答えなさい.

問3 上図の反応例に関する次の値を，図中に示すエネルギーE_1，E_2，E_3を用いた式で表しなさい.

（1）正反応の E_a　（2）反応熱　（3）逆反応の E_a

問4 可逆反応において，下線部のように温度を上げることで正反応の速度が速くなるとき，逆反応の速度はどのようになるか．次から選び，記号で答えなさい.

① 速くなる　② 遅くなる　③ 変化しない

④ これだけの条件では予想できない

問5　下線部のように反応温度を上げたとき，反応速度が速くなる理由は，分子の運動エネルギーと分子の数の関係から説明することができる．いま，これらの関係がある反応温度で右図のように表されるとする．このとき，反応温度だけを上げた場合の両者の関係を解答用紙のグラフ中に図示しなさい．

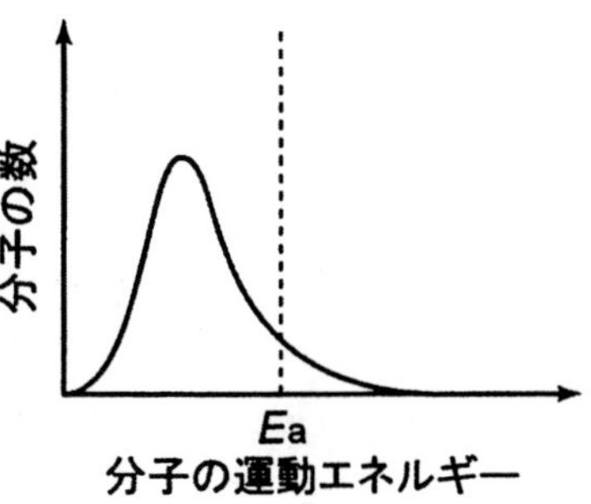

問6　化合物 X と Y が反応して化合物 Z が生じる化学反応がある．いま，ある一定の温度において X と Y の初濃度を変えて，反応初期の Z の生成速度 $\boldsymbol{v}$ を求める実験を行ったところ，表の通りの結果が得られた．

実験	X の初濃度 [mol/L]	Y の初濃度 [mol/L]	Z の生成速度 [mol/(L･s)]
①	0.20	0.10	1.0×10^{-4}
②	0.20	0.20	2.0×10^{-4}
③	0.40	0.10	4.0×10^{-4}
④	0.60	0.20	$\boldsymbol{v}_4$

（1）化合物 X，Y のモル濃度をそれぞれ[X]，[Y]，反応速度定数を $\boldsymbol{k}$ とするとき，Z の生成速度 $\boldsymbol{v}$ を表す反応速度式を[X]，[Y]，$\boldsymbol{k}$ を用いて表しなさい．

（2）反応速度定数 $\boldsymbol{k}$ [$L^2/(mol^2\cdot s)$] を求め，有効数字 2 桁で答えなさい．

（3）実験④の反応速度 $\boldsymbol{v}_4$ [mol/(L･s)] を求め，有効数字 2 桁で答えなさい．

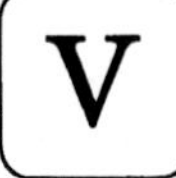

次の文章を読み，問に答えなさい．ただし，アニリンの電離定数 K_b を 5.0×10^{-10} mol/L，水のイオン積 K_w を 1.0×10^{-14} $(\text{mol/L})^2$ とし，必要なら $\sqrt{2}=1.4$，$\sqrt{3}=1.7$，$\sqrt{5}=2.2$ を用いなさい．【配点 14】

アニリンは水に溶けると，アンモニア同様，その一部が電離してアニリニウムイオン $C_6H_5NH_3^+$ が生じ，(1) 式に示す電離平衡が成立して弱塩基性を示す．

$$C_6H_5NH_2 + H_2O \rightleftarrows C_6H_5NH_3^+ + OH^- \quad (1)$$

このとき水溶液中の水の濃度は一定なので，電離定数 K_b は次式のようになる．

$$K_b = \frac{[C_6H_5NH_3^+][OH^-]}{[C_6H_5NH_2]} \quad (2)$$

さらに K_b は，アンモニアの電離定数と同様に扱うことができるので，アニリン水溶液の濃度 C，アニリンの電離度 α を用いて表すと，(3) 式のように近似できる．

$$K_b \fallingdotseq C\alpha^2 \quad (3)$$

これらより $[OH^-]$ を K_b と C を用いて表すと次式のようになる．

$$[OH^-] = \boxed{\quad 1 \quad} \quad (4)$$

一方，アニリン塩酸塩は水溶液中では(5)式のようにほぼ完全に電離してアニリニウムイオンと塩化物イオンを生成する．

$$C_6H_5NH_3Cl \longrightarrow C_6H_5NH_3^+ + Cl^- \quad (5)$$

生成したアニリニウムイオンは水溶液中では (6)式のような平衡状態にあり，その液性は $\boxed{\text{ア}}$ を示す．これを塩の加水分解という．

$$C_6H_5NH_3^+ + H_2O \rightleftarrows C_6H_5NH_2 + H_3O^+ \quad (6)$$

この (6) 式の平衡定数 K を各成分のモル濃度を用いて表すと，

$$K = \frac{[C_6H_5NH_2][H_3O^+]}{[C_6H_5NH_3^+][H_2O]} \quad (7)$$

となる．

このとき水溶液中の水の濃度は一定なので，(2) 式同様 (8) 式のように表すことができる．

$$K_h = K[H_2O] = \frac{[C_6H_5NH_2][H_3O^+]}{[C_6H_5NH_3^+]} \quad (8)$$

この K_h を加水分解定数という． K_h はさらに，

$$K_h = \frac{[C_6H_5NH_2][H_3O^+][OH^-]}{[C_6H_5NH_3^+][OH^-]}$$

と表すことができるので，アニリンの K_b と水のイオン積 K_w を用いて表すと

K_h = [2] (9)

となる. これらの関係を用いてアニリン塩酸塩の K_h およびその水溶液の $[H_3O^+]$ を求めることができる．いま，アニリン塩酸塩水溶液の濃度を Cs (mol/L)，加水分解して生じたアニリンの濃度を x (mol/L) とすると，$[H_3O^+] \fallingdotseq x$ と見なすことができる．また，$[C_6H_5NH_3^+]$ は $Cs - x$ と表すことができるが，Cs に比べて x は十分に小さいので $Cs - x \fallingdotseq Cs$ と近似できる．これらと(8) 式から K_h を Cs，x で表すと

K_h = [3] (10)

となる．さらに，(9)，(10) 式および $x > 0$ より $[H_3O^+]$ を Cs，K_b，K_w で表すと

$[H_3O^+]$ = [4] (11)

となる.

問１ [ア] に適切な語句，[1] ～ [4] に適切な式を入れなさい.

問２ (4) 式を用いて 0.20 mol/L アニリン水溶液の pH を求め，小数第１位まで答えなさい.

問３ 0.10 mol/L のアニリン塩酸塩水溶液の $[H_3O^+]$ (mol/L)を求め，有効数字２桁で答えなさい.

英 語

解答

26年度

F方式試験

1 [解答]

問1 世界で最も観光客が多く訪れる国のひとつである中国は、観光客が今年急激に減少し、それは大気汚染の悪化がいくぶんか原因となっている。

問2 もし、北京当局が汚染に対する対策において、目に見える改善を実行しなかったら、観光客の減少は長期的にもなりうると、専門家たちは言っている。

問3 大気汚染の責任の所在を特定するのが、困難であるか、または政治的に実行不可能なので、管理・統制するのが難しいため。

問4 (A)④ (B)② (C)③ (D)②

[語句・正解へのヒント]

partly：部分的に；ある程度は、多少は
be to blame：～のせいである
worsen：悪化する
air pollution：大気汚染
decline：v.①断る、辞退する ②下方へ傾斜する ③(価値などが)低下する；減少する。
n.①下方傾斜 ②下落、減少
following：～のあとに；～に引き続いて、～の結果
soar：(物価などが)急騰する。(to～) ～まで及ぶ、達する。
a new high：(株などの)新高値；新記録、最高記録
put～off：～を延期する；～をいやがらせる。
tumble：①ころぶ ②(価格・株価などが)暴落する
concerning：～関して
frankly speaking：率直に言って
destination：(旅行などの)目的地、行先
weakness：弱点
hurt：①傷つける ②(物事に)悪い影響を及ぼす
reliance on～：～への依存
drive：(動力などが機械を)動かす、駆動する
manufacturing：製造業
promote：①昇進させる ②促進する；奨励(振興)する
service industry：サービス産業(観光業など)
tourism：①旅行 ②観光業 ③(集合的)観光客
outnumber：～に数で勝る、数で圧倒する。
long-term：(契約・影響などが)長期の(にわたる)
fail to～：～しない、しそこなう。
visible：①可視の ②それとわかる；明白な、明らかな
combat：(悪・病気などと)戦う
record-setting：記録を打ち立てる
coverage：①担保範囲 ②取材範囲；報道
resident：居住者
by～：～だけ、～の差で。 <程度、差異>
compare A with B：AをBと比べる
according to～：(～の言うところ)によれば
administration：内閣；管理局
overall：(文全体を修飾して)総合的にみると、全般的にいうと
attraction：人(の心、興味)を引きつけるもの、呼び物
striking：人目を引く、印象的な；際立った、著しい
be linked to～：～と連絡がある、関連している
suggest～：～であると婉曲に言う
outcome：結果、結末、所産。
identify：(本人・同一のものあることを)確認する
party：(事件・計画などの)関係者
director：理事
thus：それゆえ、だから、従って
reverse：(性質、傾向を)反対にする；～を完全に変える

[全訳]

(1)世界で最も観光客が多く訪れる国のひとつである中国は、観光客が今年急激に減少し、それは大気汚染の悪化がいくぶんか原因となっている。

1月の「最悪の大気汚染」のあと、外国旅行者の数が減少し、その時はすでに、目が焼きつくような程度のスモッグが、最高濃度を更新し続けていた。

海外からの旅行者は、スモッグ及び他の問題に関するニュースによって、中国への旅行を敬遠している、とミュンヘンのステュディオサス旅行代理店のフラノ・アイリッヒが言った。

世界で、中国は、フランス、米国に次ぐ、海外旅行の3番目の行先である。旅行者数が減っているという難点は、旅行業のような、汚染等をもたらすことのより少ないサービス産業を促進し、貿易によって成り立つ製造業への依存を緩和しようとする北京当局の努力に悪影響を及ぼす可能性がある。

海外からの旅行者は、中国人の(国内)旅行者の数を上回っているが、より多く金を使うのは、海外からの旅行者である。

(2)もし、北京当局が汚染に対する対策において、目に見える改善を実行しなかったら、観光客の減少は長期的にもなりうると、専門家たちは言っている。

猛烈な速さの成長を遂げた30年間のあとに続いて、中国の大気と水が、ひどく汚染されているということ自体は、ニュースではない。1月の記録的な一時期のスモッグが世界的に報道され、その内容が非常によくなかったため、中国を去った長期滞在者もいたということが注目されるべきニュースなのである。

中国国内旅行局によると、1月から6月の間で、ビジネス旅行者や滞在者を含め、中国への入国者数の総数は、5パーセント減って昨年の同時期と比べてちょうど

1300万人を下回った。総合的に見ると、アジア、オーストラリア、ヨーロッパ、両アメリカ大陸からの旅行者はすべて減少した。

北京には、万里の長城や故宮を含む、主だった観光地があるが、これらの観光客の減少はさらに一層、際立っている。中国観光局が報告するところによると、中国の首都を訪れる海外旅行者は、今年から6か月の間で、15パーセント減り、190万人となった。

観光客の減少がどれくらい続くのかは、どれだけ早くスモッグが晴れるのかと関連してくるのではないかと経済の専門家らは示唆している。

工場や車からの空気や水の汚染は、成功した経済成長の所産であり、「責任を負うべきところを特定するのが、困難であるか、または政治的に実行不可能なため、管理・統制するのが難しい。それゆえ、中国における大気汚染のすう勢を完全に変えるのは困難で、それらのすう勢が及ぼす衝撃は、観光産業に関して、深刻に否定的な側面を持つことになるだろう。」と、アリゾナ州立大学の、持続的観光センターの元理事である、ティム・ティレル氏は言った。

2 [解答]

問1 人間は動物と違った唯一無比の存在であることを主張するための例を示している。

問2 a neuroscientist

問3 脳の研究方法が、さらに高度なものとなるにつれて、未知のものの中には解明されるものもあるが、一つの未知を解明すると、さらに多くの未知を生み出す結果になることがしばしば起こるように見受けられる。

問4 the tool

問5 脳は、外部からの情報に対して、脳全体が活動するのではなく、情報の類型に対応して、特定の領域が活動するということが解明された。

問6 (A)ア (B)エ (C)ウ (D)イ

[語句・正解へのヒント]

the how：仕方、方法
the why：理由、原因、動機
for centuries：何世紀もの間
It is ～ の文：強調構文。the how and the why が強調されている
distinguish between A and B：AとBを区別する
controversy：(社会・政治上の)論争
arise：(疑問・問題・論争などが)生じる
over ～：～に関して、について(about) →口論、論争などを表す語と共に用いることが多い
smoke：①煙 ②もやもやした状態、あいまいなところ
be left with ～：～が残る
interestingly：興味をひくように；(文全体を修飾して)おもしろいことには
quest：探索；追求
appear that ～：～のようだ；明らかに～だ
opposing：対立する、反対の
prove to be ～：～であることがわかる
partially：部分的に
Bolognese：ボローニャ風パスタソース
obvious：明らかな、明白な
complex：複雑な
aspect：(問題・事態などの一つの)局面
drive：(動力などが機械を)動かす、駆動する
elusive：理解できない、とらえにくい
unknown：(the ～)無名の人、未知のもの
Among…以下の文：among ～ unknowns がC、the great mystery ～ がS、is が動詞の、C＋V＋Sの倒置の文。主語が長い場合、また補語を強調する場合、倒置となる。
depth：①深さ ②(時に～s)奥まった所、深み
conscious：意識(自覚)している
method：(訓練・研究などの)方法
lead to ～：(ある結果に)至る
come into ～：(ある状態・事態に)なる
cause ～ to..：(人・物)に..させる
some ～, others ～：～もあれば、～もある
generalist：(知識・技能などの面で)万能選手、多才の人
reveal that ～：～ということを明らかにする
specific：特定の、一定の
artifact：人工物
in mind：考慮して
study：注意して観察する
entire：全体の・全部の
rather：(接続詞的に)反対に、逆に、それどころか
activate：～を活動的にする
inspection：精査

[全訳]

人間は、無比の存在である。そのありようと理由こそが、これまで、何世紀もの間、科学者、また法律家に対してさえも、興味をそそってきた。我々が、動物と人間を区別しようとすると、論争が生じ、考え方やデータの意味を巡り、論戦が繰り広げられる。そうして、あいまいな部分が明らかになると、さらなる情報が我々に残され、さらにそこからより強固な、緊密な理論が構築される。興味深いことに、こういった追求において、反対の考え方の多くが、どうやら部分的には正しいことが判明してきているように見受けられる。

人間は動物と比べて肉体的に無比であることはだれにも明らかであるが、人間はさらに複雑な側面においても、他の動物と異なっていることも明らかである。我々人間は、芸術、ボローニャパスタや複雑な機械を創造し、中には量子物理学を理解できる者もいる。脳が支配していることを説明してもらうのに、脳神経学者を必要とはしないが、どのように脳の支配が行われているか明らかにするには、脳神経学者がまさに必要

である—どれだけ我々人間が無比の存在であるか、そうして、どのように無比の存在であるかを説明するのに。

どのように脳が我々の思考や行動をつかさどるのかについては、いぜんとして不明確である。多くの未知のことの中で、非常に神秘の部分なのが、どのようにして、考えが無意識の深淵から意識下へと移るのか、である。脳の研究方法が、さらに高度なものとなるにつれて、未知のものの中には解明されるものもあるが、一つの未知を解明すると、さらに多くの未知を生み出す結果になることがしばしば起こるように見受けられる。脳画像の研究により、中には一般的に受け入れられている考え方が疑問視されることになったり、またある考え方は完全に軽んじられてしまうような事態がもたらされた。たとえば、脳は万能選手として機能し、すべての外からの情報を平等に処理し、同様の方法で互いにかみ合わせるという考え方は、たった15年前に比べても、広く受け入れられることはなくなっている。脳画像の研究により、脳の特定の部分が、情報の特定の類型に対して活動するということが明らかになった。もし、あなたがある道具(特別な目的を念頭に製作された、人によって造られた人工物)を見ると、脳全体がその道具を注意して観察する課題に専念しているわけではない。逆に、道具を精査するために活動する特定の領域が存在するのである。

3 [解答]

(1) Words have magical powers. Just hearing the words “Thank you.” can energize you no matter how tired you are.

(2) If we all expressed our thanks and appreciation for each other, it would reduce everyone's stress.

G方式試験

Ⅰ [解答]

問1 当然のことながら、このデータは、以前は人工の器物によって到達することのなかった地域からのものゆえ、極めて貴重である。

問2 太陽系から脱したとされるボイジャー1号から受信したデータは、科学者らが予測するデータとは合わなかったため。

問3 ボイジャー1号の計器の多くは少なくともさらに10年は作動可能であると予想されることがはっきりしたので、データに基づいて発表することができるため。

問4 ② ④

問5 太陽系の空間域の端の、恒星空間との境界あたりを飛行している。

[語句・正解へのヒント]

issue：刊行(出版)物、(出版物の)～号
anticipated：期待される
update：最新情報、最新版
launch：動詞：(船が)進水する。(ロケット・宇宙船などを)発射する、打ち上げる。 名詞：進水・発射
craft：宇宙船、航空機
object：物体
Earth：地球；固有名詞のように大文字か、the earth (the ＋天体)のように表す。また前置詞のあとでは、return to earth のように小文字、無冠詞でも用いられる。
despite～：～にもかかわらず
passage：(時などの)経過
remain～：(～の状態)のままである
mostly：大部分は、ほとんどすべて
operational：操作(運転・運行)可能な、機能を果たしている
transmit：(物を)送る、運ぶ
naturally：当然のこと、もちろん(文全体を修飾し、文頭・文中・文末のいずれにも用いられる)
extremely：極度に、非常に
instrument：器械、道具；計器：(特に)航空計器
exit：立ち去る、退去する
initial：最初の、初期の
announce～：～であると発表する、告げる
expectation：名詞：期待、予想
expect：動詞：期待する、予想する
observe：観察する、観測する
cautiously：用心深く、慎重に
likely：恐らく、多分(probably)
pass into～：～へ移る
layer：層
edge：(道、絶壁などの)端、際、果て
influence：影響を与える、支配する、動かす
Although .. our Sun, = Although Voyager 1 is still within .. our Sun,
a matter of～：～の問題
threshold：敷居；入口
functional：機能を果たせる、作動可能な
decade：10年間
humbling：謙虚な気持ちになる、人を謙虚な気持ちにさせる
Planck：宇宙観測装置を備えた人工衛星。Planckは物理学者の名前にちなんでいる。
view：見る、検分・調査する
allow ～ to..：～に..することを許す
light：天体
explore：探検(踏査)する
portion：部分
however；しかしながら、一方、他方において

[全訳]

6月27日号において、サイエンス誌は、宇宙船、ボイジャー1号について掲載した、待望の最新版を刊行した。1977年9月5日打ち上げられてから、宇宙船ボイジャーは35年以上走行を続けている。ボイジャー1号は、185億5600万キロメートルよりも長い距離をこれまで回ってきた。その距離は、地球からの人工の物体が滞空した最長の距離となった。この非常に長い走行距離と長い滞空時間にもかかわらず、ボイジャー1号は現在もほぼ運行可能であり、地球にデータを送り返し続けている。当然のことながら、このデータは、以前は人工の器物によって到達することのなかった地域からのものゆえ、極めて貴重である。

2013年3月に受信したデータは、ボイジャー1号は、ついに太陽系を脱して、恒星間空間に入った可能性があることを示唆していた。最初に湧きおこった興奮にもかかわらず、そのデータは、科学者らによる、太陽系を離れた時に観測されるべき記録の予想と合っていないと発表された。そのため、ボイジャー1号は、太陽系の端の最も外側の層の一部分へ恐らく移動した模様であると、慎重に発表された。

サイエンス誌の最近の刊行においては、ボイジャー1号が恒星間空間に到達したかどうかについての、いかなる議論も片がついたように見受けられる。まだ太陽の影響下の空間域の境界であっても、ボイジャー1号が最後の敷居を超え恒星間空間に移動するのは、ほんの時間の問題である。我々はどれくらい待たなければならないかは明確ではないが、ボイジャー1号の計器の多くは少なくともさらに10年は作動可能であると予想されるという事実がはっきりしたので、科学者らは推測するのでなく、データに基づいて発表することができ

るであろう。

欧州宇宙機関の人工衛星プランクに備えられている宇宙望遠鏡による最近のデータにより、宇宙で最も古い天体を調査することが可能になったが、我々は、宇宙の中の非常に小さい部分を踏査することができたということを考えると、謙虚な気持ちにさせられる。一方、科学者にとっても、我々の宇宙の中でどれだけ多くの踏査すべき部分がまだあるのか、どれだけ多くの学ぶべきことがまだ残されているのかを理解することは、畏敬の念を起こさせるものである。

Ⅱ [解答]

問1 援助を受けるに値する貧しい人たちは、個々人の努力によってのみ解決されるべきであるという、それまでの従来の考え方。

問2 米国の人々は、ついに、貧困及び、(経済的)依存関係は、経済構造そのものの不完全さの結果であろうと考えるに至る現実に直面した。

問3 c)

問4 a)

[語句・正解へのヒント]

involvement in(with)～：～との関わり合い
relief：(苦痛・悩みなどの)緩和、軽減、除去
significant：重要な、重大な⇔insignificant
government：統治機関、政府
confidence：①信用 ②確信 confidence that～：～という確信
care for～：～を心配する、世話をする
approach：①近づくこと ②(問題などの)取り上げ方、研究方法
misfortune：不運、不幸
befall：(通例悪いことが)起こる、生じる
confront：直面する
the fact that～：～という事実 <同格>
imperfection：欠点、不完全(状態)
distinction between A and B：AとBの区別、識別
significantly：問題文テキストの文脈においては「著しく、大いに」(greatly, by a large amount)の意。
alter：(～を部分的に)変える
regarding～：～に関して、～について
establish：(主張などを)確立する、認めさせる
practical：実際の、実地の
architect：考案者、創造者
be aware of～：～に気づいている、承知している
can～：～する権力(権利、資格、資力)がある
go up：(価格・温度などが)上がる
demand：(経済用語)需要 ＊supply：(経済用語)供給
business cycle：景気循環

[全訳]

貧困および(経済的)依存関係の軽減は、20世紀まで重要視されていなかった。政府に対する反感ゆえに。また援助を受けるに値する貧しい人たちは、個々人の努力によってのみ手当てされうるという確信ゆえに。この伝統的な対処法は、1929年に、ある不幸がほとんど誰にも降りかかった大恐慌の結果として、崩れてなくなった。米国の人々は、ついに、貧困及び、依存関係は(経済的)経済構造そのものの不完全さの結果であろうと考えるに至る現実に直面した。米国の人々は援助に値する人たちとそうでない人たちの区別を固守したが、しかし、だれが援助に値するかそうでないかについての基準を大きく変更した。そうして、不完全であっても、いったん体制の理念が確立されると、財政政策により、貧困を軽減するばかりでなく、富を再分配したり、経済活動を操作するために、大規模な公的な方策が実行可能となった。

1930年代における最初の社会保障制度の考案者らは、大規模の福祉制度とは、つまり適切な「財政」政策の施行が可能であるということに恐らく、十分に、気づいていたであろう。経済が傾き、失業する人や早期に退職する人が増える状態では、福祉に対する支出は自動的に上がり、かくして、その支出によって、消費者の需要が維持され、景気循環の「下方局面」は短く、浅くなる。

Ⅲ [解答]

1.① 2.④ 3.① 4.③ 5.① 6.②
7.① 8.④ 9.② 10.③

[問題文和訳]

1. 今こそ、環境と共存する方法を考えてよい時期である。我々人間は自然の資源を使い続け、環境を破壊してきた。
   It is high time that～ 過去形：とうに～していい頃だ、今こそ～すべき時である。
   ＊現在の事実の反対のことを述べているので、仮定法過去が用いられている。
   make use of～：～を利用する
2. ハンガリー大学の学生たちは、学長によって命じられた服装規定に不服の意を示すために、下着だけを身につけて講義に出席したということである。
   protest against～：～について不服の意を表す
3. 日本国憲法の9条は国際紛争を解決するために軍事力を行使することを禁じて制定されたが、攻撃を受けた際に国が自衛する正当性を否定してはいなかったと考える人もいる。
   settle：(事務・問題などを)解決する
   right：①権利 ②正当性、正義
   force：軍事力
4. ある医師はこう述べている。「手術において、医師は、時間が意味をなさない自己の内側にある場所へ到達する。医師が手術を遂行するのではない。手術が医師を動かしているのである。」
   ＊医師の都合による時間ではなく、手術が必要な時

を最優先するべき医師の自覚を述べている。

5. ニュージーランド政府は、手紙の量が大幅に減少するのに伴い、2015年から、大方の利用者に対し、週に3回に減らした郵便配達業務を認めることに同意した。
allow：①許可する ②認める
infrequently：(頻度が)少なく
service：(通信機関の)事業、業務、運行、便

6. その会社は、経営するレストランにおいて、安価な魚介類及び他の商品に対し、高価な価格を請求したので、社長はその責任を取って辞任し、顧客はそれに対する補償がなされているところである。
item：事項、品目
resign：辞任、辞職する
take responsibility for～：～に対して責任を取る
compensate：補償する

7. 開館以来初めて、英国博物館は、来館者に対し年齢制限を課した。16歳未満の来館者は親の同伴が必要となった。
impose A on B：(政府などが)、A(税金、義務などを)をBに課する
restriction：制限
accompany：同行する

8. 中国では、冬の訪れとともに、スモッグにより視界はフットボール球場の半分以下ほどに狭まり、空中浮遊小粒子による汚染は国際基準の40倍以上に跳ね上がった。
visibility：可視性、視界
soar：(物価などが)急騰する。(体温などが)急上昇する

9. 専門家によると、双子の出生率は、主に、不妊治療が急速に可能になった先進国において、世界的に上昇しているということである。
primarily：おおむね、主として
developed country：先進(工業)国
＊developing country：発展途上国
fertility：①肥沃 ②肥沃度、(土地の)生産力；(生)受精能力、繁殖力 fertility treatment：不妊治療
available：利用できる

10. ピーター・ヒッグスとフランソワ・アングレールは、ビッグバンのあとにいかに物質が形成されたかを説明することに貢献したことに対し、ノーベル物理学賞を受賞した。
explain：～を明らかにする(知られていないことを明確にする場合に用いる)
form：(物が)形をなす、できる

Ⅳ [解答]

1.⑥ 2.⑤ 3.⑧ 4.③ 5.② 6.⑨ 7.④ 8.①
9.⑩ 10.⑦

[問題文和訳]

1. 赤ん坊を見ていて下さい。サークルベッドの中で彼女が安全にいられるように。
keep an on～：～を見守る、面倒を見る

2. 私はその問題について彼女と非公式に話し合った。
in private：非公式に、内密に、こっそりと

3. 残念なことに、私は高校を卒業していない。
to one's regret：残念なことに

4. 彼は、とても古いピアノを無料で修理してくれた。
for free：ただで

5. 私は、飛行機の騒音ゆえに、飛行機で旅行するのは好きではない。
by air：飛行機で、航空便で

6. その新しい計画は、目下進行中である。
under way：(事業などが)始まって、進行中で

7. 私は、時々カフェに行って、雑誌を読むのが好きである。
from time to time：ときどき、おりおり

8. 昨日の大雨により、ある地域では洪水の危険がある。
due to～：～のために
at (the) risk of～：～の危険にさらされて

9. 彼女は歓喜して婚約指輪を受け取った。
with delight：大喜びで

10. その辞書は現在絶版です。
out of print：絶版で

Ⅴ [解答]

(1) It is a mistake to evaluate people solely on their knowledge and ability. Intentions and deeds are more important.

(2)To “know” is not the same as to “understand”. Knowledge must be put into action to become understanding.

数 学

解答

26年度

F方式

I

〔解答〕

(A) 27　(B) −1　(C) $\frac{3}{16}$　(D) $\frac{13}{31}$

(あ) 解答のプロセス参照

〔出題者が求めたポイント〕

(1) (数学Ⅰ・図形と計量)

底面の円の半径がr_1, 高さがhの円錐の体積V_1,
半径r_2の球の体積をV_2とすると,

$V_1=\frac{1}{3}\pi r_1^2 h$, $V_2=\frac{4}{3}\pi r_2^3$

(2) (数学Ⅱ・2次方程式)

$x^2+px+q=0$の解をα, βとすると,
$\alpha+\beta=-p$, $\alpha\beta=q$
通分する。

(3) (数学A・確率)

確率pの事象がn回のうちr回出現する確率は,
${}_n C_r p^r (1-p)^{n-r}$
4回目まで成功2回の確率に, 5回目成功する確率をかける。

(4) (数学Ⅰ・三角比)

辺BCの中点をMとする。AM, DMを求めて, AP, DPを求める。

$$\cos\angle APD=\frac{AP^2+DP^2-AD^2}{2AP\cdot DP}$$

(5) (数学Ⅱ・微分法, 三角関数)

$\cos 2\theta=2\cos^2\theta-1$
$\cos\theta=t$として, $f(\theta)$をtで表わす。
$f(\theta)$をtで微分して, 増減表をつくる。
$-1\leqq\cos\theta\leqq 1$

〔解答のプロセス〕

(1) 円錐: $\frac{1}{3}2^2\pi h=\frac{4}{3}\pi h$, 球: $\frac{4}{3}3^3\pi=36\pi$

$\frac{4}{3}\pi h=36\pi$　従って, $h=27$

(2) $\alpha+\beta=-5$, $\alpha\beta=5$

$$\frac{1}{\alpha}+\frac{1}{\beta}=\frac{\beta+\alpha}{\alpha\beta}=\frac{-5}{5}=-1$$

(3) $${}_4C_2\left(\frac{1}{2}\right)^2\left(\frac{1}{2}\right)^2\cdot\left(\frac{1}{2}\right)=\frac{6}{32}=\frac{3}{16}$$

(4) 辺BCの中点をMとする。PM=2

$AM=DM=\sqrt{6^2-3^2}=\sqrt{27}=3\sqrt{3}$

$AP=DP=\sqrt{27+2^2}=\sqrt{31}$

$$\cos\angle APD=\frac{31+31-6^2}{2\sqrt{31}\sqrt{31}}=\frac{13}{31}$$

(5) $f(\theta)=(1+2\cos\theta)(3-2\cos^2\theta+1)$
$=-4\cos^3\theta-2\cos^2\theta+8\cos\theta+4$
$\cos\theta=t$, $f(\theta)=g(t)$とする。 $-1\leqq t\leqq 1$
$g(t)=-4t^3-2t^2+8t+4$
$g'(t)=-12t^2-4t+8=-4(t+1)(3t-2)$

t	-1		$\frac{2}{3}$		1
$f'(x)$		+	0	−	
$f(x)$		↗		↘	

$g(-1)=4-2-8+4=-2$
$g(1)=-4-2+8+4=6$

$$g\left(\frac{2}{3}\right)=-\frac{32}{27}-\frac{8}{9}+\frac{16}{3}+4=\frac{196}{27}$$

最大値$\frac{196}{27}\left(\cos\theta=\frac{2}{3}\right)$, 最小値$-2$ $(\cos\theta=-1)$

II

〔解答〕

(E) $\frac{1}{4}$　(F) $\frac{1}{2}tx-\frac{1}{4}t^2$　(G) 2　(H) $\frac{4}{3}$

(い)は解答のプロセスを参照

〔出題者が求めたポイント〕

(数学Ⅱ・平面図形と式, 微分積分)

(1) 2次関数$y=a(x-p)^2+q$のとき, 頂点は(p, q)
通る点を代入しaを求める。

(2) $y=f(x)$の上の$(t, f(t))$における接線は,
$y=f'(t)(x-t)+f(t)$

(3) $P(x_1, y_1)$, $Q(x_2, y_2)$のとき, PQ$=m:n$に外分する点は,

$$\frac{nx_1-mx_2}{-m+n}, \frac{ny_1-my_2}{-m+n}\ (m<n)$$

tを消去させ, yをxで表わす。
tの範囲から, xの範囲を導く。

(4) mの傾きをm_1, ℓの傾きをm_2とすると, mとℓが直交するときは$m_1\cdot m_2=-1$
mをtで表わし, Cと連立方程式からxの2次方程式にしてD=0, これよりtを求める。
定積分で面積を求める。

〔解答〕

(1) 頂点が原点OよりCは, $f(x)=ax^2$

$(-2, 1)$を通るので, $4a=1$　よって, $a=\frac{1}{4}$

$f(x)=\frac{1}{4}x^2$　より　$f(1)=\frac{1}{4}$

(2) $f'(x)=\frac{1}{2}x$, $f'(t)=\frac{1}{2}t$

$$y=\frac{1}{2}t(x-t)+\frac{1}{4}t^2=\frac{1}{2}tx-\frac{1}{4}t^2$$

(3) $P\left(t,\ \frac{1}{4}t^2\right)$, $Q(-1,\ 0)$, $G(x,\ y)$ とすると

$$x=\frac{2t-(-1)}{-1+2}=2t+1,\ y=\frac{2t^2}{4}=\frac{1}{2}t^2$$

$t=\frac{x-1}{2}$ より $y=\frac{1}{8}(x-1)^2$

$-1\leqq t\leqq 1$ より

$-1\leqq\frac{x-1}{2}\leqq 1$

よって, $-1\leqq x\leqq 3$

(4) mの傾きをnとする。

$\frac{1}{2}tn=-1$ より

$n=-\frac{2}{t}$

$(-1,\ 0)$を通るので,

$$y=-\frac{2}{t}(x+1)=-\frac{2}{t}x-\frac{2}{t}$$

$\frac{1}{4}x^2=-\frac{2}{t}x-\frac{2}{t}$ より $tx^2+8x+8=0$

$(D'=)\ 16-8t=0$ 従って, $t=2$

$\ell:y=x-1,\ m:y=-x-1$

mとCの交点は,

$2x^2+8x+8=0$

$2(x+2)^2=0$ より $x=-2$

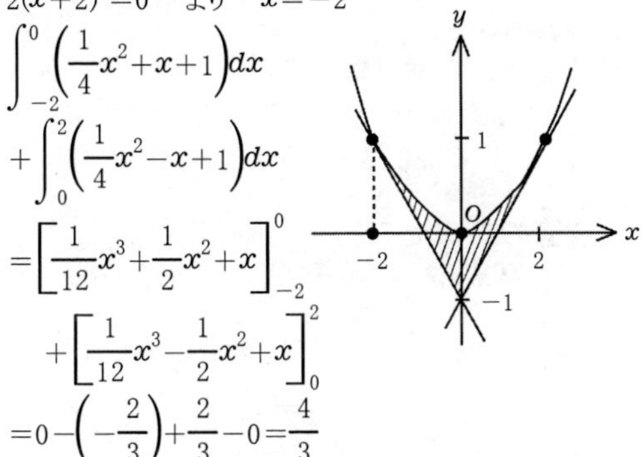

$$\int_{-2}^{0}\left(\frac{1}{4}x^2+x+1\right)dx+\int_{0}^{2}\left(\frac{1}{4}x^2-x+1\right)dx$$

$$=\left[\frac{1}{12}x^3+\frac{1}{2}x^2+x\right]_{-2}^{0}+\left[\frac{1}{12}x^3-\frac{1}{2}x^2+x\right]_{0}^{2}$$

$$=0-\left(-\frac{2}{3}\right)+\frac{2}{3}-0=\frac{4}{3}$$

III

〔解答〕

(I) $\frac{3}{4}\vec{a}+\frac{1}{4}\vec{b}$ (J) $\frac{1}{2}\vec{b}-\frac{1}{2}\vec{a}$ (K) $\left(\frac{1}{2}\right)^{n+1}$

(L) 19 (う) は解答のプロセスを参照

〔出題者が求めたポイント〕

(数学B・ベクトル, 数列, 数学Ⅱ・対数関数)

(1) 線分ABを$m:n$の比に内分する点Xは,

$$\overrightarrow{OX}=\frac{n\overrightarrow{OA}+m\overrightarrow{OB}}{m+n}$$

△ABCの重心をGとすると,

$$\overrightarrow{OG}=\frac{\overrightarrow{OA}+\overrightarrow{OB}+\overrightarrow{OC}}{3}$$

(2) $AX_{n+1}=rAX_n$と表されると, $AX_n=r^{n-1}\cdot AX_1$

(3) $\overrightarrow{OX_n}=\vec{a}+a_n\overrightarrow{AB}$として, $\overrightarrow{OP_n}$を$\vec{a}$, $\vec{b}$で表わし,

$\overrightarrow{OY_n}=\vec{b}+a_n\overrightarrow{BA}$だから, $\overrightarrow{OQ_n}$を$\vec{a}$, $\vec{b}$で表わす。

(4) (3) の結果が $\overrightarrow{P_nQ_n}=b_n\overrightarrow{AB}$ だとすると,

$0.666666<b_n$ を $2^k<10^\ell$ の形に変形して, 両辺を底が2の対数にとり, nを求める。

〔解答のプロセス〕

(1) X_1はABを1:3の比に内分する点だから

$$\overrightarrow{OX_1}=\frac{3}{4}\vec{a}+\frac{1}{4}\vec{b},\ \overrightarrow{OY_1}=\frac{1}{4}\vec{a}+\frac{3}{4}\vec{b}$$

$$\overrightarrow{OP_1}=\frac{1}{3}\left(\vec{0}+\vec{a}+\frac{3}{4}\vec{a}+\frac{1}{4}\vec{b}\right)=\frac{7}{12}\vec{a}+\frac{1}{12}\vec{b}$$

$$\overrightarrow{OQ_1}=\frac{1}{3}\left(\vec{0}+\vec{b}+\frac{1}{4}\vec{a}+\frac{3}{4}\vec{b}\right)=\frac{1}{12}\vec{a}+\frac{7}{12}\vec{b}$$

$$\overrightarrow{P_1Q_1}=\frac{1}{12}\vec{a}+\frac{7}{12}\vec{b}-\frac{7}{12}\vec{a}-\frac{1}{12}\vec{b}=\frac{1}{2}\vec{b}-\frac{1}{2}\vec{a}$$

(2) $AX_1=\frac{1}{4}$, $AX_{n+1}=\frac{1}{2}AX_n$

$$AX_n=\frac{1}{4}\left(\frac{1}{2}\right)^{n-1}=\left(\frac{1}{2}\right)^{n+1}=a_n$$ とする。

(3) X_nはABを$a_n:1-a_n$の比に内分する点だから

$\overrightarrow{OX_n}=(1-a_n)\vec{a}+a_n\vec{b}$

Y_nはABを$1-a_n:a_n$の比に内分する点だから

$\overrightarrow{OY_n}=a_n\vec{a}+(1-a_n)\vec{b}$

$$\overrightarrow{OP_n}=\frac{1}{3}\{\vec{0}+\vec{a}+(1-a_n)\vec{a}+a_n\vec{b}\}=\frac{2-a_n}{3}\vec{a}+\frac{a_n}{3}\vec{b}$$

$$\overrightarrow{OQ_n}=\frac{1}{3}\{\vec{0}+\vec{b}+a_n\vec{a}+(1-a_n)\vec{b}\}=\frac{a_n}{3}\vec{a}+\frac{2-a_n}{3}\vec{b}$$

$$\overrightarrow{P_nQ_n}=\frac{a_n}{3}\vec{a}+\frac{2-a_n}{3}\vec{b}-\frac{2-a_n}{3}\vec{a}-\frac{a_n}{3}\vec{b}$$

$$=\frac{2}{3}(1-a_n)(\vec{b}-\vec{a})=\frac{2}{3}\left\{1-\left(\frac{1}{2}\right)^{n+1}\right\}(\vec{b}-\vec{a})$$

(4) $0.666666<\frac{2}{3}\left\{1-\left(\frac{1}{2}\right)^{n+1}\right\}$

$0.999999<1-\left(\frac{1}{2}\right)^{n+1}$ より $\left(\frac{1}{2}\right)^{n+1}<\left(\frac{1}{10}\right)^{6}$

よって, $2^{-(n+1)}<10^{-6}$

両辺を底が2の対数にとると,

$-(n+1)<-6\log_2 10$

$n+1>6\times 3.3219$ より $n>18.9314$

最小の自然数は, $n=19$

G方式

I

〔解答〕

(A) 8　(B) -1　(C) $\frac{4}{21}\overrightarrow{OA}+\frac{9}{35}\overrightarrow{OB}+\frac{6}{35}\overrightarrow{OC}$

(D) 3 (あ)は解答のプロセスを参照

〔出題者が求めたポイント〕

(1)(数学I・平方根)

分母を有理化する。$n \leqq \sqrt{a} < n+1$となるnをみつけて，$\sqrt{a}=n+h\,(0<h<1)$とする。

(2)(数学I・2次方程式)

$x=-2$を代入して，aを求める。

(3)(数学B・ベクトル)

線分ABを$m:n$に内分する点をDとすると，

$$\overrightarrow{OD}=\frac{n\overrightarrow{OA}+m\overrightarrow{OB}}{m+n}$$

(4)(数学II・微分法)

左辺を$f(x)$として，$f'(x)$を求めて増減表をつくる。

極大値>0，極小値<0なら異なる実数解は3つ。

(5)(数学II・指数対数関数)

ℓを$y=mx$，$\mathrm{P}(t, mt)$とし，Qの座標を求めて，P，Qが$y=\log_2(x-1)$の上の点より代入してmを求める。

〔解答のプロセス〕

(1) $\frac{(\sqrt{5}+\sqrt{3})(\sqrt{5}+\sqrt{3})}{(\sqrt{5}-\sqrt{3})(\sqrt{5}+\sqrt{3})}=4+\sqrt{15}$

$3<\sqrt{15}<4$ より $\sqrt{15}=3+h\,(0<h<1)$

与式$=4+\sqrt{15}=7+h$ より $7<$与式<8

最小の整数は，8

(2) $x=-2$を代入，$4+4a^2+8a=0$

$4(a+1)^2=0$ 従って，$a=-1$

(3) $\overrightarrow{OP}=\frac{1}{3}\overrightarrow{OA}$，$\overrightarrow{OQ}=\frac{3}{5}\overrightarrow{OB}+\frac{2}{5}\overrightarrow{OC}$

$\overrightarrow{OM}=\frac{4}{7}\overrightarrow{OP}+\frac{3}{7}\overrightarrow{OQ}=\frac{4}{21}\overrightarrow{OA}+\frac{9}{35}\overrightarrow{OB}+\frac{6}{35}\overrightarrow{OC}$

(4) $f(x)=27x^3-9x-1$とする。

$f'(x)=81x^2-9=9(3x+1)(3x-1)$

x		$-\frac{1}{3}$		$\frac{1}{3}$	
$f'(x)$	+	0	−	0	+
$f(x)$	↗		↘		↗

極大値$f\left(-\frac{1}{3}\right)=-1+3-1=1>0$

極小値$f\left(\frac{1}{3}\right)=1-3-1=-3<0$

極大値>0，極小値<0 より異なる実数解は3

(5) $\ell: y=mx$，$\mathrm{P}(t, mt)$とする。

$\mathrm{OQ}=3\mathrm{OP}$より $\mathrm{Q}(3t, 3mt)$

$mt=\log_2(t-1)$ より $2^{mt}=t-1$

$3mt=\log_2(3t-1)$ より $2^{3mt}=3t-1$

$(2^{mt})^3=3t-1$ だから $(t-1)^3=3t-1$

$t^3-3t^2=0$ より $t^2(t-3)=0$

$t\neq 0$だから $t=3$

$3m=\log_2(3-1)$ より $m=\frac{1}{3}$

従って，$y=\frac{1}{3}x$

II

〔解答〕

(E) $t^2-td+d^2-2t+d+1$　(F) 真　(G) $3n$

(H) 48　(い)は解答のプロセスを参照

〔出題者が求めたポイント〕

(1)(数学II・平面図形と式)

(i) 点Qからx軸に垂線を下しその交点をRとする。

$y^2=\mathrm{AR}^2+\mathrm{QR}^2$，$z^2=\mathrm{BR}^2+\mathrm{QR}^2$

(ii) tをdで表わして，$1\leqq t\leqq 2$ よりdの値の範囲を求める。

(iii) y^2+z^2をt，dで表わし，tで平方完成する。

(2)(数学B・数列，数学II・対数関数)

(i) 初項がa，公差がdの等差数列の一般項a_nは，

$a_n=a+d(n-1)$

(ii) 数列$\{b_n\}$の初項から第n項までの和がS_nのとき，

$b_n=\mathrm{S}_n-\mathrm{S}_{n-1}$

b_{100}の値を常用対数にとる。

$n\leqq \log_{10}b_{100}<n+1$のとき，$b_{100}$は$n+1$桁

$3+2\cdot 3^{99}$は$2\cdot 3^{99}$と同じ桁数とみてよい。

〔解答のプロセス〕

(1)(i) 点Qからx軸に垂線を下しその交点をRとする。

$\mathrm{PR}=d\cos\frac{\pi}{3}=\frac{1}{2}d$，$\mathrm{QR}=d\sin\frac{\pi}{3}=\frac{\sqrt{3}}{2}d$

$y^2=\left(t-\frac{1}{2}d-1\right)^2+\left(\frac{\sqrt{3}}{2}d\right)^2$

$=t^2-dt+d^2-2t+d+1$

(ii) $z^2=\left(t-\frac{1}{2}d-2\right)^2+\left(\frac{\sqrt{3}}{2}d\right)^2$

$=t^2-dt+d^2-4t+2d+4$

$1\leqq t\leqq 2$のとき，$y^2=z^2$

$t^2-dt+d^2-2t+d+1=t^2-dt+d^2-4t+2d+4$

$2t=d+3$ よって $t=\frac{d+3}{2}$

$1\leqq\frac{d+3}{2}\leqq 2$ より $-1\leqq d\leqq 1$

従って，$d\leqq 1$は「真」

(iii) $y^2+z^2=2t^2-2(d+3)t+2d^2+3d+5$

$=2\left(t-\frac{d+3}{2}\right)^2+\frac{3}{2}d^2+\frac{1}{2}$

従って，$t=\frac{d+3}{2}$のとき，$\frac{3}{2}d^2+\frac{1}{2}$

(2)(i) $a_n=3+3(n-1)=3n$

(ii) $b_n=3n+3^n-3(n-1)-3^{n-1}$

$=2\cdot3^{n-1}+3$

$b_{100}=2\cdot3^{99}+3$は，$2\cdot3^{99}$と桁数は同じ。

$\log_{10}b_{100}=\log_{10}2\cdot3^{99}=\log_{10}2+99\log_{10}3$

$=0.3010+47.2329$

$=47.5339$

b_{100}は48桁

III

〔解答〕

(I) x　(J) $\dfrac{-1+\tan\theta}{1+\tan\theta}(x-1)$　(K) $\left(\dfrac{1}{2},\ 0\right)$

(L) $\dfrac{1}{2}$　(う)は解答のプロセスを参照

〔出題者が求めたポイント〕

(数学II・三角関数，平面図形と式，微分積分)

$\tan(\alpha\pm\beta)=\dfrac{\tan\alpha\pm\tan\beta}{1\mp\tan\alpha\tan\beta}$(複合同順)

(1) $y=f(x)$の上の$(t,\ f(t))$における接線の方程式は，

$y=f'(t)(x-t)+f(t)$

(2) 直線は，$y=x\tan\alpha+k$ (αはx軸の正方向となす角)で表わされる。

$-1=\tan\dfrac{3}{4}\pi$

(3) m_1とm_2の式を連立方程式にし，交点 P$(x,\ y)$のx, yをθを使って表わす。

$1+\tan^2\theta=\dfrac{1}{\cos^2\theta}$, $\sin^2\theta+\cos^2\theta=1$

$\cos^2\theta-\sin^2\theta=\cos2\theta$, $2\sin\theta\cos\theta=\sin2\theta$

を使って，xとyの式にする。

(4) Cとm_2の交点のx座標をt，1として定積分で，SとTをtで表わす。S＝TよりtSを求めて，Sの値を求める。

〔解答のプロセス〕

(1) $y'=1-2x$

$x=0$のとき，$y'=1$

$\ell_1:y=1(x-0)+0=x$

$1=\tan\dfrac{\pi}{4}$より $m_1:y=x\tan\left(\dfrac{\pi}{4}+\theta\right)$

よって，$m_1:y=\dfrac{1+\tan\theta}{1-\tan\theta}x$

(2) $x=1$のとき，$y'=-1$

$\ell_2:y=-1(x-1)+0=-x+1$

$-1=\tan\dfrac{3}{4}\pi$ より $m_2:y=(x-1)\tan\left(\dfrac{3}{4}\pi+\theta\right)$

よって，$m_2:y=\dfrac{-1+\tan\theta}{1+\tan\theta}(x-1)$

(3) $\dfrac{1+\tan\theta}{1-\tan\theta}x=\dfrac{-1+\tan\theta}{1+\tan\theta}x+\dfrac{1-\tan\theta}{1+\tan\theta}$

$\dfrac{(1+\tan\theta)^2+(1-\tan\theta)^2}{(1-\tan\theta)(1+\tan\theta)}x=\dfrac{(1-\tan\theta)^2}{(1+\tan\theta)(1-\tan\theta)}$

$x=\dfrac{(1-\tan\theta)^2}{2(1+\tan^2\theta)}$

$y=\dfrac{(1-\tan\theta)^2}{2(1+\tan^2\theta)}\dfrac{1+\tan\theta}{1-\tan\theta}=\dfrac{1-\tan^2\theta}{2(1+\tan^2\theta)}$

$2x=\cos^2\theta(1-\tan\theta)^2=(\cos\theta-\sin\theta)^2$

$=1-\sin2\theta$

よって，$\sin2\theta=1-2x$

$2y=\cos^2\theta(1-\tan^2\theta)=\cos^2\theta-\sin^2\theta$

$=\cos2\theta$

よって，$\cos2\theta=2y$

$\sin^22\theta+\cos^22\theta=1$ より $(1-2x)^2+(2y)^2=1$

従って，$\left(x-\dfrac{1}{2}\right)^2+y^2=\dfrac{1}{4}$

中心の座標$\left(\dfrac{1}{2},\ 0\right)$，半径$\dfrac{1}{2}$の円周

(4) m_2とCとの交点のx座標をt，1とする。

$0<t<1$

$x-x^2=\dfrac{-1+\tan\theta}{1+\tan\theta}(x-1)$ とすると，

$(x-1)\left(x-\dfrac{1-\tan\theta}{1+\tan\theta}\right)=0$　$\therefore t=\dfrac{1-\tan\theta}{1+\tan\theta}$

$m_2:y=-t(x-1)=-tx+t$

$S=\displaystyle\int_t^1(x-x^2+tx-t)\,dx$

$=\left[-\dfrac{1}{3}x^3+\dfrac{1}{2}(t+1)x^2-tx\right]_t^1$

$=-\dfrac{1}{6}t^3+\dfrac{1}{2}t^2-\dfrac{1}{2}t+\dfrac{1}{6}$

$T=\displaystyle\int_0^t(-tx+t-x+x^2)\,dx$

$=\left[\dfrac{1}{3}x^3-\dfrac{1}{2}(t+1)x^2+tx\right]_0^t$

$=-\dfrac{1}{6}t^3+\dfrac{1}{2}t^2$

$-\dfrac{1}{6}t^3+\dfrac{1}{2}t^2-\dfrac{1}{2}t+\dfrac{1}{6}=-\dfrac{1}{6}t^3+\dfrac{1}{2}t^2$

$-\dfrac{1}{6}(3t-1)=0$　よって，$t=\dfrac{1}{3}$

$S=-\dfrac{1}{162}+\dfrac{1}{18}-\dfrac{1}{6}+\dfrac{1}{6}=\dfrac{8}{162}=\dfrac{4}{81}$

IV

〔解答〕

(M) $\left(x-\dfrac{p}{2}\right)^2+\left(y-\dfrac{q}{2}\right)^2=\dfrac{p^2+q^2}{4}$　(N) $-\dfrac{p}{q}x$

(O) $\dfrac{5}{6}$　(P) $\dfrac{1}{4}$　(え)は解答のプロセスを参照

〔出題者が求めたポイント〕

(数学Ⅱ・平面図形と式, 数学A・確率)

(1) 円を $(x-a)^2+(y-b)^2=r^2$ として通る点を代入して, a, b, rを求める。

(2) Cの中心とOを通る直線を$y=nx$, ℓ を$y=mx$とすると, $nm=-1$

(3) (ⅰ) 円の面積は πr^2

p^2+q^2の和は, $p=k$ のとき q は1〜6あり q^2 の和 ℓ を求め, kは1〜6が6ずつある。

$$\sum_{k=1}^{n} k^2=\frac{n(n+1)(2n+1)}{6}$$

(ⅱ) PとQを通る直線を$y=nx+k$, ℓ を$y=mx$とすると交わるのは$n\neq m$のとき。

$n=m$の確率を求め, 1から引く。

(ⅲ) $(x-a)^2+(y-b)^2=r^2$の上の(x_0, y_0)における接線は, $(x_0-a)(x-a)+(y_0-b)(y-b)=r^2$

ℓ との交点R(x_1, y_1)を求める。

△OPRの面積は, $\dfrac{1}{2}\mathrm{OP}\cdot y_1$

〔解答のプロセス〕

(1) C: $(x-a)^2+(y-b)^2=r^2$とする。

原点Oを通るので, $a^2+b^2=r^2$

点Pを通るので, $(p-a)^2+b^2=r^2$

点Qを通るので, $a^2+(q-b)^2=r^2$

$p^2-2ap=0$, $q^2-2bq=0$ より

$$a=\frac{p}{2},\ b=\frac{q}{2},\ r^2=\frac{p^2+q^2}{4}$$

$$\left(x-\frac{p}{2}\right)^2+\left(y-\frac{q}{2}\right)^2=\frac{p^2+q^2}{4}$$

(2) Cの中心$\left(\dfrac{p}{2}, \dfrac{q}{2}\right)$

OとCの中心を通る直線の傾きは $\dfrac{q}{p}$

ℓ の傾きをmとすると, $\dfrac{q}{p}m=-1$より $m=-\dfrac{p}{q}$

$\ell: y=-\dfrac{p}{q}x$

(3) (ⅰ) 円の面積は, $\dfrac{p^2+q^2}{4}\pi$

$$\sum_{q=1}^{6} q^2=\frac{6(6+1)(12+1)}{6}=91$$

$$\sum_{p=1}^{6}(6p^2+91)=6\cdot 91+6\cdot 91=1092$$

期待値は, $\dfrac{1}{36}\left(\dfrac{1092}{4}\pi\right)=\dfrac{91}{12}\pi$

(ⅱ) 直線PQ: $y=\dfrac{0-q}{p-0}x+q=-\dfrac{q}{p}x+q$

交わらないときは, $-\dfrac{q}{p}=-\dfrac{p}{q}$のとき,

$p^2=q^2$ でp, qは正より $p=q$

従って, $p=q$となるのは1〜6の6通り。

従って, 交わる確率は, $1-\dfrac{6}{36}=\dfrac{5}{6}$

(ⅲ) CのPにおける接線は,

$$\left(p-\frac{p}{2}\right)\left(x-\frac{p}{2}\right)+\left(0-\frac{q}{2}\right)\left(y-\frac{q}{2}\right)=\frac{p^2+q^2}{4}$$

$$\frac{1}{2}px-\frac{1}{2}qy=\frac{1}{2}p^2$$

よって, $y=\dfrac{p}{q}x-\dfrac{p^2}{q}$

$-\dfrac{p}{q}x=\dfrac{p}{q}x-\dfrac{p^2}{q}$ より $x=\dfrac{p}{2}$, $y=-\dfrac{p^2}{2q}$

△OPRの面積は, $\dfrac{1}{2}p\dfrac{p^2}{2q}=\dfrac{p^3}{4q}$

この値が整数となるのは,

$q=1$のとき, $p=2, 4, 6$

$q=2$のとき, $p=2, 4, 6$

$q=3$のとき, $p=6$

$q=4$のとき, $p=4$

$q=6$のとき, $p=6$

の9通り。

確率は, $\dfrac{9}{36}=\dfrac{1}{4}$

化 学

解答

26年度

F 方式試験

I [解答]

問1.③　問2.⑤

問3.(1) $Cr_2O_7^{2-} + 14H^+ + 6e^- \rightarrow 2Cr^{3+} + 7H_2O$

(2) $+6 \rightarrow +3$　問4.(1) 2.3　(2) 2.7　(3) 12.1

問5.(1) 0.099 L　(2) 1.6×10^{-3} g　(3) 0.16 L

問6.(1) $CH_3-CH_2-O-CH_2-CH_3$　(2) $CH_2=CH_2$

(3) ⌬-OH　問7.ア② イ① ウ② エ①

[出題者が求めたポイント] 全範囲小問集

[解答の手順]

問1. 反応は

① $Cu + 4HNO_3 \rightarrow Cu(NO_3)_2 + 2H_2O + 2NO_2$

② $CaC_2 + 2H_2O \rightarrow C_2H_2 + Ca(OH)_2$

③ $Cu + 2H_2SO_4 \rightarrow CuSO_4 + 2H_2O + SO_2$

④ $2NH_4Cl + Ca(OH)_2 \rightarrow CaCl_2 + 2H_2O + 2NH_3$

⑤ $NaCl + H_2SO_4 \rightarrow NaHSO_4 + HCl$

水に溶け空気より重いSO_2とHClは下方置換(C), 水に溶け空気より軽いNH_3は上方置換(B)

問2. ①正 陽子の数が同じ＝同じ元素

②正 例^{12}C, ^{16}O　③, ④正　⑤陽子数の多いNa^+の方が原子核が電子を強く引き付けるので小さい。

問3. (2) $Cr_2O_7^{2-}$ の Cr：$2x + (-2) \times 7 = -2$

$x = +6$　Cr^{3+} の Cr：イオンの電荷＝+3

問4. (1) $pH = 2.0 \rightarrow [H^+] = 1.0 \times 10^{-2}$ mol/L

2倍にうすめるから　$[H^+] = 1/2 \times 10^{-2}$ mol/L

$pH = -\log_{10}(1/2 \times 10^{-2}) = 2 + \log_{10}2 = 2.30$

(2) $[H^+] = \sqrt{cK_a} = \sqrt{0.20\ \text{mol/L} \times 1.8 \times 10^{-5}\ \text{mol/L}}$

$= \sqrt{36 \times 10^{-7}\ \text{mol}^2/\text{L}^2} = 6 \times 10^{-3.5}$ mol/L

$pH = -\log_{10}(2 \times 3 \times 10^{-3.5})$

$= 3.5 - \log_{10}2 - \log_{10}3 = 2.72$

(3) 過剰のOH^-は

$0.050\ \text{mol/L} \times 30 \times 10^{-3}\ \text{L} - 0.10\ \text{mol/L} \times 10 \times 10^{-3}\ \text{L}$

$= 5.0 \times 10^{-4}$ mol

$$[OH^-] = \frac{5.0 \times 10^{-4}\ \text{mol}}{(10 + 30) \times 10^{-3}\ \text{L}} = \frac{1}{80}\ \text{mol/L}$$

$$[H^+] = \frac{K_w}{[OH^-]} = \frac{1.0 \times 10^{-14}\ \text{mol}^2/\text{L}^2}{1/80\ \text{mol/L}}$$

$= 8.0 \times 10^{-13}\ \text{mol/L} = 2^3 \times 10^{-13}$ mol/L

$pH = -\log_{10}(2^3 \times 10^{-13})$

$= 13 - 3\log_{10}2 = 12.10$

問5. (1) 1.0×10^5 Pa, 0℃で2.2×10^{-3} molの酸素は

$22.4\ \text{L/mol} \times 2.2 \times 10^{-3}\ \text{mol} = 0.0493$ L

ヘンリーの法則より，圧力が変っても水1.0 Lに溶ける酸素は0.0493 Lであるから，水2.0 Lでは

0.0493 L/水1 L × 水2.0 L ≒ 0.099 L

(2) 水素の分圧は　$4.0 \times 10^5\ \text{Pa} \times 1/(1 + 4)$

$= 0.80 \times 10^5$ Pa　なので，溶解度は

1.0×10^{-3} mol/水1 L × $\dfrac{0.80 \times 10^5\ \text{Pa}}{1.0 \times 10^5\ \text{Pa}}$

$= 8.0 \times 10^{-4}$ mol/水1 L　溶解量は

2.0 g/mol × 8.0×10^{-4} mol/水1 L × 水1.0 L

$= 1.6 \times 10^{-3}$ g

(3) 酸素の分圧は　$4.0 \times 10^5\ \text{Pa} \times 4/5 = 3.2 \times 10^5$ Pa

溶解度は　2.2×10^{-3} mol/水1 L × $\dfrac{3.2 \times 10^5\ \text{Pa}}{1.0 \times 10^5\ \text{Pa}}$

$= 7.04 \times 10^{-3}$ mol/水1 L

22.4 L/mol × 7.04×10^{-3} mol/水1 L × 水1.0 L

≒ 0.16 L

問6. (1) $2C_2H_5OH \xrightarrow{130℃} C_2H_5OC_2H_5 + H_2O$

(2) $C_2H_5OH \xrightarrow{170℃} CH_2=CH_2 + H_2O$

(3) ジアゾニウム塩は温度が高いと分解してN_2を発生する。

[⌬-N≡N]Cl + $H_2O \rightarrow$ ⌬-OH + N_2 + HCl

問7. 純水と水溶液を半透膜を隔てて接しておくと，純水側から溶液側に水分子が半透膜を通って移動し(浸透)，溶液側の液面が高くなる。

浸透が起きないように溶液に加える圧力Πを浸透圧といい，溶液のモル濃度cと絶対温度Tに比例する。　$\Pi = cRT$ (R：気体定数)

よってA，Bに水を加えると溶液が薄まり，浸透圧が小さくなるので液面差は小さくなる。

II [解答]

問1. $2K + 2H_2O \rightarrow 2KOH + H_2$

問2. Ag_2S，黒色

問3. $Ca(OH)_2 + CO_2 \rightarrow CaCO_3 + H_2O$

$CaCO_3 + H_2O + CO_2 \rightarrow Ca(HCO_3)_2$

問4. (A) K　(B) O　(C) S　(D) C

[出題者が求めたポイント] 元素の推定とその化合物の性質

[解答の手順]

原子量12以上臭素(原子量80)より小さいアルファベット1文字の典型元素は$_6C$, $_7N$, $_8O$, $_9F$, $_{15}P$, $_{16}S$, $_{19}K$。

原子番号が奇数の元素AはN，F，P，Kで，元素B～DはC，O，S

単体が気体の元素BはO，O 1原子とH 2原子の化合物XはH_2O

H_2Oと激しく反応する元素Aの単体(気体ではない)はKで，KOHとH_2が生じる。

元素Cと水素との化合物はCH_4などの炭化水素とH_2Sが考えられるが，水溶性，硝酸銀との反応より元素Cは硫黄であり，元素Dが炭素である。

$H_2S + 2AgNO_3 \rightarrow Ag_2S$(黒) $+ 2HNO_3$

炭素(元素D)と酸素(元素B)の化合物はCO_2とCO，石灰水を白濁するのはCO_2で，白色沈殿の$CaCO_3$は

過剰のCO_2には$Ca(HCO_3)_2$になって溶ける。

Ⅲ [解答]

問1. $4OH^- \rightarrow 2H_2O + O_2 + 4e^-$

問2. 0.40 A　問3. 127 mg　問4. 40.0 mL

[出題者が求めたポイント] 電気分解

[解答の手順]

各極の反応は

電解槽Ⅰ

陽極　$4OH^- \rightarrow 2H_2O + O_2 + 4e^-$ ……①

陰極　$2H_2O + 2e^- \rightarrow H_2 + 2OH^-$ ……②

電解槽Ⅱ

陽極　$2H_2O \rightarrow O_2 + 4H^+ + 4e^-$ ……③

陰極　$Cu^{2+} + 2e^- \rightarrow Cu$ ……④

問2.　発生したO_2は1.00×10^{-3} molなので，式①より電子の物質量は4.00×10^{-3} mol。

$$\frac{x\,[\mathrm{A}] \times (60 \times 16 + 5)\,\mathrm{s}}{9.65 \times 10^4\,\mathrm{C/mol}} = 4.00 \times 10^{-3}\,\mathrm{mol}$$

$$x = 0.400\,[\mathrm{A}]$$

問3.　析出したCuは式④より2.00×10^{-3} mol

$63.5 \times 10^3\,\mathrm{mg/mol} \times 2.00 \times 10^{-3}\,\mathrm{mol} = 127\,\mathrm{mg}$

問4.　式①＋式②×2　より電解槽Ⅰの反応を1つにまとめると　$2H_2O \rightarrow 2H_2 + O_2$

NaOHの量は変化しないので，中和に必要な塩酸の量は変らない。

Ⅳ [解答]

問1. ア融解　イ凝固　ウ蒸気　エ大気　オ蒸気　カ大気圧　問2. d　問3. e

問4.　水素とフッ素の電気陰性度の差が極めて大きく，分子間に水素結合が生じているため。

問5.　塩素分子間に働く力は弱いファンデルワールス力であるが，共有結合の結晶では全原子が強い共有結合で結合しているため。

[出題者が求めたポイント] 沸点の高低と大気圧，粒子間の結合

[解答の手順]

問1.　液体の分子のうちエネルギーの大きい分子は分子間力を振り切って空間に飛び出す(蒸発)。温度が高くなると分子のエネルギーは大きく，大気圧に負けずに液体の内部からも蒸発してくる。これが沸騰で，そのときの温度が沸点である。よって沸点の高低は大気圧の大小により決まり，大気圧が低いと沸点は低い。

問2.　蒸発は，分子が分子間に働く力を振り切ってばらばらになり空間に飛び出す現象である。

問3.　全ての原子，分子の間には弱い引力であるファンデルワールス力が働いている。ファンデルワールス力は原子(分子間)の接近に伴う瞬間的な電荷の偏りに依る力なので，陽子や電子が多いほど(したがって分子量が多いほど)強く，沸点が高くなる。

問4.　H−F，H−O，H−N結合では2原子間の電気陰性度の差が大きく結合の極性が大きいため，H原子をはさんで他の分子と静電気的に結合する（水素結合)。そのため分子間の結合を切るのに必要なエネルギーが大きく，沸点が高い。

…H−F……H−F……H−F…

（…が水素結合)

問5.　共有結合の結晶で全原子をつないでいる共有結合の結合力は，他の結合の結合力より強い。

Ⅴ [解答]

問1. ジスルフィド結合

問2. システイン，PbS

問3. グリシン，不斉炭素原子がない

問4. 等電点，−COOHが2個あるので，酸性にしないと＋と−の電荷の数が同じにならない。

問5.　酸性：$H_3N^+-CH_2-COOH$

中性：$H_3N^+-CH_2-COO^-$

塩基性：$H_2N-CH_2-COO^-$

[出題者が求めたポイント] トリペプチドの構成，アミノ酸の推定と性質

[解答の手順]

還元型グルタチオンの加水分解は

HOOC−CH(NH_2)−CH_2−CH_2−C(=O)−×−NH−CH(CH_2−SH)−C(=O)−×−NH−CH_2−COOH

↓

(ア) HOOC−CH(NH_2)−CH_2−CH_2−COOH

(イ) H_2N−CH(CH_2−SH)−COOH

(ウ) H_2N-CH_2-COOH

問1.　$-SH + HS- \xrightarrow{酸化} -S-S-$

メルカプト基　ジスルフィド結合

問2.　有機物中の硫黄は実験1の操作で硫化鉛(Ⅱ)の黒色沈殿となる。よってアミノ酸Aは硫黄を含む(イ)システインである。

問3.　α-アミノ酸で不斉炭素原子をもたないのは(ウ)グリシンのみである。

問4.　$-NH_2$と−COOHが同数のアミノ酸は中性付近で$-NH_3^+$と$-COO^-$が同数となり，電気泳動をしない(等電点は約6)。一方アミノ酸(ア)は中性付近では$-NH_3^+$ 1個と$-COO^-$ 2個で陰イオンになっている。よって溶液を酸性にしないと$-NH_3^+$と−COOHが1個ずつにならない。よって(ア)のような−COOHの多いアミノ酸(酸性アミノ酸)の等電点は小さく，(ア) グルタミン酸では3.22である。逆に$-NH_2$の多い塩基性アミノ酸の等電点は大きく，例えばリシンでは9.74である。

問5.　アミノ酸は一般に酸性では$-NH_3^+$と−COOHをもち，陽イオンになり，塩基性では$-NH_2$と$-COO^-$をもち陰イオンとなり，中性では$-NH_3^+$と$-COO^-$をもつ双性イオンになる。

G 方 式 試 験

I [解答]

問1.② 問2.② 問3. 19 g

問4. (1) Q_3：① Q_6：②

(2) Q_1：966 kJ Q_3：890 kJ Q_5：1568 kJ

問5. (1) エチレングリコール，テレフタル酸

(2) 6−ナイロン (3) H＼C=C／H（H／ ＼Cl）

$$\mathrm{H_2C=CHCl}$$

問6. (ア)エタノール (イ)二酸化炭素

(ウ)アルコール発酵

[出題者が求めたポイント] 全範囲小問集

[解答の手順]

問1. その値が小さいほど陽イオンになり易い事項はイオン化エネルギー，その値が大きいほど陰イオンになり易い事項は電子親和力。イオン化エネルギーの小さい原子と電子親和力の大きい原子は陽イオンと陰イオンになって結合する。

問2. $Cu(OH)_2 + 4NH_3 \rightarrow [Cu(NH_3)_4]^{2+} + 2OH^-$

$HCl + NH_3 \rightarrow NH_4Cl$

$H_2SO_4 + 2NH_3 \rightarrow (NH_4)_2SO_4$

問3. 水100 gすなわち40℃の飽和水溶液(100＋62) gを20℃に冷却すると，溶解度の差の(62－31) g/水100 gの結晶が析出するから

$$100\,\mathrm{g} \times \frac{31\,\mathrm{g}}{162\,\mathrm{g}} \fallingdotseq 19\,\mathrm{g}$$

問4. (1) Q_3：CH_4が完全燃焼してCO_2とH_2Oになる変化であるから，CH_4の燃焼熱を表している。

Q_6：単体のCとH_2からCH_4 1 molが生じる変化であるから，CH_4の生成熱を表している。

(2) Q_1：C (黒鉛) 1 molがCO_2 (気)になる変化とH_2 (気) 2 molがH_2O (液)になる変化であるからCO_2 (気)の生成熱＝C (黒鉛)の燃焼熱 とH_2O (液)の生成熱の2倍＝H_2 (気)の燃焼熱の2倍 の和で

394 kJ/mol × 1 mol ＋ 286 kJ/mol × 2 mol ＝ 966 kJ

Q_3：CH_4 (気)の燃焼熱であるから

890 kJ/mol × 1 mol ＝ 890 kJ

Q_5：Q_4はCH_4 (気) 1 mol中のC−H結合4 molを切るのに必要なエネルギーであるから

411 kJ/mol × 4 mol ＝ 1644 kJ

Q_6 (CH_4の生成熱) ＝ Q_2

$= Q_1 - Q_3 = 966\,\mathrm{kJ} - 890\,\mathrm{kJ} = 76\,\mathrm{kJ}$

$Q_5 = Q_4 - Q_6$

$= 1644\,\mathrm{kJ} - 76\,\mathrm{kJ} = 1568\,\mathrm{kJ}$

問5. (1)

$n\,HO{-}(CH_2)_2{-}OH + n\,HOOC{-}C_6H_4{-}COOH$

エチレングリコール　テレフタル酸

$\rightarrow {-}\!\!\left[O{-}(CH_2)_2{-}O{-}CO{-}C_6H_4{-}CO\right]\!\!{-}_n + 2n\,H_2O$

ポリエチレンテレフタラート

(2) 炭素数6のポリアミドで6−ナイロンという。

(3) $n\,CH_2{=}CHCl \rightarrow {-}\!\!\left[CH_2{-}CHCl\right]\!\!{-}_n$

塩化ビニル　ポリ塩化ビニル

問6. $C_6H_{12}O_6 \xrightarrow[\text{アルコール発酵}]{\text{チマーゼ}} 2C_2H_5OH + 2CO_2$

II [解答]

問1. $2F_2 + 2H_2O \rightarrow 4HF + O_2$

H_2Oは還元剤

問2. $Cl_2 + H_2 \rightarrow 2HCl$

問3. 塩化水素，次亜塩素酸

問4. (1) 無色→赤褐色

(2) $2KI + Cl_2 \rightarrow 2KCl + I_2$

問5. 過酸化水素水に酸化マンガン(IV)を加える。

または 塩素酸カリウムと酸化マンガン(IV)の混合物を加熱する。

問6. (1) NH_3 (2) ハーバー・ボッシュ法

問7. フッ素，塩素

[出題者が求めたポイント] 気体の推定とその反応

[解答の手順]

単体が二原子分子の気体であるのはH_2，N_2，O_2，F_2，Cl_2 である。

極めて反応性が高いのはF_2 H_2と混合すると低温でも爆発する。 $F_2 + H_2$ (B) $\rightarrow 2HF$ 水と反応し，O_2を発生する。生じるHFは弱酸。

$2F_2 + 2H_2O \rightarrow O_2\,(C) + 4HF$

O_2とH_2との混合気体は，点火により爆発する。

$2H_2 + O_2 \rightarrow 2H_2O$

H_2との混合気体が光により爆発するのはCl_2

$H_2 + Cl_2 \rightarrow 2HCl$

Cl_2は水に溶けHClとHClOを生じる。HClOは酸化力が強く，塩素水は殺菌，漂白に用いられる。

$Cl_2 + H_2O \rightleftarrows HCl + HClO$

安定な気体EはN_2

$N_2 + 3H_2 \xrightarrow{\text{高温高圧}} 2NH_3$

$N_2 + O_2 \xrightarrow{\text{高温}} 2NO$

$2NO + O_2 \rightarrow 2NO_2$ (赤褐色)

問1. Fの酸化数は0→−1 と減少＝還元された＝F_2は酸化剤 Oの酸化数は−2→0と増加＝酸化された＝H_2Oは還元剤

問4. Cl_2はI_2より酸化力が強く，KIからI_2を遊離させる。KIは無色，I_2は(赤)褐色

問5. $2H_2O_2 \xrightarrow{MnO_2} 2H_2O + O_2$

$2KClO_3 \xrightarrow[\text{加熱}]{MnO_2} 2KCl + 3O_2$

問6. NH_3の工業的製法はハーバー・ボッシュ法

問7. F_2は淡黄色，Cl_2は黄緑色，他は無色

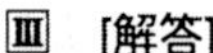 [解答]

問1. ㋐ c　㋑ b　㋒ e

問2. $CH_3-C(=O)-OH$

問3. 硫酸塩をアミノ基に戻し，エステルを遊離する。

問4. (A) $CH_3-C_6H_4-N(H)-C(=O)-CH_3$

(B) $HO-C(=O)-C_6H_4-N(H)-C(=O)-CH_3$

問5. 60%

[出題者が求めたポイント]　*p*-アミノ安息香酸エチルの合成

[解答の手順]

$CH_3-C_6H_4-NH_2 + (CH_3CO)_2O$

$\xrightarrow{\text{アセチル化}} CH_3-C_6H_4-NHCOCH_3\ (A) + CH_3COOH$

$CH_3-C_6H_4-NHCOCH_3 + 2KMnO_4$

$\xrightarrow{\text{酸化}} KOOC-C_6H_4-NHCOCH_3 + 2MnO_2 + KOH + H_2O$

$KOOC-C_6H_4-NHCOCH_3 + H^+$

$\rightarrow HOOC-C_6H_4-NHCOCH_3\ (B) + K^+$

$HOOC-C_6H_4-NHCOCH_3 + HCl + H_2O$

$\xrightarrow{\text{加水分解}} HOOC-C_6H_4-NH_3Cl + CH_3COOH$

$HOOC-C_6H_4-NH_3Cl + NaOH$

$\xrightarrow{\text{中和}} HOOC-C_6H_4-NH_2 + NaCl + H_2O$

$2HOOC-C_6H_4-NH_2 + 2C_2H_5OH + H_2SO_4$

$\xrightarrow{\text{エステル化}} (C_2H_5OOC-C_6H_4-NH_3)_2SO_4 + 2H_2O$

$(C_2H_5OOC-C_6H_4-NH_3)_2SO_4 + Na_2CO_3$

$\xrightarrow{\text{中和}} 2C_2H_5OOC-C_6H_4-NH_2 + Na_2SO_4 + CO_2 + H_2O$

問1.　トルイジンをそのまま酸化すると$-NH_2$も酸化されるので，アセチル基をつけて保護してから$-CH_3$を酸化して$-COOH$にし，エステル化して目的物を得る。

問2.　無水酢酸は水と反応して酢酸になる。

$(CH_3CO)_2O + H_2O \rightarrow 2CH_3COOH$

問3.　$-COOH$をエステル化したとき，触媒として用いたH_2SO_4が$-NH_2$と反応して塩となるので，Na_2CO_3で中和して$-NH_2$に戻す。

問5.　*p*-トルイジン1 molから*p*-アミノ安息香酸エチル1 molが生じるから，反応率をx〔%〕とすると

$$\frac{6.42\ \text{g}}{107\ \text{g/mol}} \times \frac{x}{100} = \frac{5.94\ \text{g}}{165\ \text{g/mol}}$$

$$x = 60\ 〔\%〕$$

Ⅳ　[解答]

問1. ㋐ 活性化状態　㋑ 活性化エネルギー

問2. 吸熱反応

問3. (1) $E_1 - E_3$　(2) $E_3 - E_2$　(3) $E_1 - E_2$　　問4. ①

問5.

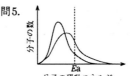

問6. (1) $v = k[X]^2[Y]$　(2) $2.5 \times 10^{-2}\ L^2/(mol^2 \cdot s)$

(3) $1.8 \times 10^{-3}\ mol/(L \cdot s)$

[出題者が求めたポイント]　反応経路とエネルギー，反応速度式

[解答の手順]

問1.　反応が起こるとき，反応物の粒子が衝突し，元の結合が切れかかり新しい結合が生じかけた，エネルギーの高い状態になる。この状態を活性化状態，活性化状態になるのに必要なエネルギーを活性化エネルギーという。活性化状態からは新しい物質になることも元の物質に戻ることもある。

問2.　生成物のエネルギーの方が反応物のエネルギーより大きいから，差のエネルギーを外から受取る必要がある。すなわち吸熱反応である。

問3.　(1) 反応物が活性化状態になるのに必要なエネルギーであるから　$E_1 - E_3$

(2) 反応物と生成物のエネルギー差であるから

$E_3 - E_2$　この値が負になるときは吸熱反応

(3) 逆反応では，図の生成物が反応物。(1)と同様に

$E_1 - E_2$

問4.　分子のもつエネルギーが大きくなるので，正反応も逆反応も活性化エネルギーをもった分子が増え，反応は速くなる。

問5.　温度が上がるとエネルギーの大きな分子が増えるので分子の数の分布曲線の山は低くなり，裾野が右に広がる。

問6.　(1) 実験①と②より[X]が同じで[Y]が2倍になるとZの生成速度vは2倍になっているから，vは[Y]に比例するとわかる。

実験①と③より[Y]が同じで[X]が2倍になるとZの生成速度vは4倍になっているから，vは[X]の2乗に比例するとわかる。よってvは　$v = k[X]^2[Y]$と表される。

(2) ①の実験結果より

$1.0 \times 10^{-4}\ mol/(L \cdot s)$

$= k \times (0.20\ mol/L)^2 \times 0.10\ mol/L$

$k = 0.025\ 〔L^2/(mol^2 \cdot s)〕$

(他の実験結果を用いてもよい)

(3)　v_4〔mol/(L·s)〕

$= 0.025\ L^2/(mol^2 \cdot s) \times (0.60\ mol/L)^2 \times 0.20\ mol/L$

$= 1.8 \times 10^{-3}\ mol/(L \cdot s)$

Ⅴ　[解答]

問1. ㋐ 弱酸性　1 $\sqrt{CK_b}$

2 $\dfrac{K_w}{K_b}$　3 $\dfrac{x^2}{C_s}$　4 $\sqrt{\dfrac{C_sK_w}{K_b}}$

問2. 9.0　　問3. 1.4 × 10^{-3} mol/L

[出題者が求めたポイント]　アニリン，アニリン塩酸塩水溶液の$[OH^-]$，$[H^+]$

[解答]　アニリンの電離平衡

$C_6H_5NH_2 + H_2O \rightleftarrows C_6H_5NH_3^+ + OH^-$　について

電離定数　$K_b = \dfrac{[C_6H_5NH_3^+][OH^-]}{[C_6H_5NH_2]}$

アニリン水溶液の濃度C，電離度αのとき

$[C_6H_5NH_2] = C(1-\alpha)$

$[C_6H_5NH_3^+] = [OH^-] = C\alpha$

$$K_b = \frac{C\alpha \times C\alpha}{C(1-\alpha)} = \frac{C\alpha^2}{1-\alpha}$$

αは小さいから　$1-\alpha \fallingdotseq 1$　　よって

$$K_b = C\alpha^2 \qquad \alpha = \sqrt{\frac{K_b}{C}}$$

$$[OH^-] = C\alpha = C\sqrt{\frac{K_b}{C}} = \sqrt{CK_b} \qquad \cdots\cdots(4)$$

アニリン塩酸塩の加水分解

$C_6H_5NH_3^+ + H_2O \rightleftarrows C_6H_5NH_2 + H_3O^+$

について

加水分解定数　$K_h = \dfrac{[C_6H_5NH_2][H_3O^+]}{[C_6H_5NH_3^+]}$　……(8)

(8)式の分子・分母に$[OH^-]$を掛けて変形すると

$$K_h = \frac{[C_6H_5NH_2][H_3O^+][OH^-]}{[C_6H_5NH_3^+][OH^-]} = \frac{[H_3O^+][OH^-]}{\dfrac{[C_6H_5NH_3^+][OH^-]}{[C_6H_5NH_2]}} = \frac{K_w}{K_b} \qquad \cdots\cdots(9)$$

アニリン塩酸塩水溶液の濃度をC_s〔mol/L〕，生じたアニリンの濃度をx〔mol/L〕とすると

$[C_6H_5NH_3^+] = C_s - x$〔mol/L〕

$[C_6H_5NH_2] = [H_3O^+] = x$〔mol/L〕

xは小さいから　$C_s - x \fallingdotseq C_s$　と近似すると

(8)式より　$K_h = \dfrac{x \times x}{C_s - x} = \dfrac{x^2}{C_s}$　……(10)

(9)式，(10)式より

$$\frac{x^2}{C_s} = \frac{K_w}{K_b} \qquad x = [H_3O^+] = \sqrt{\frac{C_sK_w}{K_b}} \quad \cdots(11)$$

問2.　(4)式より　$[OH^-] = \sqrt{CK_b}$

$= \sqrt{0.20\ \text{mol/L} \times 5.0 \times 10^{-10}\ \text{mol/L}}$

$= \sqrt{1.0 \times 10^{-10}\ \text{mol}^2/\text{L}^2} = 1.0 \times 10^{-5}$ mol/L

$[H^+] = \dfrac{K_w}{[OH^-]} = \dfrac{1.0 \times 10^{-14}\ \text{mol}^2/\text{L}^2}{1.0 \times 10^{-5}\ \text{mol/L}}$

$= 1.0 \times 10^{-9}$ mol/L

$\text{pH} = -\log_{10}(1.0 \times 10^{-9}) = 9.0$

問3.　(11)式より

$$[H^+] = \sqrt{\frac{C_sK_w}{K_b}} = \sqrt{\frac{0.10\ \text{mol/L} \times 1.0 \times 10^{-14}\text{mol}^2/\text{L}^2}{5.0 \times 10^{-10}\ \text{mol/L}}}$$

$= \sqrt{2.0 \times 10^{-6}\ \text{mol}^2/\text{L}^2}$

$= 1.4 \times 10^{-3}$ mol/L

なおpHを求めると2.85になる。

平成25年度

問　題　と　解　答

英 語

問題

25年度

F方式

I 次の英文を読んで，下の問いに答えなさい．【配点 24】

When the master inventor Thomas Edison died on Oct. 18 exactly 80 years ago, words of admiration for his achievements resounded across the United States.

However, some journalists showed profound insight. For example, a newspaper carried a column that observed that, compared with the speed with which inventions advance, the wisdom that modern people need to understand the rapid change around them shows much slower progress. I found that quotation in a recent essay in an extra issue of the weekly magazine AERA by the astrophysicist Satoru Ikeuchi.

(1) <u>The statement</u> predicts an age in which humans cannot keep up with the progress of science and technology. We may create new products but, (A) utilizing them effectively, find ourselves controlled by them. When I look back on the past 80 years and the advancement of technology that gave birth to everything from nuclear power to cellphones, I have to tip my hat to the writer's keen insight.

Recently, cellphone software to monitor other people's movements and phone calls stirred controversy. (B) cellphones are convenient, they bring the risk of meddling and constraint. (2) <u>Thanks to the advanced wireless technology that connects us, we live in a "round-the-clock response society."</u> This fact alone is mind-boggling when we think about the days when we only had the fixed-line (C).

According to a survey by the Institute of Statistical Mathematics, 56 percent of respondents in 2008 agreed that people become "less human" with the advancement of science and technology. The ratio of those giving (3) <u>that answer</u> was the highest ever and double that of about 50 years before. After the accident at the Fukushima No. 1 nuclear power plant, I am sure the percentage will have grown.

In the past, we (D) say: "Necessity is the mother of invention." But Ikeuchi says in his essay that invention has become the mother of necessity. What about Japan's nuclear power plants? Are they there because we need them, or have they become necessary because they exist? Which of those statements is true? I want to ponder this question on the anniversary of the death of the master inventor.

(*The Asahi Shimbun*, Oct. 19, 2011)

astrophysicist 宇宙物理学者
tip my hat to 感服する
meddle 干渉する
constraint 拘束
mind-boggling 信じられない
the Institute of Statistical Mathematics 統計数理研究所
respondent 回答者

問1 下線部（1）the statement とは何か．日本語で説明しなさい．

問2 下線部（2）の内容を日本語で表現しなさい．

問3 下線部（3）that answer とは何か．日本語で説明しなさい．

問4 （ A ）～（ D ）に入るべき単語を，それぞれ下から選び，記号で答えなさい．

（ A ） ① better than ② as well as ③ rather than ④ in addition

（ B ） ① However ② Because ③ As ④ While

（ C ） ① fax ② telephone ③ television ④ radio

（ D ） ① use to ② used to ③ are used to ④ were used to

Ⅱ 次の英文を読んで，下の問いに答えなさい．【配点 31】

Climate scientists are divided (A) exactly what role global warming plays in making hurricanes like Sandy bigger and stronger. Researchers know that tropical storms derive their energy from warm waters. That's one reason hurricanes are much more common in the hot tropics. The Atlantic Ocean is about 2°F (1°C) warmer (A) average than it was a century ago, in part because of man-made climate change. Warmer waters generally mean stronger storms, and indeed, (1) <u>scientists have agreed that climate change seems likely to lead to stronger and wetter storms, though possibly fewer of them.</u>

Then again, Sandy was more than a hurricane. It was a hybrid storm, a tropical cyclone that, as it moved north, drew energy (B) the sharp differences in temperature and air pressure coming (B) an atmospheric blocking pattern in the North Atlantic. A tropical cyclone like Sandy usually veers off harmlessly (C) the Atlantic at this time of year, but that Arctic air pattern forced the storm to take a hard left directly (C) the heavily populated Northeast.

That, say most climate scientists, was largely bad luck, though the record Arctic sea-ice melt this summer may have contributed to that northern blocking pattern. But the truth is, (2) <u>there's no way of knowing for sure how much responsibility climate change bears for Sandy, at least not until researchers have had more time to study the storm.</u>

Here's one thing scientists do know, however: climate change has caused sea levels to rise, which made the storm surges and coastal flooding caused (D) Sandy all the more devastating. Overall sea levels have risen (D) 8 in. (20 cm), and the rate has been accelerating recently. That puts coastal cities like Washington and Miami at growing risk for major floods every time a storm strikes. New York City, which saw its subway system flooded and parts of its electricity grid submerged, has more than 580 miles (930 km) of coastline — all of it increasingly encroached by a rising sea. (3) <u>A 2012 paper in *Nature* projected that climate change could lead to floods that should</u>

occur only once a century happening every three to 20 years. It's a visceral reminder that climate change is real and that it generally raises the risks of a range of natural disasters, from heat waves to droughts (E) storms. The science is clear: cutting carbon emissions over the long term is key (E) reducing the risk from extreme weather.

(*Time*, Nov. 12, 2012)

veer off 向きを変える
devastating 壊滅的な
electricity grid 電力供給網
encroach 侵食する
storm surge 高潮
accelerate 加速する
submerge 水浸しにする
visceral 直感的な

問1 下線部(1)の内容を日本語で表現しなさい.

問2 下線部(2)の内容を日本語で表現しなさい.

問3 下線部(3)の内容を日本語で表現しなさい.

問4 (A)~(E)に入るべき単語を下から選び，記号で答えなさい．ただし，同じ選択肢を二回以上使わないこと.

① at ② by ③ from ④ into
⑤ of ⑥ on ⑦ to ⑧ with

III **下線部（1），（2）の内容を英語で表現しなさい.【配点 20】**

ミャンマーの野党，国民民主連合党首，(1) アウン・サン・スー・チー氏は，インド訪問に先立って，11 月 13 日，インドの新聞 The Hindu のインタビューに応えて，次のように話しています.

「(2) わたしたちは，ただ民主主義へと続く道のりの出発点にいるにすぎないということを忘れてはいけない．また，わたしが繰り返し述べているように，それはわたしたち自身で築かなければならない道です．その道は出来上がっていて，待っているのではありません．2008 年に採択された憲法は決して民主主義へと至る平坦な道ではありません．そして，その道の建設すべてを，わたしたち自身でやらなくてはなりません.」

アウン・サン・スー・チー　　Aun San Suu Kyi

数 学

問題

25年度

F方式

I 次の問いに答えなさい. [配点 25]

1. 2次方程式 $x^2+x+p=0$ の2解 α, β に対して $\alpha^2-\beta^2=3$ となるとき, $p=$ (A) である.

2. xy 座標平面上で, x 座標と y 座標がいずれも整数である点を格子点という. $x \geqq 0, y \geqq 0, x+2y \leqq 100$ を同時に満たす格子点の個数は (B) である.

3. 関数 $f(x)=a(\log_3 x)^2+\log_9 bx$ が, $x=\dfrac{1}{3}$ で最小値 $\dfrac{1}{4}$ をとるとき, $(a, b)=$ (C) である.

4. 関数 $y=2\sin\left(2x+\dfrac{\pi}{2}\right)$ のグラフを (D) に描きなさい.

5. 表と裏が等確率で出るコインを n 回投げ, 表が出る回数が0回ならば0点, 1回ならば x 点, 2回以上ならば y 点とするゲームを考え, その点数の期待値を E_n とする. $n \geqq 2$ の n に対して, 不等式 $E_n \geqq y$ が n によらずに成り立つとき, x と y の間の関係を (あ) で調べなさい. ただし, x と y は正とする.

II 次の問いに答えなさい. [配点 25]

実数tに対し，一辺の長さが1の正三角形OABの辺OAを$t:(1-t)$に内分する点をP，辺ABを$2t:(1-2t)$に内分する点をQ，辺BOを$3t:(1-3t)$に内分する点をRとする．ただし，P, Q, Rは正三角形OABの辺上にあり，いずれの頂点とも一致しないものとする．

1. tがとる値の範囲は [(E)] である.

2. $\overrightarrow{OA}=\vec{a}$, $\overrightarrow{OB}=\vec{b}$ とする.

   (i) $\vec{a}\cdot\vec{b}=$ [(F)] である.

   (ii) $\overrightarrow{PQ}$をt, $\vec{a}$, $\vec{b}$を使って表すと，$\overrightarrow{PQ}=$ [(G)] となる.

   (iii) $\angle QPR=\dfrac{\pi}{2}$となるのは，$t=$ [(H)] のときである.

3. 三角形PQRの面積をSとする．Sをtを使って表し，またSの最小値を求めなさい．解答は [(い)] に記しなさい.

III 次の問いに答えなさい． [配点 25]

xy 座標平面上に 3 点 $\mathrm{P}(-\sqrt{3},\ 0)$, $\mathrm{Q}(0,\ 3)$, $\mathrm{R}(\sqrt{3},\ 0)$ がある．3 点 P, Q, R を通る放物線を C とし，また同じ 3 点 P, Q, R を通る円を D とする．

1. C の方程式を $y=f(x)$ とするとき，$f(x)=$ [(I)] である．

2. D は，中心の座標が [(J)]，半径が [(K)] である．

3. D の内部で $y \geqq f(x)$ を満たす部分の面積は [(L)] である．

4. C の接線 l が D の接線でもあるとき，l の方程式を [(う)] で求めなさい．

5. C を y 軸方向に p だけ平行移動した曲線が D と共通点を持つとき，p は [(M)] の範囲にある．

化 学

問題

25年度

F方式

I 問1～問9に答えなさい.【配点 28】

問1 次の①～⑤のうち，共有電子対の数と非共有電子対の数が等しい分子を 2 つ選び，番号で答えなさい.

① H_2O　② NH_3　③ CH_4　④ CO_2　⑤ C_2H_2

問2 （1），（2）に答えなさい.

（1）塩素原子における電子の各電子殻への配置を例にならって示しなさい.

例：K^2L^1

（2）塩化物イオンと電子数が等しい単原子イオンのうち，2 価の陰イオンのイオン式を書きなさい.

問3 [ア] ～ [ウ] に適切な化学式を入れなさい.

鉄のイオンには通常 Fe^{2+} と Fe^{3+} がある. Fe^{2+} を含む水溶液に [ア] の水溶液を加えるとターンブルブルーと呼ばれる濃青色沈殿が生じ，Fe^{3+} を含む水溶液に [イ] の水溶液を加えるとプルシアンブルーやベルリンブルー，紺青と呼ばれる濃青色沈殿が生じる. ターンブルブルーとプルシアンブルーの組成式は同じである. また，Fe^{3+} を含む水溶液に [ウ] の水溶液を加えると液が血赤色を呈する.

問 4　表の結合エネルギーを用いて，アンモニアの生成熱 (kJ/mol) を求めなさい.

結合	結合エネルギー (kJ/mol)
H–H	436
N≡N	946
N–H	391

問 5　燃料電池は水素などの燃焼エネルギーを電気エネルギーとして取り出す発電システムであり，そのひとつにリン酸型燃料電池がある. この電池は以下に示した①式で表わされる. 負極では②式の反応が進行し，正極では水が生成する.

（1），（2）に答えなさい. ただし，ファラデー定数は $F = 9.65 \times 10^4$ C/mol とする.

$$(-)\ Pt \cdot H_2 \mid H_3PO_4\,aq \mid O_2 \cdot Pt\ (+) \quad \cdots\cdots\cdots\cdots ①$$

$$H_2 \longrightarrow 2H^+ + 2e^- \quad \cdots\cdots\cdots\cdots ②$$

（1）放電の際の正極での反応を，電子 e^- を含むイオン反応式で示しなさい.

（2）この電池で，10.0 A の電流を 965 分間放電させたとき，消費される水素の量は，標準状態 (0 ℃, 1.01×10^5 Pa) で何 L か，有効数字 2 桁で答えなさい.

問6 塩化鉄(Ⅲ)を沸騰水に加えると，水酸化鉄(Ⅲ)を含む赤褐色の溶液ができた．この溶液をセロハン膜の袋に入れ，これを蒸留水中に浸した．しばらく放置した後，①袋の外側の溶液を試験管に少量とり，硝酸銀水溶液を 1～2 滴加えると，白色の沈殿が生じた．また，②袋の内側の溶液を試験管にとり，硫酸ナトリウム水溶液を少量加えると，赤褐色の物質が沈殿した．

(1)，(2) に答えなさい．

(1) 下線部①で生じた沈殿として最も適切なものを**ア**～**エ**から選び，記号で答えなさい．

ア．水酸化鉄(Ⅲ)　**イ**．硝酸鉄(Ⅲ)　**ウ**．塩化銀　**エ**．水酸化銀

(2) 下線部②の操作により赤褐色の物質が沈殿する現象を何と呼ぶか答えなさい．

問7 グルコースや塩化ナトリウムは，注射液や目薬中に含まれることが多い．いま，1.01×10^5 Pa における 0.100 mol/kg グルコース水溶液（溶液 A）の凝固点は－0.185 ℃であった．この溶液 A と希薄な濃度の塩化ナトリウム水溶液（溶液 B）を体積比 1：1 でよく混合したところ，この混合溶液の凝固点は－0.148 ℃であった．

(1)，(2) に答えなさい．ただし，塩化ナトリウムは溶液中で完全に電離し，グルコースと塩化ナトリウムは溶液中で互いに影響し合わないものとする．また，溶液の質量は同体積の溶媒の質量と等しいものとし，すべての溶液の密度は 1.00 g/cm^3 とする．

(1) 水のモル凝固点降下 (K・kg/mol) を求め，有効数字 2 桁で答えなさい．

(2) 溶液 B の塩化ナトリウムの質量モル濃度 (mol/kg) を求め，有効数字 2 桁で答えなさい．

問8 分子式 C_4H_8 で表される不飽和炭化水素の異性体のうち，互いに幾何異性体の関係にある化合物の構造式を以下の例にならって，それぞれ書きなさい.

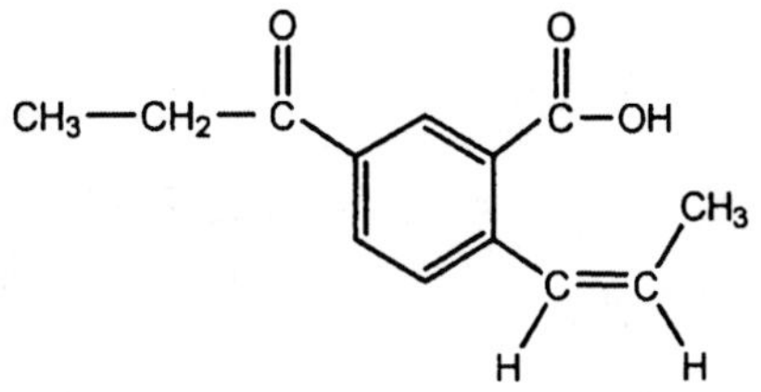

問9 ア ～ ウ に適切な語句を入れなさい.

スクロース（ショ糖）は無色の結晶で，その分子は ア とグルコースが脱水縮合した構造を有する．スクロースは希酸中で加熱，または イ という酵素を作用させると加水分解されて ア とグルコースの等量混合物となる．この等量混合物を ウ という.

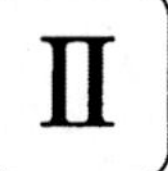

次の文章を読み，問に答えなさい．ただし，原子量は H = 1.0, C = 12, O = 16, S = 32, K = 39, Mn = 55 とする．【配点 16】

硫酸酸性水溶液中で過マンガン酸カリウムとシュウ酸は酸化還元反応を起こす．酸化剤である過マンガン酸カリウムの作用は①式で，還元剤であるシュウ酸の作用は②式でそれぞれ表される．

$$MnO_4^- + 8H^+ + \boxed{x}\,e^- \longrightarrow Mn^{2+} + 4H_2O \quad \cdots\cdots\cdots\cdots ①$$

$$H_2C_2O_4 \longrightarrow 2CO_2 + 2H^+ + \boxed{y}\,e^- \quad \cdots\cdots\cdots\cdots ②$$

これらの反応式から 1 mol の過マンガン酸カリウムを還元するためにはシュウ酸が $\boxed{z}$ mol 必要であることが分かる．

上記の化学反応を利用して，環境水の有機物による汚染の指標のひとつである化学的酸素要求量（COD）を測定することができる．実際に生活排水について COD を測定するため，次の操作 I ～ V を行った．

なお，COD とは試料水中の有機物を過マンガン酸カリウムのような酸化剤で酸化し，その際消費された酸化剤の量を，試料水 1 L 中の有機物が酸素によって酸化されたと仮定したときの酸素の消費量（mg）に換算したものである．

【操　作】

I：生活排水を川から採取した．

Ⅱ：過マンガン酸カリウム 0.79 g をはかりとり，メスフラスコを用いて 500 mL の水溶液（A 液）を作った．

Ⅲ：500 mL の 0.025 mol/L シュウ酸水溶液（B 液）を作った．

Ⅳ：生活排水を正確に 40 mL コニカルビーカーにとり，A 液 5.0 mL をホールピペットで加えた．さらに適量の硫酸を加え，弱火で 5 分間加熱した後，ビュレットから B 液を滴下した．B 液を 3.0 mL 滴下したときに<u>過マンガン酸カリウムとシュウ酸が過不足なく反応し，滴定の終点に達した</u>．

Ⅴ：生活排水の代わりに蒸留水を正確に 40 mL 別のコニカルビーカーにとり，A 液 5.0 mL をホールピペットで加えた．その後 Ⅳと同様の操作を行ったところ，B 液を 5.0 mL 滴下したときに滴定の終点に達した．

問1 $\boxed{x}$, $\boxed{y}$, $\boxed{z}$ に適切な数値を入れなさい.

問2 硫酸酸性水溶液中における過マンガン酸カリウムとシュウ酸の酸化還元反応を化学反応式で示しなさい.

問3 A 液中の過マンガン酸カリウムの濃度 (mol/L) を求め, 有効数字 2 桁で答えなさい.

問4 操作Ⅳの下線部において, 滴定の終点で溶液の色は何色から何色に変化したか, 色の変化を書きなさい.

問5 操作Ⅳと操作 Ⅴでの滴下された B 液の液量の差は, 生活排水中の有機物が過マンガン酸カリウムを消費したことにより生じている. 生活排水 40 mL が消費した過マンガン酸カリウムの物質量 (mol) を求め, 有効数字 2 桁で答えなさい.

問6 この実験で用いた生活排水の COD を求め, 有効数字 2 桁で答えなさい. ただし, COD は生活排水 1 L あたりの酸素消費量を mg で表したもので, 過マンガン酸カリウム 1 mol が酸素消費量 40 g に対応している.

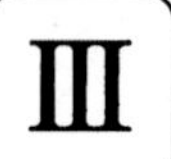

次の文章を読み，問に答えなさい．【配点 20】

4 種類の元素 **A**，**B**，**C**，**D** それぞれの酸化物 **A'**，**B'**，**C'**，**D'** がある．**A**〜**D** は原子番号 6〜30 の範囲にある典型元素である．酸化物中のそれらの元素はいずれも最高酸化数まで酸化されている．

酸化物 **A'** は大気中に 0.03〜0.04 %含まれる気体で，**A'** 中の元素 **A** の酸化数は +4 である．この酸化物 **A'** は水に少し溶け，その液は弱酸性を示す．また，その液に①水酸化バリウムを加えると白色の沈殿が生じる．

酸化物 **B'** は無色の固体で，**B'** 中の元素 **B** の酸化数は +1 である．この②酸化物 **B'** は水と反応して溶け，その液は強い塩基性を示す．また，その液に含まれるイオンは黄色の炎色反応を示す．

酸化物 **C'** は無色の固体で，**C'** 中の元素 **C** の酸化数は +6 である．この③酸化物 **C'** は水に溶け，強い酸性を示す．また，その液に水酸化バリウムを加えると白色の沈殿が生じる．

酸化物 **D'** は白色の固体で，**D'** 中の元素 **D** の酸化数は +2 である．また，この化合物は顔料や化粧品等に用いられており，軟膏剤の成分として医薬品にも用いられる．この酸化物 **D'** はほとんど水に溶けないが，塩酸や酸化物 **B'** を水に溶解させた液には溶ける．また，酸化物 **D'** を塩酸に溶解した液にアンモニア水を加えていくと白色の沈殿が生じ，④さらにアンモニア水を加えていくと沈殿が再度溶解する．

問１　元素によっては酸化数の異なる複数の酸化物が存在する．

（１）元素 **A** の酸化数が +2 である **A** の酸化物の名称を答えなさい．

（２）元素 **C** の酸化数が +4 である **C** の酸化物を硫化水素の水溶液に通じると液が濁る．この反応を化学反応式で示しなさい．

問２　下線部①の水酸化バリウムを加えると生じる白色沈殿は何か，化学式で答えなさい．

問３　下線部②の酸化物 **B'** が水に溶けるときの反応を化学反応式で示しなさい．

問４　下線部③の酸化物 **C'** を水に溶かすときにその液が酸性を示すのは，**C'** が水と反応して，酸性化合物が生じるからである．この酸化物 **C'** から生じる化合物の名称を答えなさい．

問５　下線部④のアンモニア水をさらに加えるとき，沈殿はどのようなイオンとなって再度溶解するか，イオン式で答えなさい．

問６　酸化物 **A'**，**B'**，**C'**，**D'** はそれぞれ何か，化学式で答えなさい．

IV 次の文章を読み，問に答えなさい．【配点 16】

四酸化二窒素 (N_2O_4) は無色の気体である．しかし，その一部は解離して赤褐色の気体である二酸化窒素 (NO_2) となり，0〜140 ℃ 付近では，両者の間に平衡関係が成立する．この平衡は，温度が高いほど N_2O_4 が解離する方向へ移動する．

いま，注射器の中に N_2O_4 と NO_2 の混合気体が入っており平衡状態にある．温度を一定に保ちながらピストンを押して圧力を大きくすると，気体の色は一時的に濃くなる．その後，時間の経過とともに［ ア ］が生成する方向へ平衡が移動するので，圧縮直後の色から次第に［ イ ］なり，やがて，一定の濃さになる．

気体における可逆反応の平衡定数には，二通りの表し方がある．一つは，各気体成分のモル濃度を用いる濃度平衡定数 K_c であり，もう一つは，各気体成分の分圧を用いる圧平衡定数 K_p である．N_2O_4 の解離反応では，K_c は N_2O_4 と NO_2 の各濃度 $[N_2O_4]$，$[NO_2]$ を用いて①式で表わされる．一方，K_p は N_2O_4 と NO_2 のそれぞれの分圧 $p_{N_2O_4}$，p_{NO_2} を用いて②式で表わされる．分圧と濃度との間には気体の状態方程式が成立するため，K_p は K_c と気体定数 R, 絶対温度 T を用いて $K_p =$ ［ ウ ］と表すことができる．

$$K_c = \frac{[NO_2]^2}{[N_2O_4]} \quad \cdots\cdots\cdots\cdots ①, \qquad K_p = \frac{\left(p_{NO_2}\right)^2}{p_{N_2O_4}} \quad \cdots\cdots\cdots\cdots ②$$

問１　N_2O_4 の解離反応は発熱反応か，吸熱反応か答えなさい．

問２　［ ア ］および［ イ ］に入る語句の組合せとして適切なものを選び，記号で答えなさい．

	ア	イ
a.	N_2O_4	薄く
b.	N_2O_4	さらに濃く
c.	NO_2	薄く
d.	NO_2	さらに濃く

問3　一定量の N_2O_4 のみを注射器に入れ，解離反応が平衡状態に達するまで反応させた．下図は，NO_2 の生成量と反応時間の関係を表している．破線(C)は，温度と圧力をある一定の条件にして反応させたときの様子を示す．反応条件を（1）～（3）に変更した際の NO_2 の生成量と反応時間の関係を表す曲線は(A)～(E)のどれか．それぞれ最も適切なものを選び記号で答えなさい．

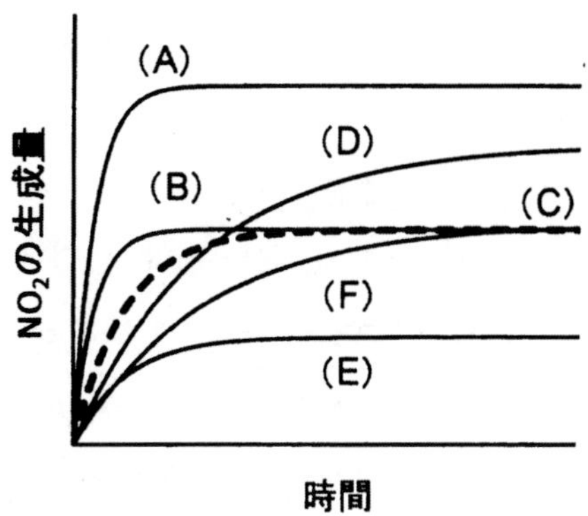

（1）温度を高くしたとき

（2）ピストンを引いて圧力を下げたとき

（3）触媒を加えたとき

問4　0.040 mol の N_2O_4 だけを一定体積の容器に入れ，ある温度を保ったところ，平衡状態に達し，そのときの N_2O_4 と NO_2 の物質量の比は 2：1 であった．このとき容器中に存在する N_2O_4 の物質量 (mol) を求め，有効数字 2 桁で答えなさい．

問5　（1）［ウ］に K_c, R, T を用いた適切な式を入れなさい．

（2）一定量の N_2O_4 だけを注射器に入れ，ある温度を保ったところ，平衡状態に達し，このときの N_2O_4 および NO_2 の分圧はそれぞれ 4.0×10^4 Pa，2.0×10^5 Pa であった．同じ温度に保ったままピストンを動かしたところ新たな平衡状態に達し，全圧は 1.0×10^5 Pa となった．このときの N_2O_4 と NO_2 のモル濃度 (mol/L) の合計を求め，有効数字 2 桁で答えなさい．ただし，この温度における K_c は 0.35 mol/L とする．

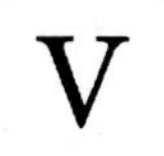

次の文章を読み，問に答えなさい．【配点 20】

フェノールは，ベンゼンの水素原子 1 つがヒドロキシ基で置換された構造をもつ無色の結晶である．フェノールは，水にわずかに溶け，①その一部が電離して水溶液は弱酸性を示す．

フェノールのベンゼンからの合成は主に下図に示す**ルート 1～3** の方法により行われる．中でも②**ルート 1** はフェノールの工業的製法として用いられている方法である．このとき，化合物 A が副生される．**ルート 2** では置換反応により得られる化合物 B から，また**ルート 3** では同じく置換反応により得られるベンゼンスルホン酸からそれぞれ化合物 C を経てフェノールへと導かれる．一方，中間生成物である化合物 C からは下図に示す工程を経てサリチル酸が得られる．この③サリチル酸に無水酢酸を作用させて解熱鎮痛剤である化合物 D が合成できる．

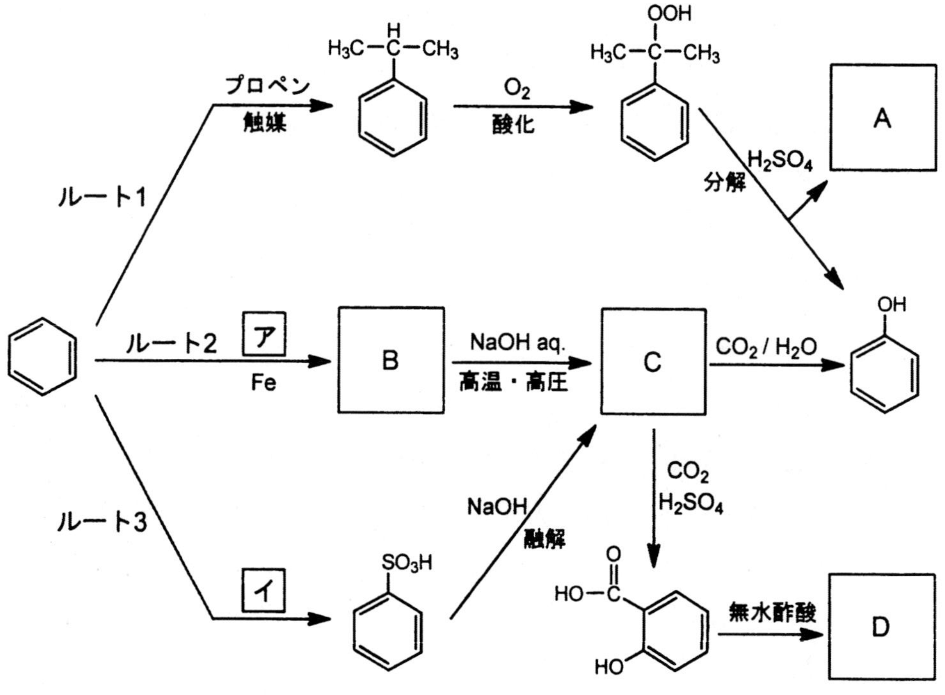

構造式は以下の例にならって書きなさい.

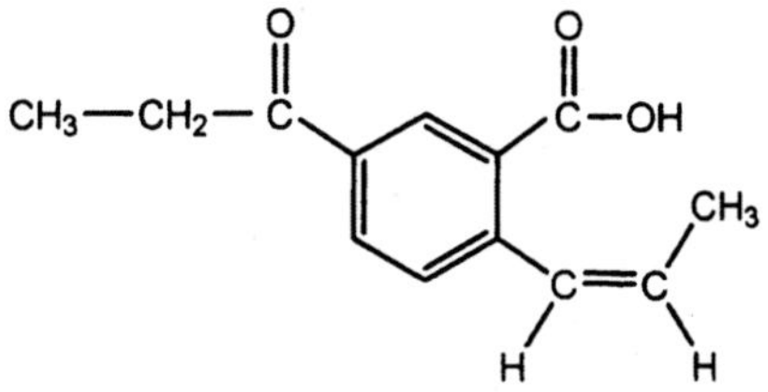

問1　図中 ア ， イ に入る適切な反応試薬を下から選び，記号で答えなさい.

a. 濃硝酸　　b. 濃硫酸　　c. 濃塩酸　　d. 窒素(気体)
e. 希硫酸　　f. 希硝酸　　g. 塩素(気体)
h. 亜硝酸ナトリウム水溶液

問2　下線部①に示すようにフェノールは弱い酸である. フェノールを含む次の4つの物質について，酸として強いものから順に記号で答えなさい.

a. フェノール　　b. サリチル酸　　c. 炭酸
d. ベンゼンスルホン酸

問3　下線部②の工業的製法は何と呼ばれるか答えなさい.

問4　下線部③で示される反応によって導入される官能基の名称を答えなさい.

問5　化合物A，B，C，Dの構造式を書きなさい.

英 語

問題

25年度

G方式

I 次の英文を読んで，下の問いに答えなさい．【配点 25】

Japan has finally entered a period in which the population is decreasing substantially each year. How can the nation deal with this unprecedented situation and maintain social vitality? We need to realize Japan has entered a critical stage. The Health, Labor and Welfare Ministry has released the nation's vital demographic statistics for 2011. The number of babies born last year hit a postwar low of about 1.05 million, while the number of deaths was about 1.25 million. It was the first time since the survey started that a natural decrease in population exceeded (A), and the decrease is expected to grow year by year. This means that a population equivalent (B) core local cities such as Kofu and Matsue disappears every year. (1) <u>The total fertility rate</u>, or the average number of children a woman will have in her lifetime, was 1.39, the same as the previous year. The rate was on an upward trend after bottoming out in 2005, but it seems to have leveled off.

The average age at which first-time mothers gave birth was 30.1 in 2011, exceeding the age of 30 for the first time—demonstrating the current tendency for women to have babies (C). The number of marriages last year was 662,000, another postwar low. This illustrates the growing trend for people to (D) marriage, or not marry at all.

Of course, it is each individual's choice whether to marry or have children. However, the current situation gives people few options but to give up or delay marriage as well as delay having children. (2) <u>Young people now hesitate to start families of their own</u> due to various concerns, including difficulties in finding work, anxiety about the nation's social security system—particularly regarding the future of the pension system—and the underdeveloped environment for raising children when both parents work.

It is urgent to change the current social security system, which emphasizes elderly people, by implementing measures that will cover all generations and making sure financial resources are distributed more (E).

(*The Yomiuri Shimbun*, June 7, 2012)

unprecedented　空前の
Health, Labor and Welfare Ministry　厚生労働省
vital demographic statistics　人口動態統計
pension 年金
underdeveloped　未整備の
implement　実行する

問１　下線部（１）の内容を日本語で説明しなさい.

問２　下線部（２）の理由を日本語で３つ説明しなさい.

問３　（　A　）～（　E　）に入るべきものを，それぞれ下から選び，記号で答えなさい.

（　A　）　① 20,000　② 200,000
　　　　　③ 2,000,000　④ 20,000,000

（　B　）　① at　② to
　　　　　③ away　④ in

（　C　）　① before　② earlier
　　　　　③ after　④ later

（　D　）　① delay　② defend
　　　　　③ desire　④ devote

（　E　）　① quickly　② evenly
　　　　　③ objectively　④ approximately

II 次の英文を読んで，下の問いに答えなさい．【配点 25】

"Kabayaki," or broiled eel, is a dish that one must patiently wait to be served. In particular, since good restaurants cut and clean their fish only after they receive an order, customers' patience is always put to the test. The aroma of the cooking is so good and tempting to an empty stomach that it makes us want to (A) up with appetizers and drinks. But only when we resist such temptations can we experience bliss. This is a cardinal rule that has nothing to do with price. Kabayaki eel in restaurants is often split into three ranks of "sho-chiku-bai" (pine, bamboo and Japanese apricot), with pine being the highest. (1) <u>The three kanji that make up the phrase can also be read "matsu dake ume" which can be translated into English: "The longer the wait, the tastier."</u>

Takeo Koizumi, an expert on fermentation who is dubbed a "food fiend," says he once got dead drunk in a restaurant in Asakusa because he couldn't (B) for kabayaki to be served. By the time he realized that "true eel eaters must take delight in waiting for the food to appear on the table," it was too late, he recalls in "*Ikei no Shoku*" (Food of awe), published by Kodansha Ltd.

There are true eel lovers, however, who have waited nearly 40 years, not for kabayaki but for eel eggs. A research group led by University of Tokyo professor Katsumi Tsukamoto, 62, has (C) Japanese eel eggs for the first time in waters west of Guam. The tiny eggs, which researchers have been looking for since the 1970s, hatch in only 1.5 days. With such a short window, it's no wonder that no one had found them, including other eel species.

The ecology of eels is shrouded in mystery. (2) <u>First, the research team found out that young eels that go up Japanese rivers come from around the Mariana Islands in the Pacific Ocean.</u> They made numerous voyages in search of younger fish and finally found the iridescent eggs. It is believed that eels lay eggs all at once shortly before the new moon from spring to summer. Because the researchers were able to pinpoint the breeding ground to a small area above an oceanic ridge, we are starting to understand what conditions are needed for young eels to grow healthily. The findings are also (D) to expedite practical application of complete cultivation of eels from eggs to adult fish.

Even the well-learned ancient Greek philosopher Aristotle believed that eels "breed from mud." But tenacious research finally put an end to the mystery of eels. Single-minded research over a long time never fails. (3) Although there is now a poor catch of young domestic eel, kabayaki may eventually become a more accessible delicacy. It is worth the wait.

(英文対照『天声人語』2011 年 2 月 8 日)

aroma 香り
bliss 至福
fermentation 発酵
food fiend 食魔
shroud 覆い隠す
oceanic ridge 海嶺
tenacious 粘り強い
appetizer 前菜
cardinal rule 鉄則
be dubbed ～と呼ばれる
ecology 生態
iridescent 虹色の
expedite 促進する

問1 下線部 (1) の内容を日本語で表現しなさい.

問2 下線部 (2) の内容を日本語で表現しなさい.

問3 下線部 (3) の内容を日本語で表現しなさい.

問4 (A) ～ (D) に入るべきものを, それぞれ下から選び, 記号で答えなさい.

(A) ① fill ② make ③ start ④ come

(B) ① ask ② allow ③ pay ④ wait

(C) ① eaten ② put ③ collected ④ made

(D) ① finished ② expected ③ appeared ④ forced

III それぞれの英文の意味が通るように，もっとも適切な単語を下から選び，空所に補充しなさい．①～④の記号で答えなさい．【配点 20】

1. The group (　　　　) that the government do something to stop the poverty.

① demanded　② explained
③ noticed　④ predicted

2. Nobody can (　　　　) his ability as a coach, but the team didn't win the championship.

① accept　② deny
③ permit　④ witness

3. Once a month the singer never (　　　　) to visit the home for the elderly.

① analyzed　② failed
③ organized　④ regretted

4. Please give me some time to (　　　　) with my family. I cannot decide which to choose.

① abandon　② consult
③ expose　④ irritate

5. We wonder how they (　　　　) to move such big stones in order to build the castle.

① bathed　② celebrated
③ evaluated　④ managed

6. I need to (　　　　) the matter with you sometime soon.

① balance　② discuss
③ limit　④ persuade

7. They think it important to (　　　　) the economic gap between the rich and the poor.

① eliminate　② lack
③ mix　④ pollute

8. Even if others are reluctant, you cannot (　　　　) the goal of cutting greenhouse gases.

① abuse　② anticipate
③ neglect　④ order

9. (　　　　) me to suggest that school libraries should be open to local communities.

① Allow　② Let
③ Respect　④ Transform

10. Don't be surprised to know some people still (　　　　) that the Earth is flat.

① behave　② maintain
③ occupy　④ withdraw

IV それぞれの英文の意味が通るように，もっとも適切な語句を下から選び，空所に補充しなさい．①～⑩の記号で答えなさい．【配点 10】

1. I know she is annoying, but (　　　　) you should apologize for losing your temper.

2. I want you to know this decision was taken (　　　　).

3. Judging from the information I have obtained, I believe (　　　　) is correct.

4. If you read (　　　　), you will realize the report is false.

5. I want to talk to you about it, but this is (　　　　) and me.

6. (　　　　), I should have spent more time on the report, but I just didn't have it.

7. Politicians are always telling us hard times are just (　　　　).

8. He hardly earned enough to make (　　　　) at that time.

9. You seem to always make mistakes when you do things (　　　　).

10. But we must not forget one thing: we should avoid war (　　　　).

① all the same	② at any cost	③ around the corner
④ behind my back	⑤ between the lines	⑥ both ends meet
⑦ in a hurry	⑧ just between you	⑨ needless to say
⑩ what she says		

V　下線部（１），（２）の内容を英語で表現しなさい.【配点 20】

この冬，ロヴァニエミからの手紙が届いた．クリスマスは日本では宗教とは関係なくひとつの行事として定着している．(1) サンタクロースからの贈り物を楽しみにするこどもたちも，やがて，サンタクロースは本当にいるのかという疑問を持つようになる．今年こそはと，靴下をぶら下げ，寝たふりをして，贈り物を届けにくるサンタクロースを見ようと心に決めながらも，こどもたちは深い眠りに落ち，目覚めると贈り物を発見する．(2) サンタクロースを見た人はいない．けれども，それはサンタクロースがいないという証明にはならない．手紙に貼られたサンタクロースの切手を眺めながら，わたしは，そういうことを考えた．

数 学

問題

25年度

G方式

I 次の問いに答えなさい. [配点 25]

1. nを自然数とする. $\sum_{k=1}^{n} a_k = n^2+2n$ であるとき, $a_n =$ (A) である.

2. 不等式 $x^2 + x|x-1| \geqq 3-x$ を満たす x の範囲は, (B) である.

3. ベクトル $\vec{a}(1, 0, 2)$, $\vec{b}(0, 1, -2)$ のいずれにも垂直で, 大きさが 5 のベクトルを $\vec{c}(x, y, z)$ とするとき, $(x, y, z) =$ (C) である.

4. 関数 $f(x)$ が, すべての実数 x に対し, $\int_a^x f(t)\,dt = 3x^2+2x$ となるとき, $a =$ (D) である.

5. $\triangle$ABC は AB $=4$, AC $=5$, $\angle$A $=60^\circ$ である. BC の中点を M とするとき, AM の長さを (あ) で求めなさい.

II 次の問いに答えなさい. [配点 25]

赤玉1個と白玉2個が入った袋から無作為に1個を取り出し，袋に戻す操作を n 回くり返す．赤玉が奇数回出る確率を a_n，赤玉がまったく出ないか偶数回出る確率を b_n とする．

1. $a_1 =$ [(E)], $b_1 =$ [(F)] である．

2. $n \geqq 1$ のとき，$a_n + b_n =$ [(G)] であり，また，a_{n+1} を a_n と b_n で表せば，$a_{n+1} =$ [(H)] である．

3. 一般項 a_n を [(い)] で求めなさい．

4. $\dfrac{a_n}{b_n} > \dfrac{2012}{2013}$ となる最小の n は [(I)] である．

III 次の問いに答えなさい. [配点 25]

正の実数 a, b ($a \neq 1, b \neq 1$) に対して, 関数 $f(x) = a^x + ba^{-x}$ を考える.

1. $f(0) =$ [(J)] である. また, $f(x) = f(0)$ を満たす 0 でない x は, $x =$ [(K)] である.

2. $f(x)$ は $x = c$ で最小値をとるとし, $g(x) = f(x + c)$ と置く.

   (i) $c =$ [(L)] である.

   (ii) $\dfrac{g(x)}{a^x + a^{-x}} =$ [(M)] である.

   (iii) x_1, x_2 を実数とし, 命題「$|x_1| < |x_2|$ ならば, $g(x_1) < g(x_2)$ である」がある. この命題は, {A: 真である. B: 偽である. C: 真でも偽でもない. D: 真偽を判定できない. }
   A, B, C, D の中から正しいものの記号を [(N)] に書きなさい.

3. $f(x) = 2$ を満たす実数 x が存在するために, b が満たさなければならない条件を [(う)] で求めなさい.

IV 次の問いに答えなさい. [配点 25]

a を $0<a<1$ の範囲にある定数とし, $0<\theta<\pi$ の範囲にある θ に対して,

$$y=\cos 3\theta-3a\cos 2\theta+3\cos\theta-1$$

を考える. また, $x=\cos\theta$ とする.

1. x がとる値の範囲は［ (O) ］である.

2. $\cos 2\theta$ と $\cos 3\theta$ を x を用いて表すと, $\cos 2\theta=$［ (P) ］, また, $\cos 3\theta=$［ (Q) ］である.

3. y を x で表した関数を $f(x)$ とする. $f(x)$ は $x=$［ (R) ］で極小になる.

4. 方程式 $y=0$ が θ の異なる 3 つの解を持つために, a が満たさなければならない条件を［ (え) ］で求めなさい.

化 学

問題

25年度

G方式

I **問1～問8**に答えなさい.【配点20】

問1 「水素」「酸素」などの語は，元素名としても，単体名としても用いられる．次の記述中の下線部の語はどちらの意味で用いられているか．元素名として用いられている場合は**元素**，単体名として用いられている場合は**単体**と答えなさい.

（1）ヨウ素は黒紫色の固体で，昇華しやすい.

（2）酸素は地殻全体の質量の約半分を占める.

問2 次の①～④の原子がそれぞれもっている不対電子の数を比較したとき，3番目に多くもっている原子はどれか，番号で答えなさい.

① ^{14}N　② ^{16}O　③ ^{28}Si　④ ^{37}Cl

問3 気体の工業的製法に関する次の文章中の ア ～ ウ に適切な語句，物質名を入れなさい.

アンモニアは ア 法によって イ と ウ から直接合成される．一方，原料である イ は石油や天然ガスに含まれる炭化水素に高温の水蒸気を反応させてつくられ， ウ は液体空気の分留で得られる.

問 4 硫酸 1 mol を多量の水に加えて溶解し，それに固体の水酸化カリウムを加えてちょうど中和させたとき発生した総熱量は，323 kJ であった．水酸化カリウムの水への溶解熱を求めなさい．ただし，中和熱は 56 kJ/mol とし，硫酸の水への溶解熱は 95 kJ/mol とする．

問 5 単体のナトリウムは，工業的には融解した塩化ナトリウムの電気分解で製造される．10.0 A の電流を通じて，この電気分解を行ったとき，単体のナトリウム 46 g とある気体が生じた．

（1），（2）に答えなさい．ただし，ナトリウムの原子量を 23，ファラデー定数を $F = 9.65 \times 10^4$ C/mol とする．

（1）この電気分解で生じる気体は何か，化学式で答えなさい．

（2）このとき生じた気体の体積は標準状態（0 ℃，1.01×10^5 Pa）で何 L か，有効数字 2 桁で答えなさい．

問6 化学反応の速さは反応条件によって変化する. 反応の速さの変化とその理由に関する次の文章のうち, 正しいものはどれか. 1つ選び番号で答えなさい.

① 鉄線を空気中で熱すると表面だけが酸化されるが, 熱した鉄線を純粋な酸素中に入れると空気中よりも激しく反応する. これは, 反応に関わる全粒子の中で, 反応を起こすことのできる大きなエネルギーをもった粒子の割合が増加したためである.

② 棒状の鉄を希硫酸中に入れると穏やかに気体が発生するが, 鉄粉を希硫酸中に入れると激しく気体が発生する. これは反応に関わることのできる粒子の数が多くなったためである.

③ ヨウ化水素は, 常温ではほとんど分解しないが, 加熱すると水素とヨウ素に分解する. これは反応のしくみが変わり, 別の経路で反応が進んだためである.

④ 薄い過酸化水素の水溶液を常温で放置しても, ほとんど変化はみられないが, 少量の塩化鉄(Ⅲ)水溶液を加えると激しく酸素が発生する. これは反応に関わる粒子どうしの衝突回数が増えたためである.

問7 [ア], [イ] に適切な数値を入れなさい.

アラニン, チロシン, システインの3種類のL型アミノ酸のうち異なる2種類からなる鎖状のジペプチドは, 全部で [ア] 種類存在する. これらのジペプチドのうち, [イ] 種類がキサントプロテイン反応に陽性である.

問 8　（ア），（イ）に示す特徴を有する化合物を①～⑧からそれぞれ 2 つずつ選び，番号で答えなさい．ただし，同じものを 2 回以上選んでもよい．

（ア）　構造中にビニル基を有する．

（イ）　構造中に不斉炭素原子を有する．

①
$H-C(=O)-OH$

②
$CH_3-CH(CH_3)-O-CH_3$

③
$CH_3-C(=O)-CH_2-CH_3$

④
$(H)(H)C=C(H)(CH_3)$

⑤
$CH_3-CH(NH_2)-C(=O)-OH$

⑥
$(H_3C)(H)C=C(H)(CH_3)$

⑦
$H-C(=O)-C_6H_5$

⑧
3-ビニルシクロヘキセン：$H_2C-HC(-CH=CH_2)$，H_2C，$H_2C-C(H)=C(H)$ からなる六員環

II

次の文章を読み, 問に答えなさい. ただし, 原子量を H = 1.0, C = 12, O = 16, Na = 23, 酢酸の電離定数を $K_a = 3.0\times10^{-5}$ mol/L とする. 必要なら, $\log_{10}3 = 0.48$ を用いなさい. 【配点 25】

酢酸は, 水溶液中では, その一部が電離して①式のような平衡状態にある.

$$CH_3COOH \rightleftarrows CH_3COO^- + H^+ \quad \cdots\cdots\cdots\cdots ①$$

ここで, ①式の電離定数 K_a は, 次式で定義される.

$$K_a = \frac{[CH_3COO^-][H^+]}{[CH_3COOH]} \quad \cdots\cdots\cdots\cdots ②$$

いま, 酢酸 x (mol)を水に溶解させて, 1.0 L の酢酸水溶液を調製した. このとき, 酢酸の電離度を α とすると, 平衡状態における各成分のモル濃度は, x, α を用いて次式のようになる.

$[CH_3COOH]$ = [ア] (mol/L), $[CH_3COO^-] = [H^+]$ = [イ] (mol/L)

これらから, ②式の電離定数を x, α を用いて表すと,

K_a = [ウ] ………… ③

となる. 酢酸のような弱酸では α は 1 に比べて非常に小さいため, $1-\alpha \fallingdotseq 1$ と近似できる. この場合, ③式は次のように書き換えることができる.

K_a = [エ] ………… ④

一方, 酢酸ナトリウムは水溶液中で⑤式のようにほぼ完全に電離する.

$$CH_3COONa \longrightarrow CH_3COO^- + Na^+ \quad \cdots\cdots\cdots\cdots ⑤$$

生成した酢酸イオンは水溶液中では, ⑥式のような平衡状態をとる.

CH_3COO^- + [オ] $\rightleftarrows$ [カ] + [キ] ………… ⑥

その結果, [キ] の濃度が大きくなり, 酢酸ナトリウム水溶液は [ク] を示す.

さらに, 酢酸と酢酸ナトリウムの混合水溶液の pH について, 以下の例で考えてみる.

0.10 mol/L の酢酸水溶液 100 mL に, 酢酸ナトリウムを 0.82 g 溶解させた. ここで, 酢酸ナトリウムを溶かしても全体の体積は変わらないものとする. この水溶液中では酢酸ナトリウムは完全に電離するので, ①式の酢酸の電離は無視でき, $[CH_3COOH] \fallingdotseq$ [ケ] mol/L と近似できる. また, ⑥式の平衡もほぼ完全

に左にかたよっているので，$[CH_3COO^-] \fallingdotseq$ [コ] mol/L と近似できる．このため，②式に基づいてこの混合溶液の pH は [サ] となる．このような弱酸とその塩からなる溶液は，一般に緩衝作用をもっている．

問１ [ア] ～ [エ] に適切な数式を入れなさい．

問２ ④式に基づいて，0.10 mol/L 酢酸水溶液の pH を求め，小数第２位まで答えなさい．

問３ [オ] ～ [キ] に適切な化学式を入れなさい．

問４ [ク] に入る最も適切なものを a ～ c から選び，記号で答えなさい．

a．酸性　　b．中性　　c．塩基性

問５ [ケ] ～ [サ] に適切な数値を入れなさい．ただし，pH は小数第２位まで，その他は有効数字２桁で答えなさい．

問６ 下線部の緩衝作用とはどのような作用か，簡潔に説明しなさい．

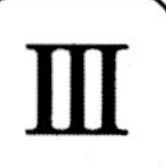

次の文章を読み，問に答えなさい．【配点 20】

5 種類の元素の水酸化物 **A**，**B**，**C**，**D**，**E** について，その性質を調べた．これらの元素は，周期表の第 2，4，6 周期のいずれかに属し，かつ 3〜10 族以外に属している．また，これらの元素の原子番号は 3，20，29，56，82 のいずれかである．

水酸化物 **A**〜**E** のうち **B**〜**E** は白色であった．水酸化物 **A** のみが青白色で，①加熱すると黒色の固体に変わった．

水酸化物 **A**〜**E** の溶解性を調べたところ，水酸化物 **C** と **E** は水によく溶けた．水酸化物 **D** も水にわずかに溶け，希硝酸を加えると完全に溶解した．また，②水酸化物 **A** と **B** はほとんど水に溶けなかったが，希硝酸を加えると完全に溶解した．

水酸化物 **A**，**B**，**C**，**D**，**E** を薄い硝酸に溶解した液をそれぞれ溶液 **A'**，**B'**，**C'**，**D'**，**E'** とし，③それらの溶液の炎色反応を調べたところ，溶液 **B'** 以外はすべて陽性であった．

溶液 **A'**〜**E'** について沈殿反応を調べた．④希硫酸を加えたところ，溶液 **B'**，**D'**，**E'** で沈殿が生じた．⑤クロム酸カリウム水溶液を加えたところ，溶液 **B'** と **E'** で黄色沈殿が生じた．⑥塩酸を加えたところ，溶液 **B'** のみで沈殿が生じた．この塩酸を加えたときに溶液 **B'** から生じた沈殿は熱水に溶解した．

問1　下線部①の水酸化物 **A** を加熱したときに黒色の固体に変わる反応を化学反応式で示しなさい.

問2　下線部②に関連して, 水酸化物 **A** は硝酸以外にもアンモニア水を加えても溶解する. この水酸化物 **A** がアンモニア水に溶解する反応をイオン式を含む化学反応式で示しなさい.

問3　下線部③に関して, 溶液 **C'** に含まれる陽イオンが示す炎色反応は何色か答えなさい.

問4　下線部④の沈殿として生じる化合物のうち, X 線撮影の造影剤として用いられるものは何か, 名称を答えなさい. また, この化合物が生じるのは溶液 **B'**, **D'**, **E'** のいずれか, 記号で答えなさい.

問5　下線部⑤のクロム酸カリウム中のクロム原子の酸化数を答えなさい.

問6　下線部⑥の溶液 **B'** に塩酸を加えたときに沈殿が生じる反応をイオン反応式で示しなさい.

問7　水酸化物 **A**, **B**, **C**, **D**, **E** はそれぞれ何か, 化学式で答えなさい.

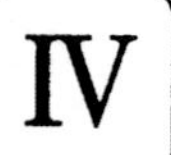

次の文章を読み，問に答えなさい．【配点 15】

異なる原子が共有結合した分子には，分子全体で電荷に偏りをもつものがあり，一般に［ ア ］分子と呼ばれる．例えば，水分子は酸素－水素原子間の共有結合で構成されているが，①両原子の電気陰性度の差や分子の立体構造のために，水分子全体として電荷に偏りが生じている．このような水分子の特徴は，物質の水に対する溶けやすさと深く関係している．

イオン結晶である塩化ナトリウムの結晶を水に入れると，よく溶ける．このとき，水分子は結晶表面の Na^+ や Cl^- に引きつけられて接近し，イオンを取り囲んで結晶からイオンを引き離す．その結果，Na^+ や Cl^- は水分子に取り囲まれた安定な状態で水中に拡散していく．このように溶質のイオンや分子が水分子に囲まれる現象は［ イ ］と呼ばれている．

共有結合で結びついた分子のうち，［ ウ ］のような電解質を水に入れると，その分子は共有結合が切れて電離することで水に溶ける．一方，エタノールやスクロース，ベンゼン，ナフタレンはいずれも共有結合でできているが，水に入れても電離しない非電解質である．②これらのうち，エタノールやスクロースは水によく溶けるが，ベンゼンやナフタレンは水に溶けにくい．このように非電解質であっても水に対する溶解性が異なり，その理由も，溶質となる化合物と溶媒となる水の構造上の特徴から説明することができる．

問1 [ア], [イ] に適切な語句を入れなさい.

問2 [ウ] に入る最も適切なものを a ～ f から選び, 記号で答えなさい.

a. 塩化カルシウム　　b. ヨウ素　　c. グルコース
d. 二酸化ケイ素　　e. 塩化水素　　f. ダイヤモンド

問3 下線部①で説明している水分子内の電荷の偏りを解答用紙に示した水分子の構造中に記しなさい. ただし, 電荷がわずかに正に偏る原子に δ+, わずかに負に偏る原子に δ− の記号をつけて示すこと.

問4 下線部②における次の (1) および (2) について, 溶質と水のそれぞれの構造上の特徴から具体的に説明しなさい.

(1) エタノールやスクロースが水によく溶ける理由

(2) ベンゼンやナフタレンが水に溶けにくい理由

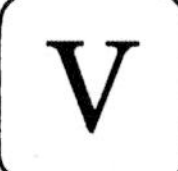

次の文章を読み，問に答えなさい．【配点 20】

錠剤には薬効成分の他にさまざまな物質が含まれている．例えば，植物の細胞壁を構成する主成分である [a] は，錠剤を固める役割をする結合剤として用いられることがある． [a] は，構成単位である単糖 [b] が直鎖状に繰り返し縮合した構造をしている．2 つの [b] 分子の間を結びつけているエーテル結合を特に [c] 結合という．

いま，薬効成分として下記に示す A～C を含む錠剤がある．この錠剤から薬効成分 A～C のみをジエチルエーテル（エーテル）に溶解させた．この混合物を各成分に分離することを目的に，以下の操作を行った．

操作 1：混合物のエーテル溶液に水酸化ナトリウム水溶液を加えた．それを①分液ロートに入れ，よく振り混ぜた後静置して，エーテル層**ア**と水層**イ**に分離した．

操作 2：エーテル層**ア**に希塩酸を加え，分液ロートを用いて，エーテル層**ウ**と水層**エ**に分離した．

操作 3：水層**イ**に希塩酸を加えてエーテルで抽出し，エーテル層**オ**を得た．

操作 4：②水層**エ**に水酸化ナトリウム水溶液を加えてエーテルで抽出し，エーテル層**カ**を得た．

薬効成分

A B 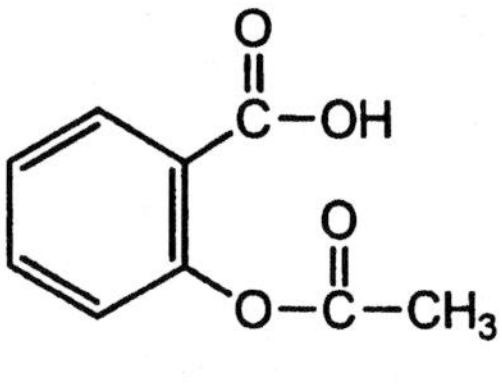 C

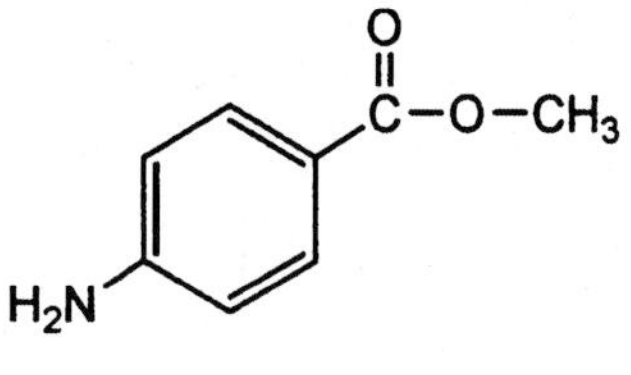

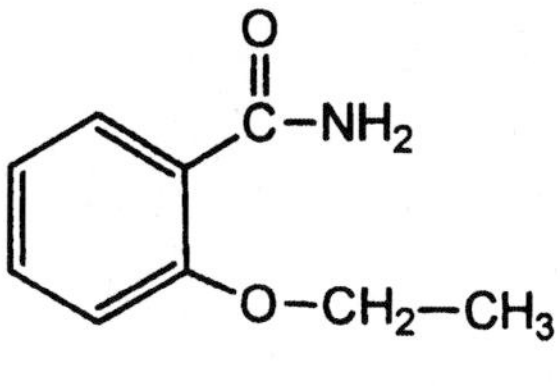

分離手順

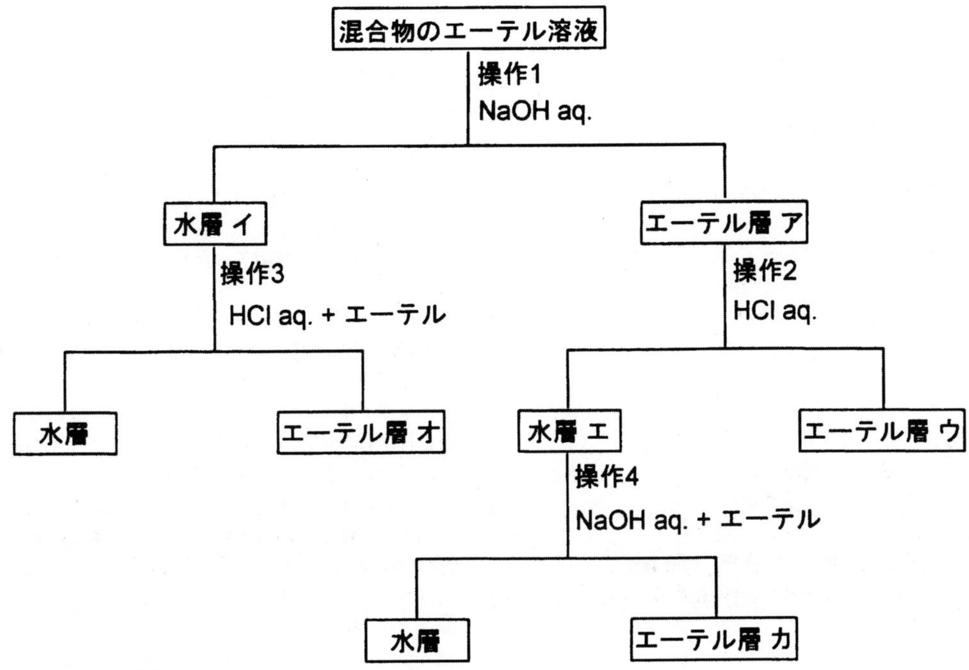

問1　[a]～[c]に適切な語句を入れなさい.

問2　エーテル層**ウ**, **オ**, **カ**に含まれる薬効成分はA～Cのどれか, それぞれ記号で答えなさい.

問3　下線部①で分液ロートを静置したとき, 上層はエーテル層, 水層のいずれか答えなさい.

問4　通常は, **操作1**で水層**イ**を得た後速やかに**操作3**を行い, エーテル層**オ**を得る. しかし, 水層**イ**を長時間放置した後, 同様の操作を行うと, 通常の場合とは異なる芳香族化合物が得られる. その芳香族化合物の構造式を薬効成分の構造式にならって書きなさい.

問5　下線部②で水層**エ**に水酸化ナトリウム水溶液を加える理由を簡潔に述べなさい.

英 語

解答

25年度

F 方 式

Ⅰ 出題者が求めたポイント

[語句]
admiration：称賛 (動詞形)admire
achievement：業績
observe：見守る
observe that～：～であることを認める、～であることに気づく
issue：①問題 ②発行 ③刊行物
 *バックナンバー：back issues
give birth to～：～を生む、(比ゆ的に)～を生み出す。
stir：かき混ぜる、呼び起こす
controversy：議論、論争。
controversial：論争の；賛否両論の
according to～：～によれば
survey：①概観、概論。 ②検分、調査書。
used to～：以前は～であった。(現在との対比)
ponder：熟考する

[和訳]
(*テキストの英文自体を和訳)

発明王エディソンはちょうど80年前の10月18日に亡くなったとき、アメリカ合衆国中を彼の業績に対する称賛のことばが響き渡った。

しかしながら、ジャーナリストの中には深い洞察を示す者もいた。たとえば、発明の進歩に伴う速さに比べて、現代人が周囲を取り巻く急激な変化を理解するべき知恵の進歩ははるかに遅いことに気づく内容のコラムが新聞に載った。私はこの引用を、池内了氏による週刊誌AERAの臨時増刊号の最近のエッセイで読んだ。

その記述において人類が科学技術の進歩に追いつくことができなくなる時代が予測されている。我々は新しい成果を創造するかもしれないが、その成果を効果的に利用するというよりもそれらに支配されていることに気づく。過去80年と原子力から携帯電話に至るまでのすべてを生み出した技術の進歩を振り返ると、筆者の鋭い洞察に敬服せざるを得ない。

最近、他人の行動や通話を傍受できる携帯ソフトが論議を呼んでいる。携帯電話は便利である一方、干渉や拘束の危険をもたらす。我々を結ぶ、進んだ電波の技術のお陰で我々は24時間対応の社会に生きている。この事実だけを取りあげれば、固定電話しかない時代のことを考えれば信じられないことである。

統計数理研究所の調査によると、2008年では回答者のうち56％の人が科学技術の進歩と共に、「より人間性が失われて」いると回答している。その回答をした人の率はこれまでで最高で、50年前の倍の数字である。福島県の原子力発電所の1号基の事故のあとで、パーセンテージはさらに増えると確信する。

かつて我々はよく言ったものである。「必要は発明の母である。」と。しかし池内氏は、氏の論評の中で、発明が必要の母となってしまったと述べている。原子力発電所はどうであろうか。原子力発電所は我々が必要としているから存在するのだろうか、それとも存在するから必要となったのであろうか。どちらの主張が真実なのだろうか。発明王の命日にじっくり考えたい。

[解答]
問1. 現代において、発明、開発の進む速さと比べて、その急速な変化に対応する策が追いついていないという新聞のコラムの内容。
問2. 我々相互を結びつける通信媒体としての電波による科学技術の進歩の恩恵を受けて、我々は24時間応対が可能な社会に生活している。
問3. アンケート調査に対して、科学技術の進歩によって、人間性が失われているという内容の回答。
問4. (A)③ (B)④ (C)② (D)②

Ⅱ 出題者が求めたポイント

[語句]
divide：①分ける ②分裂させる、(意見などを)
be divided on～：～に関して意見が分かれている
play a role in～：～で役割を果たす
on average：平均して
in part：いくぶん
waters：水域
lead to～：(ある結果に)至る
then again：別の観点から
pattern： weather system (低気圧などの)気圧団、天気系
veer：進路を変える
contribute to～：～に貢献する；(結果を引き起こすのに)寄与する、一因となる
cause ～ to～：～が～する原因となる、することを引き起す
all the more：さらにいっそう
overall：全体に、総合的に
by～：～だけ (程度、差異)
put～…：～を…の状態にさせる
see：(時、場所などが)遭遇する
paper：論文、論説
project：見積もる、算出する
reminder：思い出させるもの、督促(状)、注意、合図
range：範囲
from A to B (to C)：AからB (C)にいたるまで
key to～：～への手がかり、手段

[和訳]
気候学者の中では、サンディのようなハリケーンを強力にするには、地球温暖化が厳密にどのような役割を果たしているかについて意見が分かれている。研究

者らには熱帯地域の暴風雨は暖かい水からエネルギーを得ていることは分っている。そのことがハリケーンは熱帯地域でより多く発生するひとつの理由である。大西洋は100年前よりも平均で華氏2°(1℃)上昇している。この上昇はいくぶんかは人工的な気候の変化による。水温が上昇すると一般的には暴風雨は強くなることを意味する。そうして、実際、科学者らは気候の変化が強力で雨量の多い暴風雨を引き起こす—恐らくそう多くはないが—ことについてこれまで意見は一致してきた。

別の観点からみて、ハリケーン・サンディは、単にハリケーンであるということだけではなかった。これは複合的な暴風雨、つまり北へ移動するにつれて、大西洋にある進路を妨げる空気団がもたらす温度と気圧の際立った差異からエネルギーを引き出す熱帯性のサイクロンでもあった。サンディのような熱帯性のサイクロンは通常は年間のこの時期においては大西洋にそれて害を及ぼさないのであるが、くだんの大西洋の空気団が暴風雨を大きく左方向へ、人口密度の高い北東部にまともに向きを変えさせた。

今夏のこれまでにない海氷の氷解が北に発達した、北上を阻む空気団の原因となったかも知れないが、大概の気候学者は、主としては運が悪かったことによると発言している。実際のところは、サンディについて、気候の変化がどれ程原因となっているかを確かに知る方法はない。少なくとも研究者が暴風雨についてさらに研究する時間が完全に持てるようになるまでは。

しかしながら、科学者らにはっきりわかっていることがひとつある。それは、これまで気候の変化が海面を上昇させる原因となってきたということである。その変化が海面を上昇させる原因となり、またサンディによって引き起された高潮や海岸沿いの洪水は、さらに一層破壊をもたらした。全般的な海面は8インチ(20cm)上昇し、その率は最近加速している。このことにより、ワシントンやマイアミのような海岸沿いの都市は暴風雨が訪れるたびに大洪水に対する危険が増す状態に置かれる。ニューヨーク市では地下鉄の交通網が冠水し電力供給網の一部が冠水したが、この地域は580マイル(930km)以上の海岸線がある。また、そこの海岸線はすべて、上昇する海面によりますます浸食されている。2012年のNature誌の論文では、気候の変化は、1世紀にたった1度起こることが、3年から20年おきに起こる原因となった可能性があると算出している。直観的ではあるが、気候の変化は確実であり、さらにその変化により自然災害の範囲を、熱波から干ばつ、暴風雨に至るまで危険の度合いが次第に増しているという警告であると受け止められる。科学は明解である。それに対応するのは、二酸化炭素削減が極端な天候の危険度を減じる鍵となる。

[解答]

問1. 科学者らは気候の変化が強力で雨量の多い暴風雨を引き起こす—恐らくそう多くはないが—ことについてこれまで意見は一致してきた。

問2. サンディについて気候の変化がどれ程原因となっているかを確かに知る方法は、少なくとも、研究者が暴風雨について研究する時間がさらに持てるような状態になるまではわからない。

問3. 2012年のNature誌の論文では、気候の変化は、1世紀に1度起こることが、3年から20年おきに起こる原因となった可能性があると算出している。

問4. (A)⑥ (B)③ (C)④ (D)② (E)⑦

Ⅲ 出題者が求めたポイント

(1) Prior to her visit to India, Ann Sung Suu Ky said in an interview as follows.

(2) We are on the threshold of the road to democracy. We should not forget that we must build the road for ourselves, as I have repeated.

G 方 式

Ⅰ 出題者が求めたポイント

[語句]
period：期間、時期、時代
substantially：実質上
deal with ～：①～を扱う　②～に対処する
hit a/an ～ low：～の最低の記録となる
survey：①概観　②調査
year by year：年々、年ごとに
be equivalent to ～：～と同等の、～に相当する
fertility：①肥沃　②肥沃度、生産性　③繁殖力
fertility rate＝birth rate
total fertility rate：合計特殊出生率；一人の女性が生涯に産む子どもの数の平均値に近い。出生率とほぼ同義に使われている。
bottom out：(相場、値段などが)底をつく
level off：(物価、賃金などが)横ばいになる
give birth：出産する
give birth to ～：～を出産する
demonstrate ～：～を(推論、事実などによって)明白にする
illustrate ～：～を(実例、図版、比較などで)説明する、明らかにする
have no choice(option) but to ～：～　するしかない、～せざるを得ない
～ give ～ few options but to ～：～の理由により～にとって～以外に選択の余地がほとんどない
as well as ～：～同様
hesitate to ～：～することをためらう
due to ～：～のため、～の結果
concern：懸念、心配、関心
anxiety：不安、心配
social security system：社会保証制度
regarding ～：～に関して
pension system：年金制度
raise：①持ち上げる②栽培する；飼育する；子どもを育てる
emphasize ～：～を強調する、重要視する
measures：方策、手段
make sure that ～：必ず～となるように取り計らう
financial resources：金融資源、財源；財力
distribute ～：～を分配する
[問題文テキスト和訳]
(英文テキスト自体を和訳)

日本はついに実質的に毎年人口が減少する時代に突入した。国はどのようにこの前例のない状況に対処し、社会的な活力を維持することができるだろうか。われわれは日本が危機的な段階にさしかかっていることに気づかなければならない。厚生労働省は2011年の国の人口動態統計を公表した。昨年生まれた赤ちゃんの数は戦後最低のおよそ105万となり、一方死亡者の数はおよそ125万となった。調査が始まって初めて人口の自然減が20万人を超え、この減少は年ごとに大きくなることが予想される。このことは、甲府や松江などの地方の中核都市と同じだけの人口が毎年消えていることを意味している。生涯に女性が産む子どもの平均の数である、合計特殊出生率は、1，39人であり、前年と同じである。出生率は、2005年に最低に達した後、上向いていたが、そのあとは横ばいのもようである。

2011年では、女性の第1子出産の平均年齢は30，1歳で初めて30歳を超えた。このことは女性が出産を先延ばしにする現代の傾向を明らかに示している。昨年の婚姻の数は66万2千組でこれも戦後最低である。このことにより人々が結婚を遅らせるか全く結婚しない傾向が強まることが説明される。

もちろん、結婚するか子どもを生むかどうかは、各個人の選択である。しかしながら、現在の状況では、子どもを生むことを遅らせると同様に、結婚を諦めたり遅らせたりする以外に選択の余地がほとんどない。今の若い人たちは、さまざまな懸念—仕事を見つける難しさ、さらに特に年金制度の将来に関して国の社会制度についての不安、及び共働きの場合の子育てに対する環境の不備を含めての—のために、自分の家庭を築くことをためらっている。

現行の社会保障制度は高齢者に重点を置いているが、これを、すべての世代を対象とする財源が確実により均等に配分されるような方策を促進することによって、変えていくことが喫緊である。

[解答]
問1 女性が生涯に産む子どもの平均の数
問2 ①仕事を見つける困難さ。
②特に年金制度の将来ついての国の社会保障制度についての不安。
③両親共働きで子どもを育てる場合の環境が整っていないこと。
問3 (A)②　(B)②　(C)④　(D)①　(E)②

Ⅱ 出題者が求めたポイント

[語句]
put ～ to the test：～を試験(吟味)する
cardinal：重要な、基本的な
have nothing to do with ～：～と関係がない
sprit：裂く
sprit A into B：AをBに分割(分離)する
make up ～：(各部分が)～を構成する、形づくる
phrase：句、(文の構造を持たない)語群
the＋比較級, the＋比較級：～であればあるほど～
dub A B：AにBとあだ名をつける、AをBと呼ぶ (nickname)
by the time ～：～までに
by the time ～, it was too late：～の頃には手遅れであった
not A but B：AではなくB
waters：水域、近海
window：(限られた短い)時間；実行可能な時間枠範

囲
it is no wonder that ～ ： ～は少しも不思議ではない
numerous：(名詞の複数形があとに続いて)非常に多い
in search of ～(= in the search for ～)： ～を探し求めて
pinpoint ～ ： ～の位置を正確に示す、特定する
grounds：(特定の用途のための)場所
findings：(調査・研究などの)結果、結論
cultivation：耕作；養殖
put an end to ～： ～を終わらせる、～に結末をつける
catch：捕獲量
eventually：結局は、いつかは
accessible：①近づきやすい ②手に入れやすい
delicacy：①繊細さ ②ごちそう
worth ～(動作を表す名詞)： ～する価値がある

[問題文テキスト和訳]
(英文テキスト自体を和訳)

あぶったウナギである「かば焼き」は出されるのを辛抱強く待たなくてはならない料理である。特に高級な店では注文を受けてからサカナ(ウナギ)を切って調理するので、常に客の忍耐が試される。料理の匂いは空腹にはとてもよく食欲をそそるので、前菜や飲み物で始めていたいというという気にさせる。しかしそのような誘惑に勝てた時にのみ至福を経験することができる。値段には関係しないのが基本的なルールである。料理店のかば焼きはしばしば「しょう—ちく—ばい」(松、竹、梅)の3つの等級に分けられる。 この語句を構成する3つの漢字は、英語で、"The longer the wait, the tastier." (待てば待つほどにうまい)と訳される「まつ—だけ—うめ」とも読める。

発酵が専門の学者である小泉武夫氏は「食魔」と呼ばれているが、かつて、浅草のうなぎ店でかば焼きが出されるのを待ちきれずに泥酔したことがあると言っている。「本当のうなぎ愛好者」は、料理が出されるのを待つことに喜びを見出さなければならないと気づく頃には、時すでに遅し、であったと氏は、講談社で出版された「畏敬の食」(Food of awe)という著書の中で振り返っている。

しかしながら、真のウナギの愛好家がいて、その人はかば焼きではなくてウナギの卵を40年間待ち続けた。東京大学の教授である塚本勝己氏(62歳)率いる研究チームは、グアムの西の水域で初めて日本ウナギの卵を採取した。その小さい卵は、研究者らは1970年代から探し求めていたが、たった1日半でかえる。そのような短い期間なので、他の外国の種も含めて、これまでだれも卵を見たことがないというのは全く不思議なことではない。

ウナギの生態は謎に包まれている。最初に、ウナギの稚魚は太平洋のマリアナ諸島付近からやって来て日本の川をさかのぼるということが研究チームにより判明した。彼らは稚魚を求めて何度となく航海を重ね、ついには虹色の卵を見つけた。ウナギは春から夏の間の新月の直前にいっせいに産卵すると考えられている。研究者らは産卵場所を、海嶺の上方のある狭い区域に特定することができたので、今度は研究チーム以外のところで、どのような条件のもとに稚魚が健康に育つかについての解明に向けての取り組みがなされ始めている。研究結果により、卵から成魚までの完全養殖への実用的な適用が促進されることもまた期待される。

博識な古代のギリシャの哲学者アリストテレスでさえも、ウナギは「泥からかえる」と信じた。しかし粘り強い研究により、ついにウナギの神秘に終止符が打たれた。長年にわたるひたむきな研究は決して挫折することはない。国内産のウナギの稚魚の収穫は少ないが、いつかは、かば焼きがより身近なごちそうになるかも知れない。待つ価値がある。

[解答]
問1 この語句を構成する3つの漢字は、「まつ—だけ—うめ」とも読めて、英語へは、" The longer the wait, the tastier." (待てば待つほどにうまい)と訳される。
問2 最初に、ウナギの稚魚は太平洋のマリアナ諸島付近からやって来て日本の川をさかのぼるということが研究グループにより判明した。
問3 国内産のウナギの稚魚の収穫は少ないが、いつかはかば焼きがより身近なごちそうになるかも知れない。
問4(A)③ (B)④ (C)③ (D)②

Ⅲ 出題者が求めたポイント
1.① 2.② 3.② 4.② 5.④ 6.②
7.① 8.③ 9.① 10.②

[問題文和訳]
1. その団体は、貧困を食い止める施策を政府に求めた。
2. だれも、コーチとしての彼の能力を否定しないが、チームは決勝戦で勝てなかった。
3. 月に1度、その歌手は高齢者のホームを訪れるのを欠かさなかった。
 never fail to ～ ： 必ず～ する、～ することを怠らない
4. 家族と相談する時間を下さい。どちらを選択するか、決めかねますので。
5. 城を建てるためにどのようにして、彼らはそのような大きな石を動かしたのだろうか。
 manage to ～ ： どうにかして～ する。うまく～ する。
6. その件についてすぐにご相談する必要があります。
 discuss ～ ： ～を論ずる；～について相談、論議、検討、審議する ＊他動詞で、目的語があとにくることに注意。日本語につられて about を入れないように。
7. 貧富の経済格差をなくすことが重要であると彼らは考えている。
 eliminate ～ ： ～を除去する
8. ほかの人々が乗り気でなくても、温室効果ガスの削減の目標を軽視してはならない。

reluctant：気の進まない
neglect～：～を無視する、軽んじる

9. 学校の図書館は地域に公開されるべきであると提案させていただきます。
allow ～ to ～：～に～することを許可する
allow me to ～：～させて下さい

10. いまだに、地球は平らであると主張している人もいるということを知って驚かないで下さい。
maintain ～：(反論をものともせずに)～を主張する

Ⅳ 出題者が求めたポイント

1.⑨ 2.④ 3.⑩ 4.⑤ 5.⑧ 6.①
7.③ 8.⑥ 9.⑦ 10.②

[問題文和訳]

1. 彼女がうるさいのはわかりますが、言うまでもなくかっとなったことに対してはあなたは謝るべきです。
annoying：うるさい、迷惑な
lose one's temper：かっとなる

2. この決定は私の知らないところでなされたということをあなたに知ってもらいたい。
behind one's back：～の陰で；～を裏切って

3. 私が得た情報から判断すると、彼女の言っていることは正しいと思う。

4. 文字に現れていない部分を読み取れば、報告は偽りのものであることにあなたは気づくだろう。
read between the lines：行間を読む。含意されているが表面上は表れていない部分を読む。

5. このことについてお話したいことがありますが、私たちだけの内密のことにしておいて下さい。
between you and me：ここだけの話だが、内密に

6. それでもやはり報告書にはもっと時間をかけるべきであったが時間がなかった。
should have + 過去分詞形：～すべきであった

7. 政治家らは、いつも厳しい時代は峠を越したと言っている。
around the corner：危機を脱して、峠を越して

8. 彼は、当時、赤字にならないで暮らしていくことするすら難しかった。
hardly：ほとんど～ない
make (both) ends meet：赤字にならないで収入の範囲で生活する ＊both ends は月末と月初めを指す

9. 急いで何かするとあなたはいつもミスをするようですね。
in a hurry：急いで

10. しかし、ひとつのことを忘れてはならない。それは、どんなことがあっても戦争は回避しなければならないということである。
at any cost / at all costs：どんな努力(犠牲)を払っても、どんなことがあっても

Ⅴ 出題者が求めたポイント

(1) Children who wait for presents from Santa Claus grow to doubt whether Santa Claus really exists.
(2) No one has ever seen Santa Claus, but that does not prove he does not exist.

数 学

解答

25年度

F方式

I 出題者が求めたポイント

(1) (数学Ⅱ・方程式)

$x^2+mx+n=0$ の解を α, β ($\alpha>\beta$) とすると

$\alpha+\beta=-m$, $\alpha\beta=n$

$\alpha+\beta$ の値と $\alpha^2-\beta^2=3$ を連立して, α, β を求めて, $\alpha\beta$ に代入する。

(2) (数学B・数列)

$y=k$ のときの格子点の数を求め, k が0から50まで加える。

$\sum_{k=1}^{n} k=\frac{n(n+1)}{2}$, $\sum_{k=1}^{n} \mathrm{C}=\mathrm{C}n$

(3) (数学Ⅱ・対数関数, 数学Ⅰ・2次関数)

$\log_c MN=\log_c M+\log_c N$, $\log_a b=\frac{\log_c b}{\log_c a}$

底を3にそろえて, $\log_3 x$ について平方完成する。

(4) (数学Ⅱ・三角関数)

$y=a\sin\{b(x-c)\}$ は $y=\sin x$ のグラフを

① y 軸方向に a 倍に拡大

② x 軸方向に b 倍に縮小

③ x 軸方向に c だけ平行移動

(5) (数学A・確率)

コインを n 回投げ表が r 回でる確率は, ${}_n\mathrm{C}_r\left(\frac{1}{2}\right)^n$

x_i の確率が p_i のとき期待値は, $\Sigma x_i p_i$

〔解答〕

(1) 2次方程式 $x+x+p=0$ の解を α, β とする。

$\alpha+\beta=-1$, $\alpha\beta=p$

$\beta=-\alpha-1$ より $\alpha^2-(-\alpha-1)^2=3$

$-2\alpha-1=3$ よって, $\alpha=-2$, $\beta=1$

$p=(-2)\cdot 1=-2$

(2) $x\leqq -2y+100$

$x=0$ とすると, $2y\leqq 100$ より $y\leqq 50$

y が整数 k のとき, x は0から $-2k+100$ までの整数があるので, 格子点は, $-2k+101$ 個である。

$$\sum_{k=0}^{50}(-2k+101)=101+\sum_{k=1}^{50}(-2k+101)$$

$$=101-2\frac{50\cdot 51}{2}+101\cdot 50$$

$$=101-2550+5050=2601$$

(3) $\log_3\frac{1}{3}=-1$ より $\log_3 x=-1$ で最小値 $\frac{1}{4}$

$$f(x)=a(\log_3 x)^2+\frac{\log_3 bx}{\log_3 9}$$

$$=a(\log_3 x)^2+\frac{1}{2}\log_3 x+\frac{1}{2}\log_3 b$$

$$=a\left(\log_3 x+\frac{1}{4a}\right)^2+\frac{1}{2}\log_3 b-\frac{1}{16a}$$

よって, $\frac{1}{4a}=1$, $\frac{1}{2}\log_3 b-\frac{1}{16a}=\frac{1}{4}$

$a=\frac{1}{4}$, $\log_3 b=1$ より $b=3$

$(a,\ b)=\left(\frac{1}{4},\ 3\right)$

(4) $y=2\sin 2\left(x+\frac{\pi}{4}\right)$

$y=\sin x$ のグラフを

① y 軸方向に2倍に拡大

② x 軸方向に2倍に縮小

③ x 軸方向に $-\frac{\pi}{4}$ 平行移動

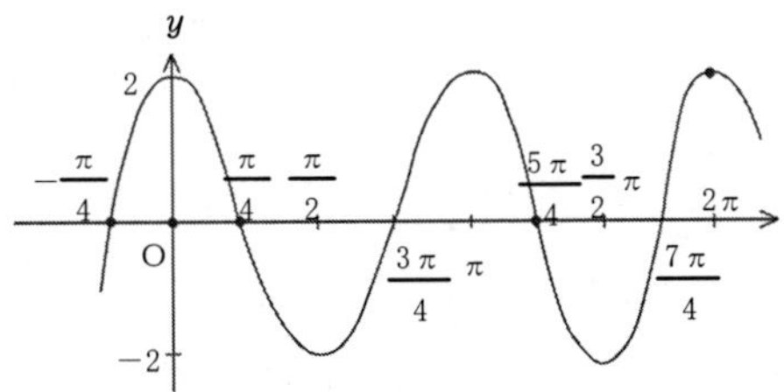

(5) 0点の確率は, ${}_n\mathrm{C}_0\left(\frac{1}{2}\right)^n=\frac{1}{2^n}$

x 点の確率は, ${}_n\mathrm{C}_1\left(\frac{1}{2}\right)^n=\frac{n}{2^n}$

y 点の確率は, $1-\frac{1}{2^n}-\frac{n}{2^n}=\frac{2^n-n-1}{2^n}$

$$\mathrm{E}_n=x\frac{n}{2^n}+y\frac{2^n-n-1}{2^n}=\frac{nx-(n+1)y}{2^n}+y$$

$\frac{nx-(n+1)y}{2^n}+y\geqq y$ より $nx-(n+1)y\geqq 0$

$(x-y)n\geqq y$ で $x\leqq y$ のときは成立しない。

$x>y$ で $n\geqq\frac{y}{x-y}$ より $2\geqq\frac{y}{x-y}$

よって, $2x-2y\geqq y$

従って, $2x\geqq 3y$

(答)

(A) -2 (B) 2601 (C) $\left(\frac{1}{4},\ 3\right)$

II 出題者が求めたポイント (数学B・ベクトル)

(1) すべての長さが0と1の間にある。

(2) $\vec{a}\cdot\vec{b}=|\vec{a}||\vec{b}|\cos\theta$ (θ は $\vec{a}$ と $\vec{b}$ のなす角)

線分ABを $m:n$ の比に内分する点Qとすると,

$$\overrightarrow{\mathrm{OQ}}=\frac{n\overrightarrow{\mathrm{OA}}+m\overrightarrow{\mathrm{OB}}}{m+n}$$

$\overrightarrow{\mathrm{PQ}}=\overrightarrow{\mathrm{OQ}}-\overrightarrow{\mathrm{OP}}$

$\angle\mathrm{QPR}=\frac{\pi}{2}$ のとき, $\overrightarrow{\mathrm{PQ}}\cdot\overrightarrow{\mathrm{PR}}=0$

(3) S＝△OABの面積－△OPRの面積

　　－△PAQの面積－△RQBの面積

△OABの面積は, $\frac{1}{2}\mathrm{OA}\cdot\mathrm{OB}\sin\angle\mathrm{AOB}$

〔解答〕

(1) $0<3t<1$ より $0<t<\dfrac{1}{3}$

(2)

(i) $\overrightarrow{a}\cdot\overrightarrow{b}=1\cdot1\cdot\cos60^\circ=\dfrac{1}{2}$

(ii) $\overrightarrow{OP}=t\overrightarrow{a}$, $\overrightarrow{OQ}=(1-2t)\overrightarrow{a}+2t\overrightarrow{b}$

$\overrightarrow{PQ}=(1-2t)\overrightarrow{a}+2t\overrightarrow{b}-t\overrightarrow{a}$

$=(1-3t)\overrightarrow{a}+2t\overrightarrow{b}$

(iii) $\overrightarrow{OR}=(1-3t)\overrightarrow{b}$

$\overrightarrow{PR}=-t\overrightarrow{a}+(1-3t)\overrightarrow{b}$

$$\overrightarrow{PQ}\cdot\overrightarrow{PR}=\{(1-3t)\overrightarrow{a}+2t\overrightarrow{b}\}\cdot\{-t\overrightarrow{a}+(1-3t)\overrightarrow{b}\}$$

$$=-t(1-3t)|\overrightarrow{a}|^2+\{(1-3t)^2-2t^2\}\overrightarrow{a}\cdot\overrightarrow{b}+2t(1-3t)|\overrightarrow{b}|^2$$

$$=3t^2-t+\frac{1}{2}(1-6t+7t^2)-6t^2+2t$$

$$=\frac{1}{2}t^2-2t+\frac{1}{2}$$

$\dfrac{1}{2}t^2-2t+\dfrac{1}{2}=0$ より $t^2-4t+1=0$

$0<t<\dfrac{1}{3}$ より $t=2-\sqrt{3}$

(3) △OABの面積は, $\dfrac{1}{2}\cdot1\cdot1\cdot\dfrac{\sqrt{3}}{2}=\dfrac{\sqrt{3}}{4}$

△OPRの面積は, $\dfrac{1}{2}t(1-3t)\dfrac{\sqrt{3}}{2}=\dfrac{\sqrt{3}}{4}(t-3t^2)$

△APQの面積は, $\dfrac{1}{2}2t(1-t)\dfrac{\sqrt{3}}{2}=\dfrac{\sqrt{3}}{4}(2t-2t^2)$

△BRQの面積は, $\dfrac{1}{2}3t(1-2t)\dfrac{\sqrt{3}}{2}=\dfrac{\sqrt{3}}{4}(3t-6t^2)$

$$S=\frac{\sqrt{3}}{4}\{1-(t-3t^2)-(2t-2t^2)-(3t-6t^2)\}$$

$$=\frac{\sqrt{3}}{4}(11t^2-6t+1)=\frac{\sqrt{3}}{4}\left\{11\left(t-\frac{3}{11}\right)^2+\frac{2}{11}\right\}$$

$$=\frac{11\sqrt{3}}{4}\left(t-\frac{3}{11}\right)^2+\frac{\sqrt{3}}{22}$$

最小値は, $\dfrac{\sqrt{3}}{22}$

(答)

(E) $0<t<\dfrac{1}{3}$ (F) $\dfrac{1}{2}$ (G) $(1-3t)\overrightarrow{a}+2t\overrightarrow{b}$

(H) $2-\sqrt{3}$

III 出題者が求めたポイント

(1) (数学Ⅰ・2次関数)

$y=ax^2+bx+c$として, 通る3点を代入して, 連立方程式でa, b, cを求める。

(2) (数学Ⅱ・図形と方程式)

$(x-a)^2+(y-b)^2=r^2$ として, 通る3点を代入して, 連立方程式で, a, b, rを求める。

(3) (数学Ⅱ・積分法)

円の中心をAとし, グラフがy軸に関して左右対称なので $0\leqq x$の部分を求め2倍する。$0\leqq x$の部分

扇形AQRの面積＋△AORの面積$-\displaystyle\int_0^{\sqrt{3}}f(x)dx$

(4) (数学Ⅱ・微分法)

$y=f(x)$の上の点$(a,\ f(a))$における接線の方程式は, $y=f'(a)(x-a)+f(a)$

ℓから求め, 円Dに代入して接することよりD$=0$でaを求める。

(5) (数学Ⅱ・図形と方程式)

$y=f(x)$をy軸方向にpだけ平行移動した曲線の方程式は, $y=f(x)+p$, 頂点は, $(0,\ 3+p)$

頂点が円の下側で交わるときから円と接するときで, 接するときは, 円と連立方程式からxの2次方程式にして, D$=0$

〔解答〕

(1) $f(x)=ax^2+bx+c$とする。

点Pを通るので, $3a-b\sqrt{3}+c=0$

点Rを通るので, $3a+b\sqrt{3}+c=0$

点Qを通るので, $c=3$

よって, $a=-1$, $b=0$

$f(x)=-x^2+3$

(2) $(x-a)^2+(y-b)^2=r^2$とする。

点Pを通るので, $(-\sqrt{3}-a)^2+b^2=r^2$

点Rを通るので, $(\sqrt{3}-a)^2+b^2=r^2$

点Qを通るので, $a^2+(3-b)^2=r^2$

$(-\sqrt{3}-a)^2=(\sqrt{3}-a)^2$ より $a=0$

$3+b^2=(3-b)^2$ より $b=1$

$r^2=3+1=4$ より $r=2$

中心の座標$(0,\ 1)$, 半径2の円

(3) 円の中心をAとし, グラフがy軸に関して左右対称なので$0\leqq x$の部分を計算し2倍する。

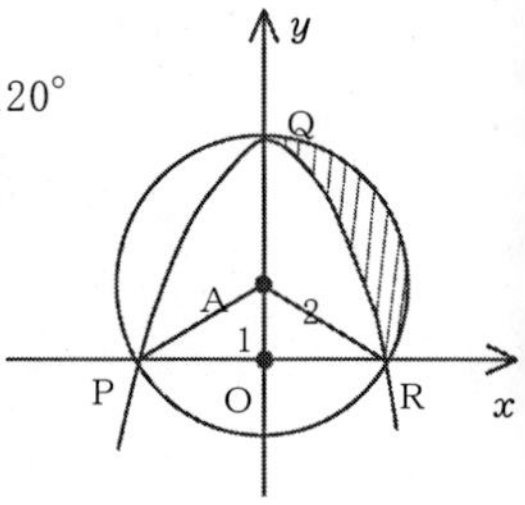

$\cos\angle\mathrm{OAR}=\dfrac{1}{2}$ より

$\angle\mathrm{OAR}=60^\circ$, $\angle\mathrm{QAR}=120^\circ$

扇形AQRの面積は,

$2^2\pi\dfrac{120}{360}=\dfrac{4}{3}\pi$

△AORの面積

$\dfrac{1}{2}\cdot1\cdot\sqrt{3}=\dfrac{\sqrt{3}}{2}$

よって, $\dfrac{4}{3}\pi+\dfrac{\sqrt{3}}{2}-\displaystyle\int_0^{\sqrt{3}}(-x^2+3)\,dx$

$$=\frac{4}{3}\pi+\frac{\sqrt{3}}{2}-\left[-\frac{x^3}{3}+3x\right]_0^{\sqrt{3}}=\frac{4}{3}\pi-\frac{3}{2}\sqrt{3}$$

従って, 求める面積は, $\dfrac{8}{3}\pi-3\sqrt{3}$

(4) Cの上の$(a,\ -a^2+3)$での接線は, $f'(x)=-2x$

$y=-2a(x-a)-a^2+3=-2ax+a^2+3$

Dの式に代入すると,

$x^2+(-2ax+a^2+2)^2=2^2$

$(1+4a^2)x^2-4a(a^2+2)x+a^4+4a^2=0$

$D'=\{2a(a^2+2)\}^2-(1+4a^2)(a^4+4a^2)$

$=4a^6+16a^4+16a^2-4a^6-16a^4-a^4-4a^2$

$=-a^4+12a^2$

$-a^4+12a^2=0$. より $a^2(a^2-12)=0$

$a=0,\ \pm2\sqrt{3}$

$a=0$のとき, $y=3$

$a=2\sqrt{3}$ のとき, $y=-4\sqrt{3}x+15$

$a=-2\sqrt{3}$ のとき, $y=4\sqrt{3}x+15$

(5) $y=-x^2+3+p$, 頂点は, $(0,\ 3+p)$

$x^2+(-x^2+2+p)^2=4$

$x^4-(3+2p)x^2+p^2+4p=0$

$D=(3+2p)^2-4(p^2+4p)=-4p+9$

よって, 接するときは, $-4p+9=0$

ゆえに, $p=\dfrac{9}{4}$

円と y 軸の交点でQと反対側は$(0,\ -1)$

よって, $3+p\geqq-1$ より $p\geqq-4$

$-4\leqq p\leqq\dfrac{9}{4}$

(答)

(I) $-x^2+3$ (J) $(0,\ 1)$ (K) 2

(L) $\dfrac{8}{3}\pi-3\sqrt{3}$ (M) $-4\leqq p\leqq\dfrac{9}{4}$

G方式

I 出題者が求めたポイント

(1) (数学B・数列)

$a_n=S_n-S_{n-1}$

(2) (数学Ⅰ・不等式)

$|f(x)|=f(x)\ (f(x)\geqq0)$, $-f(x)\ (f(x)<0)$

$x<1$と$1\leqq x$に分けて解く。

(3) (数学B・ベクトル)

$\overrightarrow{a}=(x_1,\ y_1,\ z_1)$, $\overrightarrow{b}=(x_2,\ y_2,\ z_2)$

$\overrightarrow{a}\perp\overrightarrow{b}\Leftrightarrow\overrightarrow{a}\cdot\overrightarrow{b}=0$, $x_1x_2+y_1y_2+z_1z_2=0$

$|\overrightarrow{a}|=\sqrt{x_1^2+y_1^2+z_1^2}$

(4) (数学Ⅱ・微分積分)

$\dfrac{d}{dx}\displaystyle\int_a^x f(t)dt=f(x)$ より両辺微分する。

定積分を計算し, aを求める。

(5) (数学Ⅰ・三角比)

$BC^2=AB^2+AC^2-2AB\cdot AC\cos\angle A$

$\cos\angle B=\dfrac{BA^2+BC^2-AC^2}{2BA\cdot BC}$

$AM^2=BA^2+BM^2-2BA\cdot BM\cos\angle B$

〔解答〕

(1) $a_n=n^2+2n-(n-1)^2-2(n-1)=2n+1$

(2) $x<1$のとき, $x^2-x(x-1)\geqq3-x$

$2x\geqq3$ より $x\geqq\dfrac{3}{2}$ で解はない。

$1\leqq x$のとき, $x^2+x(x-1)\geqq3-x$

$2x^2\geqq3$ より $2\left(x+\dfrac{\sqrt{6}}{2}\right)\left(x-\dfrac{\sqrt{6}}{2}\right)\geqq0$

従って, $\dfrac{\sqrt{6}}{2}\leqq x$

(3) $x+2z=0$, $y-2z=0$, $x^2+y^2+z^2=5^2$

$x=-2z$, $y=2z$ より $9z^2=25$

$z=\dfrac{5}{3}$のとき, $x=-\dfrac{10}{3}$, $y=\dfrac{10}{3}$

$z=-\dfrac{5}{3}$のとき, $x=\dfrac{10}{3}$, $y=-\dfrac{10}{3}$

$(x,\ y,\ z)=\left(-\dfrac{10}{3},\ \dfrac{10}{3},\ \dfrac{5}{3}\right),\left(\dfrac{10}{3},\ -\dfrac{10}{3},\ -\dfrac{5}{3}\right)$

(4) 両辺微分すると, $f(x)=6x+2$

$\displaystyle\int_a^x(6t+2)dt=\Big[3t^2+2t\Big]_a^x$

$=3x^2+2x-3a^2-2a$

$-3a^2-2a=0$ より $-a(3a+2)=0$

従って, $a=0,\ -\dfrac{2}{3}$

(5) $BC^2=16+25-2\cdot4\cdot5\cos60^\circ=21$, $BC=\sqrt{21}$

$\cos\angle B=\dfrac{16+21-25}{2\cdot4\cdot\sqrt{21}}=\dfrac{3}{2\sqrt{21}}$

$$AM^2=16+\left(\frac{\sqrt{21}}{2}\right)^2-2\cdot4\cdot\frac{\sqrt{21}}{2}\frac{3}{2\sqrt{21}}=\frac{61}{4}$$

従って, $AM=\dfrac{\sqrt{61}}{2}$

(答)

(A) $2n+1$ (B) $\dfrac{\sqrt{6}}{2}\leqq x$ (C) $0,\ -\dfrac{2}{3}$

(D) $\left(-\dfrac{10}{3},\ \dfrac{10}{3},\ \dfrac{5}{3}\right),\left(\dfrac{10}{3},\ -\dfrac{10}{3},\ -\dfrac{5}{3}\right)$

II 出題者が求めたポイント (数学A・確率)

(1) a_1は1回目赤玉, b_1は1回目白玉がでる。

(2) a_n+b_nはすべての場合となる。a_{n+1}はa_nのとき$n+1$目白玉, b_nのとき$n+1$回目赤玉がでる。

(3) $a_{n+1}=pa_n+q$のとき, $\alpha=p\alpha+q$なるαを求めると, $a_{n+1}-\alpha=p(a_n-\alpha)$となるので,

$a_n-\alpha=(a_1-\alpha)p^{n-1}$

(4) 3^nを少し計算する。

〔解答〕

(1) $a_1=\dfrac{1}{3},\ b_1=\dfrac{2}{3}$

(2) $a_n+b_n=1$

$a_{n+1}=\dfrac{2}{3}a_n+\dfrac{1}{3}b_n$

(3) $a_{n+1}=\dfrac{2}{3}a_n+\dfrac{1}{3}(1-a_n)=\dfrac{1}{3}a_n+\dfrac{1}{3}$

$\alpha=\dfrac{1}{3}\alpha+\dfrac{1}{3}$ とすると, $\alpha=\dfrac{1}{2}$

$a_{n+1}-\dfrac{1}{2}=\dfrac{1}{3}\left(a_n-\dfrac{1}{2}\right),\ a_1-\dfrac{1}{2}=\dfrac{1}{3}-\dfrac{1}{2}=-\dfrac{1}{6}$

$a_n-\dfrac{1}{2}=-\dfrac{1}{6}\left(\dfrac{1}{3}\right)^{n-1}$ より $a_n=\dfrac{1}{2}-\dfrac{1}{2}\left(\dfrac{1}{3}\right)^n$

(4) $b_n=1-\dfrac{1}{2}+\dfrac{1}{2}\left(\dfrac{1}{3}\right)^n=\dfrac{1}{2}+\dfrac{1}{2}\left(\dfrac{1}{3}\right)^n$

$2013a_n-2012b_n>0$

$\dfrac{2013}{2}-\dfrac{2013}{2}\left(\dfrac{1}{3}\right)^n-\dfrac{2012}{2}-\dfrac{2012}{2}\left(\dfrac{1}{3}\right)^n>0$

$\dfrac{1}{2}-\dfrac{4025}{2}\left(\dfrac{1}{3}\right)^n>0$ より $\dfrac{1}{4025}>\left(\dfrac{1}{3}\right)^n$

$4025<3^n$

$3^4=81,\ 3^5=243,\ 3^6=729,\ 3^7=2187$

$3^8=6561$ よって最小のnは8

(答)

(E) $\dfrac{1}{3}$ (F) $\dfrac{2}{3}$ (G) 1 (H) $\dfrac{2}{3}a_n+\dfrac{1}{3}b_n$

(I) 8

III 出題者が求めたポイント

(数学II・指数対数関数, 方程式)

(1) $a^x=X$として, 2次方程式にして解く。

(2) $m>0,\ n>0$のとき, $m+n\geqq2\sqrt{mn}$

等号が成り立つのは, $m=n$のとき。

x_1の正負にかかわらず, $a^{x_1}+a^{-x_1}=a^{|x_1|}+a^{-|x_1|}$

(3) $f(x)=2$を$a^x=X$として, 2次方程式にして, 平方完成して, $(X-p)^2+q=0$で$q\leqq0$にする。

〔解答〕

(1) $f(0)=a^0+ba^0=1+b$

$a^x+ba^{-x}=1+b,\ a^x=X$とする。

$X+\dfrac{b}{X}=1+b$ より $X^2-(1+b)X+b=0$

$(X-1)(X-b)=0$ よって, $X=1,\ b$

$a^x=1$のとき, $x=0$

$a^x=b$のとき, $x=\log_a b$

(2) $f(x)=a^x+ba^{-x}\geqq2\sqrt{a^x\cdot b\cdot a^{-x}}=2\sqrt{b}$

(i) 最小となるのは, $a^x=ba^{-x}$ より $a^{2x}=b$

従って, $a^{2c}=b$ より $c=\dfrac{1}{2}\log_a b$

(ii) (i)より $a^c=\sqrt{b}$

$g(x)=a^{x+c}+ba^{-x-c}=a^ca^x+ba^{-c}a^{-x}$

$=\sqrt{b}(a^x+a^{-x})$

従って, $\dfrac{g(x)}{a^x+a^{-x}}=\sqrt{b}$

(iii) $g(x)=\sqrt{b}(a^x+a^{-x})=\sqrt{b}(a^{|x|}+a^{-|x|})$

$|x_1|<|x_2|$のとき,

$g(x_2)-g(x_1)=\sqrt{b}(a^{|x_2|}+a^{-|x_2|}-a^{|x_1|}-a^{-|x_1|})$

$=\sqrt{b}\left\{a^{|x_2|}-a^{|x_1|}+\dfrac{a^{|x_1|}-a^{|x_2|}}{a^{|x_2|}a^{|x_1|}}\right\}$

$=\sqrt{b}(a^{|x_2|}-a^{|x_1|})\left(\dfrac{a^{|x_2|}a^{|x_1|}-1}{a^{|x_2|}a^{|x_1|}}\right)$

$a>1$のとき,

$a^{|x_2|}-a^{|x_1|}>0,\ a^{|x_2|}a^{|x_1|}-1>0,\ g(x_2)-g(x_1)>0$

$0<a<1$のとき,

$a^{|x_2|}-a^{|x_1|}<0,\ a^{|x_2|}a^{|x_1|}-1<0,\ g(x_2)-g(x_1)>0$

従って, $|x_1|<|x_2|$ ならば, $g(x_2)-g(x_1)>0$であり,

A: 真である。

(3) $a^x+ba^{-x}=2,\ a^x=X$ とおく。$(X>0)$

$X+\dfrac{b}{X}=2$ より $X^2-2X+b=0$

$(X-1)^2+b-1=0$

$b-1\leqq0$ならば, $X=1+\sqrt{b-1}$は解になる。

従って, $b\leqq1$

(答)

(J) $1+b$ (K) $\log_a b$ (L) $\dfrac{1}{2}\log_a b$ (M) $\sqrt{b}$

(N) A

Ⅳ 出題者が求めたポイント

(数学Ⅱ・三角関数, 微分法)

(1) $0<\theta<\pi$ のときの $\cos\theta$ の値の範囲。

(2) $\cos 2\theta=2\cos^2\theta-1$, $\cos 3\theta=4\cos^3\theta-3\cos\theta$

(3) yをxで微分して増減表をつくる。

(4) $f(-1)<0$, 極大値>0, 極小値<0, $f(1)>0$ となればよい。xの値に対して，θも1つ決まる。

〔解答〕

(1) $-1<\cos\theta<1$ より $-1<x<1$

(2) $\cos 2\theta=2\cos^2\theta-1$

$\cos 3\theta=\cos(2\theta+\theta)=\cos 2\theta\cos\theta-\sin 2\theta\sin\theta$

$=\cos 2\theta\cos\theta-2\cos\theta\sin^2\theta$

$=(2\cos^2\theta-1)\cos\theta-2\cos\theta(1-\cos^2\theta)$

$=4\cos^3\theta-3\cos\theta$

従って, $\cos 2\theta=2x^2-1$, $\cos 3\theta=4x^3-3x$

(3) $f(x)=4x^3-3x-3a(2x^2-1)+3x-1$

$=4x^3-6ax^2+3a-1$

$f'(x)=12x^2-12ax=12x(x-a)$

x	-1		0		a		1
$f'(x)$		$+$	0	$-$	0	$+$	
$f(x)$		↗		↘		↗	

$f(x)$は$x=a$で極小となる。

(4) $f(-1)=-4-6a+3a-1=-3a-5$

$-3a-5<0$ より $-\dfrac{5}{3}<a$ …①

$f(0)=3a-1$

$3a-1>0$ より $\dfrac{1}{3}<a$ …②

$f(a)=4a^3-6a^3+3a-1=-2a^3+3a-1$

$-2a^3+3a-1<0$ より $2a^3-3a+1>0$

$(a-1)(2a^2+2a-1)>0$ より

$\dfrac{-1-\sqrt{3}}{2}<a<\dfrac{-1+\sqrt{3}}{2}$, $1<a$ …③

$f(1)=4-6a+3a-1=-3a+3$

$-3a+3>0$ より $1>a$ …④

$-\dfrac{5}{3}$　$\dfrac{-1-\sqrt{3}}{2}$　$\dfrac{1}{3}$　$\dfrac{-1+\sqrt{3}}{2}$　1

①, ②, ③, ④ すべて満たす範囲は,

$\dfrac{1}{3}<a<\dfrac{-1+\sqrt{3}}{2}$

(答)

(O) $-1<x<1$ (P) $2x^2-1$ (Q) $4x^3-3x$

(R) a

化学

解答

25年度

F 方式

Ⅰ 出題者が求めたポイント……全範囲小問集

問1. ① H:Ö:H　② H:N̈:H　③ H:C:H（上下にH）
④ Ö::C::Ö
⑤ H:C⋮⋮C:H

問2. (2) 単原子イオンの電子配置は直近の希ガス原子と同じで，S^{2-}，Cl^-，K^+，Ca^{2+} はAr原子と同じである。

問3. Fe^{2+} は $K_3[Fe(CN)_6]$ と，Fe^{3+} は $K_4[Fe(CN)_6]$ と濃青色沈殿 $KFe[Fe(CN)_6]$ をつくるので，Fe^{2+}，Fe^{3+} の検出に用いられる。Fe^{3+} がKSCNと血赤色を示す反応も Fe^{3+} の検出に用いられる。

問4. 生成物の結合エネルギーの総和－反応物の結合エネルギーの総和＝反応熱　であるから
$1/2N_2$(気)＋$3/2H_2$(気)＝NH_3(気)＋Q〔kJ〕
について　Q〔kJ〕＝391〔kJ/mol〕×3〔mol〕
$-\left(\begin{array}{l}946〔kJ/mol〕\times 1/2〔mol〕\\ +436〔kJ/mol〕\times 3/2〔mol〕\end{array}\right)=46〔kJ〕$

問5. (1) 酸性で O_2 が e^- を得て H_2O となる……③
②×2＋③　で e^- を消去すると
$2H_2+O_2\rightarrow 2H_2O$　となる。
(2) 流れる電子は
$$\frac{10.0〔A〕\times 965\times 60〔s〕}{9.65\times 10^4〔C/mol〕}=6.00〔mol〕$$
消費される H_2 は3.00 molであるから，その体積は
22.4〔L/mol〕×3.00〔mol〕≒67〔L〕

問6. $FeCl_3+3H_2O\rightarrow Fe(OH)_3+3HCl$　の反応で，$Fe(OH)_3$ のコロイド溶液が生じる。
(1) セロハン膜の外側には H^+ と Cl^- が出るので，Ag^+ と反応してAgClが沈殿する。
(2) 疎水コロイドの $Fe(OH)_3$ が少量の $SO_4{}^{2-}$ で正の電荷を中和されて沈殿する。

問7. (1) $\Delta t=K_f m$　より
0.185〔K〕＝x〔K･kg/mol〕×0.100〔mol/kg〕
x＝1.85〔K･kg/mol〕
(2) NaClは Na^+ と Cl^- に電離するので x〔mol/kg〕溶液は $2x$〔mol/kg〕として働く。溶液AとBの等量混合液ではNaClもグルコースも濃度は1/2になるから
0.148〔K〕＝1.85〔K･kg/mol〕
$\times\left(\dfrac{2x+0.100}{2}\right)$〔mol/kg〕
x＝0.030〔mol/kg〕

問8. 分子式 C_4H_8 のアルケンは① CH_2=$CHCH_2CH_3$ 1-ブテン　② CH_3CH=$CHCH_3$ 2-ブテン
③ CH_2=$C(CH_3)_2$ メチルプロペンがあり，このうち2-ブテンに幾何異性体がある。

問9. スクロースはインベルターゼにより加水分解されて，グルコースとフルクトースの等量混合物となる。この混合物を転化糖という。

[解答]
問1. ①，④　　問2. (1) $K^2L^8M^7$　(2) S^{2-}
問3. ア $K_3[Fe(CN)_6]$　イ $K_4[Fe(CN)_6]$　ウ KSCN
問4. 46 kJ/mol
問5. (1) $O_2+4H^++4e^-\rightarrow 2H_2O$　(2) 67 L
問6. (1) ウ　(2) 凝析
問7. (1) 1.9 K･kg/mol　(2) 0.030 mol/kg
問8. CH_3＼C=C／CH_3（H／，＼H）　CH_3＼C=C／H（H／，＼CH_3）
問9. ア フルクトース　イ インベルターゼ（スクラーゼ）　ウ 転化糖

Ⅱ 出題者が求めたポイント……$KMnO_4$ の反応とCODの算出

問1. x $MnO_4{}^-\rightarrow Mn^{2+}$ で，Mnの酸化数は5変化。よって e^- の数は5　y $H_2C_2O_4\rightarrow 2CO_2$ で，Cの酸化数は　1×2(個)変化。よって e^- の数は2
z ①×2と②×5で e^- の数は同じ→ $MnO_4{}^-$ 2 molと $H_2C_2O_4$ 5 molが丁度反応する。

問2. ①×2＋②×5　より
$2MnO_4{}^-+6H^++5H_2C_2O_4$
$\rightarrow 2Mn^{2+}+8H_2O+10CO_2$
変化しなかった $2K^+$，$3SO_4{}^{2-}$ を両辺に加えて整理すると化学反応式が得られる。

問3. $KMnO_4$ 0.79 gは
$$\frac{0.79〔g〕}{158〔g/mol〕}=5.0\times 10^{-3}〔mol〕$$
$$\frac{5.0\times 10^{-3}〔mol〕}{0.50〔L〕}=0.010〔mol/L〕$$

問4. 反応が終了すると $MnO_4{}^-$ が無くなるので，溶液は赤紫色から無色に変る。

問5. B液の液量差は　5.0〔mL〕－3.0〔mL〕＝2.0〔mL〕
$KMnO_4$ の物質量は $H_2C_2O_4$ の2/5であるから
0.025〔mol/L〕×2.0×10^{-3}〔L〕×2/5＝2.0×10^{-5}〔mol〕

問6. 生活排水1 Lあたりの $KMnO_4$ 消費量は
$$2.0\times 10^{-5}〔mol〕\times\frac{1000〔mL/L〕}{40〔mL〕}$$
$=5.0\times 10^{-4}$〔mol/L〕
O_2 の消費量は
5.0×10^{-4}〔mol/L〕×40×10^3〔mg/mol〕
＝20〔mg/L〕

[解答]
問1. x 5　y 2　z 2.5
問2. $2KMnO_4+3H_2SO_4+5H_2C_2O_4$
$\rightarrow K_2SO_4+2MnSO_4+8H_2O+10CO_2$
問3. 0.010 mol/L　　問4. 赤紫色→無色
問5. 2.0×10^{-5} mol　　問6. 20 mg/L

Ⅲ 出題者が求めたポイント……元素の推定，酸化物の反応

A. 空気中に0.03～0.04％含まれる酸化物は CO_2

$CO_2 + H_2O \rightarrow H_2CO_3 \rightarrow H^+ + HCO_3^-$

$Ba(OH)_2 + CO_2 \rightarrow BaCO_3$(白)$+ H_2O$

B. 炎色反応よりBはNa，酸化物はNa_2O

$Na_2O + H_2O \rightarrow 2NaOH$

C. 最高酸化数＋6より元素Cは16族のS，酸化物はSO_3　最高酸化数＋6をとる6族のCrは遷移元素で除かれる。 $SO_3 + H_2O \rightarrow H_2SO_4$

$Ba(OH)_2 + H_2SO_4 \rightarrow BaSO_4$(白)$+ 2H_2O$

D. 酸化数＋2と用途より酸化物はZnO

$ZnO + 2HCl \rightarrow ZnCl_2 + H_2O$

$ZnO + 2NaOH + H_2O \rightarrow Na_2[Zn(OH)_4]$

$ZnCl_2 + 2NH_3 + 2H_2O$

$\rightarrow Zn(OH)_2$(白)$+ 2NH_4Cl$

$Zn(OH)_2 + 4NH_3 \rightarrow [Zn(NH_3)_4]^{2+} + 2OH^-$

問1. (1)炭素の酸化数＋2の酸化物はCO

(2)硫黄の酸化数＋4の酸化物はSO_2。SO_2はH_2Sを酸化して硫黄を析出させる。

[解答]

問1. (1)一酸化炭素　(2) $SO_2 + 2H_2S \rightarrow 3S + 2H_2O$

問2. $BaCO_3$　問3. $Na_2O + H_2O \rightarrow 2NaOH$

問4. 硫酸　問5. $[Zn(NH_3)_4]^{2+}$

問6. A'：CO_2　B'：Na_2O　C'：SO_3　D'：ZnO

Ⅳ 出題者が求めたポイント……N_2O_4の解離

問1. 温度が高いほどN_2O_4は解離する。温度が高いと平衡は吸熱方向に移動するから，N_2O_4の解離は吸熱反応である。

問2. ピストンを押すと一時的に色が濃くなるのは，体積減少に伴う密度増加のためで，平衡移動のためではない。圧力が高くなると平衡は気体分子数減少方向のN_2O_4生成方向に移動し，気体の色は薄くなる。

問3. (1)温度が高いと反応は速くなる。平衡は吸熱方向に移動し，N_2O_4解離，NO_2生成の方向に移動する……図(A)

(2)圧力が低いと濃度が小さく，反応は遅くなる。平衡は分子数増加の方向に移動する……図(D)

(3)反応は速くなるが平衡は移動しない……図(B)

問4. x〔mol〕のN_2O_4が解離すると$2x$〔mol〕のNO_2が生じるから，$(0.040 - x)$〔mol〕：$2x$〔mol〕＝2：1

$x = 0.0080$〔mol〕

0.040〔mol〕$- 0.0080$〔mol〕$= 0.032$〔mol〕

問5. (1)気体の状態方程式　$pV = nRT$　より

$$p_{N_2O_4}V = n_{N_2O_4}RT \quad p_{N_2O_4} = \frac{n_{N_2O_4}}{V}RT = [N_2O_4]RT$$

同様に　$p_{NO_2} = [NO_2]RT$

$$K_p = \frac{(p_{NO_2})^2}{p_{N_2O_4}} = \frac{([NO_2]RT)^2}{[N_2O_4]RT} = \frac{[NO_2]^2}{[N_2O_4]}RT = K_cRT$$

(2) $[N_2O_4]$と$[NO_2]$の和をx〔mol/L〕とすると

全圧$P = xRT$

RTはK_pとK_cから求められる。

$$K_p = \frac{(2.0 \times 10^5〔Pa〕)^2}{4.0 \times 10^4〔Pa〕} = 1.0 \times 10^6〔Pa〕$$

$K_c = 0.35$ mol/L　であるから

$$RT = \frac{K_p}{K_c} = \frac{1.0 \times 10^6〔Pa〕}{0.35〔mol/L〕}$$

$$x〔mol/L〕= \frac{P}{RT} = 1.0 \times 10^5〔Pa〕\times \frac{0.35〔mol/L〕}{1.0 \times 10^6〔Pa〕} = 0.035〔mol/L〕$$

[解答]

問1. 吸熱反応　問2. a　問3. (1) A　(2) D　(3) B

問4. 0.032 mol　問5. (1) $K_p = K_cRT$　(2) 0.035 mol/L

Ⅴ 出題者が求めたポイント……ベンゼン出発の反応系統

⌬ $+ CH_2{=}CHCH_3 \rightarrow$ ⌬$-CH(CH_3)_2$（クメン）

⌬$-C(CH_3)_2OOH$（クメンヒドロペルオキシド）$\xrightarrow{分解}$ ⌬$-OH + CH_3COCH_3$ [A]

⌬ $+ Cl_2$ [ア] $\xrightarrow{Fe}$ ⌬$-Cl$（クロロベンゼン）[B] $+ HCl$

⌬$-Cl + 2NaOH \rightarrow$ ⌬$-ONa$（ナトリウムフェノキシド）[C] $+ NaCl + H_2O$

⌬$-ONa + CO_2 + H_2O \rightarrow$ ⌬$-OH + NaHCO_3$

⌬ $+ H_2SO_4$ [イ] $\rightarrow$ ⌬$-SO_3H$（ベンゼンスルホン酸）$+ H_2O$

⌬$-SO_3Na + 2NaOH$

$\rightarrow$ ⌬$-ONa$ [C] $+ Na_2SO_3 + H_2O$

⌬$-ONa + CO_2 \rightarrow$ ⌬(OH)$COONa$ $\xrightarrow{H^+}$ ⌬(OH)$COOH$

⌬(OH)$COOH + (CH_3CO)_2O$

$\rightarrow$ ⌬($OCOCH_3$)$COOH$（アセチルサリチル酸）[D] $+ CH_3COOH$

問2. ベンゼンスルホン酸は強酸。炭酸はカルボン酸より弱く，フェノールより強い。

問4. CH_3CO-をアセチル基という。

[解答]

問1. [ア] g　[イ] b　問2. d＞b＞c＞a

問3. クメン法　問4. アセチル基

問5. (A) $CH_3-C(=O)-CH_3$　(B) ⌬$-Cl$

(C) ⌬$-ONa$　(D) ⌬($O-C(=O)-CH_3$)($C(=O)-OH$)

G 方 式

Ⅰ 出題者が求めたポイント……全範囲小問集

問1. 元素は物質をつくる成分の名称で，単体は実際に存在する物質を表している。(1)はヨウ素という固体物質を表すが，(2)では酸素と気体物質を表すのではなく，酸素という名称の成分が含まれていることを示している。

問2. 価電子を表すと，①$\cdot\ddot{N}\cdot$ ②$\cdot\ddot{O}\cdot$ ③$\cdot\dot{Si}\cdot$ ④$:\ddot{Cl}\cdot$ で，不対電子の数は，①3個，②2個，③4個，④1個である。

問3. 水素は炭化水素と水蒸気の反応でつくられ，窒素は液体空気の分留でつくられる。

$CH_4 + H_2O \rightarrow 3H_2 + CO$

問4. 与えられた熱量を熱化学方程式で表すと

H_2SO_4(液)＋aq＋2KOH(固)

＝K_2SO_4aq＋$2H_2O$(液)＋323 kJ……①

H^+aq＋OH^-aq＝H_2O(液)＋56 kJ……②

H_2SO_4(液)＋aq＝H_2SO_4 aq＋95 kJ……③

求める熱量x〔kJ/mol〕は

KOH(固)＋aq＝KOH aq＋x〔kJ〕……④

ヘスの法則より①式の熱量はH_2SO_4(液) 1 molの溶解熱，KOH 2 molの溶解熱，H_2SO_4 aq 1 molとKOH aq 2 molの中和熱の和であるから

②式×2＋③式＋④式×2＝①式

56〔kJ〕×2＋95〔kJ〕＋2x〔kJ〕＝323〔kJ〕

x＝58〔kJ〕

問5. (1)陽極(C) $2Cl^- \rightarrow Cl_2 + 2e^-$

陰極(C) $Na^+ + e^- \rightarrow Na$

(2) (1)より両極の反応をまとめると

$2NaCl \rightarrow 2Na + Cl_2$

NaとCl_2の物質量の比より

$$\frac{46〔g〕}{23〔g/mol〕} \times \frac{1}{2} = \frac{x〔L〕}{22.4〔L/mol〕} \qquad x = 22.4〔L〕$$

問6. (1)空気より純酸素の方がO_2の濃度が大きいので反応が速い。 (2)正 棒状より粉末状の方が鉄の表面積が大きく，反応できる鉄原子が多いので反応が速い。 (3)温度が高いと活性化エネルギーをもった粒子が多く，反応が速い。 (4)塩化鉄(III)は触媒で，活性化エネルギーの小さい反応経路をつくるので反応が速い。

問7. アミノ酸の組合せは アラニン-チロシン，アラニン-システイン，チロシン-システインの3種類で，それぞれどちらの-COOHが反応するか で各2通りの結合のしかたが生じるから，[ア]は6種類である。またキサントプロテイン反応はベンゼン環をもつアミノ酸のチロシンで陽性であるから，[イ]は4種類である。

問8. (ア)ビニル基はCH_2=CH-で，④と⑧に含まれている。

(イ)結合している計4個の原子，原子団がすべて異なる炭素原子が不斉炭素原子であるから，⑤に不斉炭素原子が含まれている。また環をつくっている炭素原子に結合している原子，原子団が異なっているとき，環の右回りと左回りで構造が異なっているとその炭素原子は不斉炭素原子となるので，⑧には不斉炭素原子が含まれている(C*は不斉炭素原子を表す)。

⑤ CH_3-C*H(NH_2)-COOH　⑧ H_2C—HC*(—CH=CH_2)—CH=HC—H_2C—H_2C—(環)

[解答]

問1. (1)単体 (2)元素　問2. ②

問3. [ア]ハーバー・ボッシュ [イ]水素 [ウ]窒素

問4. 58 kJ/mol　問5. (1) Cl_2 (2) 22 L

問6. ②　問7. [ア]6 [イ]4　問8. (ア)④，⑧ (イ)⑤，⑧

Ⅱ 出題者が求めたポイント……酢酸，酢酸ナトリウム関連の電離，pH

問1. $[CH_3COOH] = x(1-\alpha)$〔mol/L〕

$[CH_3COO^-] = [H^+] = x\alpha$〔mol/L〕

$$K_a = \frac{[CH_3COO^-][H^+]}{[CH_3COOH]} = \frac{x\alpha \times x\alpha}{x(1-\alpha)} = \frac{x\alpha^2}{1-\alpha}$$

$1-\alpha \fallingdotseq 1$ のとき $K_a = x\alpha^2$

問2. 問1.より $\alpha = \sqrt{K_a/x}$　$[H^+] = x\sqrt{K_a/x}$

$= \sqrt{K_a x} = \sqrt{3.0 \times 10^{-5}〔mol/L〕\times 0.10〔mol/L〕}$

$= \sqrt{3} \times 10^{-3}$〔mol/L〕

$pH = -\log_{10}(\sqrt{3} \times 10^{-3})$

$= 3 - \frac{1}{2}\log_{10}3 = 2.76$

問3,4. CH_3COO^-がH_2Oと反応してCH_3COOHとOH^-が生じるので，溶液は塩基性を示す。

問5. CH_3COONaは $\dfrac{0.82〔g〕}{82〔g/mol〕} = 0.010〔mol〕$

よってモル濃度は0.10 mol/L。CH_3COONaはすべて電離し，そのCH_3COO^-のためCH_3COOHの電離が抑えられるので $[CH_3COOH]$＝0.10 mol/Lとみなせる。よって

$$K_a = \frac{[CH_3COO^-][H^+]}{[CH_3COOH]} = \frac{0.10〔mol/L〕\times [H^+]}{0.10〔mol/L〕}$$

$= [H^+] = 3.0 \times 10^{-5}$〔mol/L〕

$pH = -\log_{10}(3.0 \times 10^{-5}) = 5 - \log_{10}3 = 4.52$

問6. 緩衝液では，少量の酸を加えるとそのH^+を中和し，少量の塩基を加えるとそのOH^-を中和することにより溶液のpHがほぼ一定に保たれる。

[解答]

問1. [ア]$x(1-\alpha)$ [イ]$x\alpha$ [ウ]$\dfrac{x\alpha^2}{1-\alpha}$ [エ]$x\alpha^2$

問2. 2.76　問3. [オ]H_2O [カ]CH_3COOH [キ]OH^-

問4. c　問5. [ケ]0.10 [コ]0.10 [サ]4.52

問6. 少量の酸や塩基を加えてもpHをほぼ一定に保つ作用

Ⅲ 出題者が求めたポイント……無機物の推定

原子番号より，該当する元素はLi，Ca，Cu，Ba，Pb。

青白色の水酸化物は$Cu(OH)_2$なのでAは$Cu(OH)_2$。

水によく溶けるCとEはLiOHと$Ba(OH)_2$，わずかに溶けるDは$Ca(OH)_2$。水酸化物(塩基)は硝酸と中和して硝酸塩になり，水に溶ける。

炎色反応は，Li：赤，Ca：橙赤，Cu：青緑，Ba：黄緑。炎色反応を示さないB'はPb^{2+}なので，Bは$Pb(OH)_2$。

希硫酸で沈殿するB', D' E'はPb^{2+}，Ca^{2+}，Ba^{2+}。クロム酸カリウムで黄色沈殿をつくるB'とE'はPb^{2+}とBa^{2+}。塩酸で沈殿するB'はPb^{2+}である。

よってEは$Ba(OH)_2$，CはLiOHとなる。

問2. $Cu(OH)_2$はNH_3により$[Cu(NH_3)_4]^{2+}$(深青色)になって溶解する。

問4. X線造影剤として使われる硫酸塩は$BaSO_4$である。

問5. K_2CrO_4について

$(+1)\times 2+x+(-2)\times 4=0 \qquad x=+6$

[解答]

問1. $Cu(OH)_2 \rightarrow CuO + H_2O$

問2. $Cu(OH)_2 + 4NH_3 \rightarrow [Cu(NH_3)_4]^{2+} + 2OH^-$

問3. 赤　　問4. 名称：硫酸バリウム，溶液：E'

問5. ＋6　　問6. $Pb^{2+} + 2Cl^- \rightarrow PbCl_2$

問7. (A) $Cu(OH)_2$　(B) $Pb(OH)_2$　(C) LiOH
(D) $Ca(OH)_2$　(E) $Ba(OH)_2$

Ⅳ 出題者が求めたポイント……分子の極性と溶解

問1, 3. 異なる2原子が共有結合をすると，共有電子対は電気陰性度の大きい方の原子に偏り，結合に極性が生じる。分子が3原子以上の場合，この結合の極性が分子内で打ち消されて無極性分子となる場合(例 CO_2)と分子内で打ち消されずに分子としての極性が残る場合がある。H_2O分子は折れ線であるため，H原子が正，酸素原子が負に帯電した極性分子となる。

イオンから成る物質，極性物質が水に溶けるとき，陽イオン，極性の正に帯電した部分は水分子の酸素原子と，陰イオン，極性の負に帯電した部分は水分子の水素原子と結合している。この現象を水和という。

問2. (a) $CaCl_2$はイオン結晶　(b) I_2と(c) $C_{12}H_{22}O_{11}$は分子結晶で非電解質　(d) SiO_2と(f) Cは共有結合の結晶で水に溶けない。(e) HClは分子から成る物質で，電解質である。　$HCl \rightarrow H^+ + Cl^-$

問4. (1)エタノールやスクロースはヒドロキシ基をもち，水分子と水素結合をつくって水に溶ける。
(2)ベンゼン⬡やナフタレン⬡⬡は炭化水素で，親水性の基をもたず，無極性物質である。

[解答]

問1. ア極性　イ水和　　問2. e　　問3. $\overset{+\delta}{H}\ \ \overset{-\delta}{O}\ \ \overset{+\delta}{H}$

問4. (1)極性の大きなヒドロキシ基-OHをもち，水分子と水素結合をつくるから。
(2)親水性基をもたず，水分子と引き合わないから。

Ⅴ 出題者が求めたポイント……セルロース，薬効成分の分離

問1. 植物の細胞壁の成分はセルロースである。セルロースは，多数のβ-グルコースが1位と4位の炭素のヒドロキシ基の部分で脱水縮合し，エーテル結合(β-1,4グリコシド結合)を生じて直鎖状に結合した構造である。

問2. 操作1では酸性基の-COOHをもつ成分Bがナトリウム塩となって水層イに移り，強酸のHClにより再びBとして遊離し，エーテル層オに抽出される。
操作2では塩基性基の$-NH_2$をもつ成分Aが塩酸塩となって水層エに移る。成分Cの$-CO-NH_2$の部分は中性を示すので塩酸に溶けず，エーテル層ウに残る。
操作4で強塩基のNaOHにより再びAとして遊離しエーテル層カに抽出される。

問3. 水の密度は1.0 g/cm^3，エーテルの密度は0.71 g/cm^3である。

問4. 水層イは塩基性であり，Bはエステル結合を含むから，エステルBが加水分解(けん化)される。

$C_6H_4(COONa)(OCOCH_3)$ (B) + 2 NaOH
→ $C_6H_4(COONa)(ONa)$ + $CH_3COONa + H_2O$

$C_6H_4(COONa)(ONa)$ は塩酸により $C_6H_4(COOH)(OH)$ になり，エーテル層オに抽出される。

問5. 水層エで成分Aは塩酸塩になって溶けていて，そのままでは分離できないので強塩基のNaOHで塩基としてエーテル層に抽出する。エーテル層では，エーテルを蒸発させれば成分Aは容器に残り，分離，回収できる。

[解答]

問1. aセルロース　bβ-グルコース　cグリコシド

問2. (ウ) C　(オ) B　(カ) A　　問3. エーテル層

問4. $C_6H_4(C(=O)-OH)(OH)$

問5. 塩酸塩になっていてそのままではエーテルで抽出できないから，中和してもとのアミンに戻し抽出できるようにする。

大阪薬科大学　薬学部入試問題と解答

平成 30 年 6 月 25 日　初版第 1 刷発行

編　集　みすず学苑中央教育研究所

発行所　株式会社ミスズ　　定価　本体 3,600 円＋税

〒167－0053

東京都杉並区西荻南２丁目１７番８号

ミスズビル１階

電　話　０３（５９４１）２９２４(代)

印刷所　タカセ株式会社

●本シリーズ掲載の入試問題について、万一、掲載許可手続きに遺漏や不備があると思われるものがありましたら、当社までお知らせ下さい。

●乱丁・落丁等につきましてはお取り替えいたします。

●内容についてのお問合せは、具体的な質問内容を明記のうえ、ハガキ・封書を当社宛にお送りいただくか、もしくは下記のメールアドレスまでお問合せ願います。

〈 お問合せ用メールアドレス：info-mgckk@misuzu-gakuen.jp 〉